U0382223

本书是国家社会科学基金教育学一般课题“中医药院校留学生中医药文化认同及其教育引导研究（课题批准号：BLA170228）”最终研究成果

留学生中医药文化认同研究

以中医药院校为例

官翠玲 高山 陈阳 著

中国社会科学出版社

图书在版编目（CIP）数据

留学生中医药文化认同研究：以中医药院校为例／官翠玲，高山，陈阳著.
—北京：中国社会科学出版社，2022.9
ISBN 978－7－5227－0307－7

Ⅰ.①留… Ⅱ.①官…②高…③陈… Ⅲ.①中国医药学—文化教育—
留学生教育—研究—中国 Ⅳ.①R－092②G648.9

中国版本图书馆 CIP 数据核字(2022)第101862号

出 版 人 赵剑英
责任编辑 孔继萍
责任校对 李 剑
责任印制 郝美娜

出 版 中国社会科学出版社
社 址 北京鼓楼西大街甲158号
邮 编 100720
网 址 http://www.csspw.cn
发 行 部 010－84083685
门 市 部 010－84029450
经 销 新华书店及其他书店

印刷装订 北京市十月印刷有限公司
版 次 2022年9月第1版
印 次 2022年9月第1次印刷

开 本 710×1000 1/16
印 张 20.25
字 数 322千字
定 价 118.00元

前　　言

中医药院校拥有丰富的中医药资源，既是我国开展中医药对外教育的重要基地，又承担着推动中医药国际化的历史使命。1956 年我国开始中医药留学生教育，随着中医药热的兴起，来华学习中医药的留学生逐年增多，截至 2019 年，中医药院校在校的留学生人数已超过 8700 人。但是，文化的差异，导致留学生普遍存在基础理论薄弱、中医思维缺失、专业认同感偏低等严重问题，深刻影响了留学生培养教育质量和中医药文化国际传播①。

2014 年 3 月，近百名中西医专家在弘扬中医药文化交流论坛上倡议“以文化认同推进中医药发展”。在全球新冠肺炎疫情阻击战中，中医药发挥了重大作用，其在疾病预防、治疗与康复中独具优势的中国方案也赢得越来越多的认可。然而，在文化全球化背景下，受西方文化中心论等的冲击，中医药文化国际认同面临诸多困境②。可见，构建中医药文化认同感是发展中医药事业的根基和前提，更是提升国家文化软实力及其对世界影响力的重要举措。

随着来华中医药留学生数量的增多，培养其中医药文化认同感成为中医药院校的重要任务。中医药院校的留学生是中医药文化的直接学习者，也是最好的文化感知者、传播者。留学生具有讲述“中医药文化故事”的身份优势，其在中医药文化传播中的自主性和非官方性，可以有

---

① 孟妍、侯中伟、谷晓红：《中医文化教育对中医药留学生职业素质培养的影响》，《中医教育》2013 年第 1 期。

② 李春燕：《论中医文化认同危机的根源及其应对策略》，《时珍国医国药》2013 年第 5 期。

力推动中医药文化在国际上的柔性传播和人际传播。因而，留学生对中医药文化的认同程度极为关键。通过系统教育，培养大量合格甚至优秀的留学生中医药人才，实施“二级传播”，中医药文化的国际认同可能会越来越高。因此，研究中医药院校留学生的中医药文化认同，以及如何引导其提升中医药文化认同感，将中医药文化推向世界应该成为中医药院校、社会和国家共同关注的重要课题。

中医药文化认同是指个体对中医药文化特征内容和形式的接纳与认可的态度，是对中医药文化积极的认知、情感体验和行为倾向的综合反映，涵盖中医药文化认知、中医药文化情感和中医药文化行为 3 个维度。留学生的中医药文化认同水平不仅直接关系到自身的学业成就，还进一步影响中医药文化在国际范围的传承与传播。

基于此，本书在系统梳理中医药文化认同相关理论的基础上，以中医药院校的留学生为核心研究对象进行系列研究，探讨留学生中医药文化认同的现状及其形成作用机制，分析留学生中医药文化认同与课程学习的关联，并结合中医药院校网页官方资料进行案例分析，构建中医药院校留学生中医药文化认同教育引导策略，以期推进中医药文化事业的国际化发展。

中文摘要

自1956年我国开始中医药来华留学教育，60多年的演进与发展，中医药院校的来华留学教育取得了显著成效。随着“中医药热”在全球范围的兴起，来华学习中医药的留学生逐年增多，中医药来华留学教育规模不断扩大。大量留学生给中医药文化的国际交流与传播带来了机遇，同时也给中医药院校的留学生教育与管理带来了新的挑战。

中医药院校的留学生是中医药文化的直接学习者，也是最好的文化感知者与传播者。留学生具有讲述“中医药文化故事”的身份优势，其在中医药文化传播中的自主性和非官方性，可以有力推动中医药文化在国际上的柔性传播和人际传播。因此，留学生对中医药文化的认同程度极为关键。留学生的中医药文化认同水平不仅直接关系到自身的学业成就，还进一步影响中医药文化在国际范围的传承与传播。

如何抓住“中医药走出去”的发展机遇，弘扬和传承中医药文化，并将宝贵的中医药文化资源转化为文化软实力，赋予其深刻的教育内涵，是中医药院校的不懈追求与责任。目前，国内各类高校，尤其是中医药院校在来华留学教育方面开始注重提升留学生的中医药文化认同感，逐渐将中医药文化认同教育融入相关课程体系与留学生管理中。研究中医药院校留学生群体的中医药文化认同现状，并根据现状引导留学生提升中医药文化认同水平，将中医药文化推向全国乃至全世界成为中医药院校、国家及社会共同关注的重要课题。

本书以中医药院校留学生为核心研究对象、以中国学生为参照研究对象，以文化间性理论、文化适应理论、社会认同理论和教育生态系统理论等为理论基础，采用文献研究、访谈研究、问卷调查、比较研究、案例研究等方法，研究中医药文化认同的概念内涵，编制量表及调查问卷，系统完整地对中医药院校留学生的中医药文化认同现状、影响因素和作用结果进行研究。参照中国学生中医药文化认同数据分析结果，研究对留学生群体与中国学生群体中医药文化认同的状况进行差异对比分析。结合10所中医药院校校园网中关于留学生教育与管理的网页资料案例分析，总结中医药院校留学生教育与管理方面存在问题与不足，重点构建以人文关怀、制度完善及文化融合为核心的中医药院校留学生中医药文化认同教育引导模式。

本书共分为九章六个部分，各部分具体内容如下：

第一部分为绪论，即本书的第一章。作为全书的开篇部分，本章在阐述留学生中医药文化认同研究背景与研究意义的基础上，详细地总结和介绍本书的主要研究内容与研究方法，同时借助研究技术路线图梳理研究思路以形成研究框架，指导系列研究有序、完整和严谨地进行。

第二部分为留学生中医药文化认同研究的理论基础及相关研究，即本书的第二章和第三章。在第二章中，对文化的概念内涵、层次与特性进行介绍，重点阐释中医药文化的概念内涵与核心价值，并进一步论证中医药文化与中国优秀传统文化之间的关系，为中医药文化认同研究提供分析思路。在第三章中，通过对文化认同概念内涵及相关研究总结，界定中医药文化认同的概念内涵及层次结构，并对中医药文化认同的相关研究进行系统梳理。

第三部分为留学生中医药文化认同的实证研究，即本书的第四章和第五章。以中医药院校的留学生为研究对象，在相关文献系统研究的基础上依次提出研究假设并构建留学生中医药文化认同的研究概念模型，通过编制《中医药院校留学生中医药文化认同调查问卷（中英双语版）》，先后进行预调查和正式调查两轮调查，以收集数据进行实证研究。首先，根据本书对中医药文化认同概念的界定，从中医药文化认知、中医药文化情感和中医药文化行为3个维度对中医药院校留学生的中医药文化认同现状进行描述，并进一步检验中医药文化认同及3个维度在留学生不同人口统计学特征分类下（如性别、国籍等）的差异情况。其次，依托文化认同理论、教育生态系统理论等相关理论分别从个人因素、家庭因素、国家因素、学校因素和社会因素五个方面梳理总结留学生中医药文化认同主要的五个前置影响变量，即传统哲学基础、传统医药背景、医药文化相似性、校园文化建设和医药媒介接触五个变量。基于留学生正式调查数据对五个变量进行描述性统计分析，采用 Person 积差相关分析和分层回归分析对五个变量与中医药文化认同及 3 个维度的关系深入量化研究，进一步论证五个变量对中医药文化认同的影响程度，根据数据分析结果对本研究提出的研究假设进行检验。最后，研究从中医药传承与传播的视角探讨中医药文化认同的作用结果，客观描述中医药院校留学生中医药传承与传播的行为意愿，并论证留学生中医药文化认同与中医药传承与传播行为意愿的关系。

第四部分为留学生与中国学生中医药文化认同的对比研究，即本书的第六章。在中医药院校留学生中医药文化认同的实证研究基础上，以中医药院校的中国学生为参照研究对象，依据《中医药院校留学生中医药文化认同调查问卷（中英双语版）》编制《中医药院校中国学生中医药文化认同调查问卷》，与留学生研究同步进行中国学生预调查和正式调查两轮调查，以收集中医药院校中国学生的中医药文化认同数据，并进行留学生群体和中国学生群体的中医药文化认同对比分析。首先，研究基于中国学生正式调查数据，采用最大值、最小值、均值和标准差四个指标对中医药院校中国学生中医药文化认同及中医药文化认知、中医药文化情感和中医药文化行为 3 个维度的得分情况进行具体分析，客观报告了当前中医药院校中国学生的中医药文化认同实际水平。同时，采用独立样本 T 检验和方差分析检验了中医药文化认同及其 3 个维度在中国学生不同人口统计学特征分类下（如性别、年龄、民族等）的差异情况。其次，基于中国学生正式调查数据和留学生正式调查数据，研究对中医药文化认同及其 3 个维度在中国学生群体和留学生群体的差异进行比较，重点分析留学生群体在中医药文化认同方面存在的不足与问题，为后续构建中医药院校留学生中医药文化认同的教育引导策略奠定基础。

第五部分为留学生中医药文化认同的教育引导策略研究，即本书的第七章和第八章。在前述实证研究与对比研究的定量分析基础上，探讨留学生中医药文化认同与其汉语、传统文化和中医药三类课程学习的关系。收集中医药院校校园网网页中关于留学生教育与管理的新闻报道、案例等资料进行定性研究，总结中医药院校留学生中医药文化教育与管理方面存在的问题与不足，进而构建留学生中医药文化认同的教育引导策略。

在上述研究过程中，本书得出的主要结论如下：

（1）中医药文化认同是指个体对中医药文化特征内容、形式的接纳和认可态度，是对中医药文化积极的认知、情感体验和行为倾向的综合反映，包括中医药文化认知、情感和行为3个维度。

（2）留学生中医药文化认同量表由“中医药文化代表着人与自然的和谐，符合自然规律”“我认为中医药文化很有魅力”“我愿意用中医养生理念指导日常饮食生活”等14个测量题项构成。

（3）中医药院校留学生中医药文化认同的现状整体较好（得分均值为3.79，满分为5），但与中国学生（得分均值为4.11）相比存在一定差距，对留学生进行中医药文化认同引导教育很有必要。

（4）留学生中医药文化认同的影响因素中有4个变量存在显著正向影响，根据标准化回归系数由大到小分别为：医药媒介接触（8.303）、传统哲学基础（7.202）、校园文化建设（6.795）、传统医药背景（4.923）。

（5）留学生中医药文化认同对于中医药传承与传播具有显著正向影响，中医药院校应该关注留学生中医药文化认同的教育引导。

（6）中医药院校关于留学生的中医药文化认同教育引导策略包括：人文关怀（人文关怀，培养跨文化认同；尊重差异，逐步趋同化管理）、制度完善（明确标准，落实内涵式培养；提升师资，打造高水平团队）和文化融合（兼容并蓄，建特色校园文化；第二课堂，培传统文化兴趣）三个方面。

关键词：中医药文化认同；留学生；中医药院校；教育引导策略

ABSTRACT

Since 1956, China has provided traditional Chinese medicine (TCM) education to international students in China, with more than 60 years of evolution and development, the international education of TCM institutions in China has achieved remarkable results. A large number of international students have brought opportunities for the international exchange and dissemination of TCM culture, and at the same time, they have brought new challenges to the education and management of international students in TCM colleges and universities.

International students in TCM colleges and universities are direct learners of TCM culture, and also the best cultural perceiver and disseminator. International students have the status advantage of telling the "stories of TCM culture", and their autonomy and unofficial nature in the dissemination of TCM culture can effectively promote the flexible dissemination and interpersonal communication of TCM culture in the world.

Therefore, the degree of identity of TCM culture among international students is extremely crucial. The level of traditional Chinese medicine cultural identity of international students is not only directly related to their academic achievements, but also further affects the inheritance and dissemination of TCM culture in the international scope.

How to seize the development opportunity of "going out of traditional Chinese medicine", carry forward and inherit TCM culture, transform precious TCM cultural resources into cultural soft power, and endow it with profound educational connotation is the unremitting pursuit and responsibility of TCM colleges and universities. At present, all kinds of domestic colleges and universities, especially colleges and universities of TCM, have begun to pay attention to improving the cultural identity of international students in traditional Chinese medicine, and gradually integrate the education of cultural identity of traditional Chinese medicine into the relevant curriculum system and international student management. To research the status quo of TCM cultural identity of international students in TCM colleges and universities, and guide international students to improve the level of TCM cultural identity according to the status quo, and promote TCM culture to the whole country and even the world has become an important topic of common concern of TCM colleges and universities, the country and the society.

In this study, international students in TCM colleges and universities were taken as the core research object and Chinese students were taken as the reference research object. Based on intercultural theory, acculturation theory, social identity theory and educational ecosystem theory, using literature research, expert interviews, questionnaire surveys, comparative studies, case studies and other methods, to study the concept and connotation of TCM cultural identity, compile scales and questionnaires, systematically and completely study the status quo, influencing factors and effects of TCM cultural identity of international students in TCM colleges and universities.

With reference to the data analysis results of Chinese students' TCM cultural identity, the study conducted a comparative analysis of the differences in the status of TCM cultural identity between the international student group and the Chinese student group.

Combined with 10 TCM colleges and universities on the education and management of international students in the web site case analysis, summarizes the problems and deficiencies in the education and management of international students in TCM colleges and universities, focus on building an education and guidance model of TCM cultural identity for international students in TCM colleges and universities with humanistic care, institution improvement and culture fusion as the core.

"Research on the Cultural Identity of Traditional Chinese Medicine for International Students—Taking Traditional Chinese Medicine Colleges and Universities as an Example" is divided into six parts, the specific contents of each part are as follows.

The first part is the introduction, which is the first chapter of the book. As the opening part of the book, this chapter summarizes and introduces the main research contents and methods of this research in detail on the basis of the background and significance of the research on the cultural identity of traditional Chinese medicine among international students. Meanwhile, the research ideas are sorted out with the help of the research technology roadmap to form the research framework.

The second part is the theoretical basis and related research of the TCM cultural identity of international students, namely the second and third chapters of the book. In the second chapter, the concept connotation, levels and characteristics of culture are introduced, the concept connotation and core values of TCM culture are explained, and the relationship between TCM culture and Chinese excellent traditional culture is further demonstrated, providing analytical ideas for the study of TCM cultural identity.

In the third chapter, the concept connotation and hierarchical structure of TCM cultural identity are defined by summarizing the concept connotation of cultural identity and relevant research, and the relevant research of traditional Chinese medicine cultural identity is systematically sorted out.

The third part is the empirical study of TCM cultural identity of international students, namely the fourth and fifth chapters of the book. Taking International students from TCM colleges and universities as the research object, based on the systematic research of relevant literature, this paper successively puts forward research hypotheses and constructs the overall research model of international students' TCM cultural identity. Through the preparation of the "Questionnaire on Traditional Chinese Medicine Cultural Identity of International Students in TCM Colleges and Universities (Chinese-English bilingual version)", two rounds of preliminary survey and formal survey have been carried out successively, to collect data for empirical research.

Firstly, according to the definition of TCM cultural identity in the book, the status quo of TCM cultural identity of overseas students in TCM colleges and universities is described from three dimensions: TCM cultural cognition, TCM cultural emotion and TCM cultural behavior. Furthermore, the cultural identity of TCM and the differences of the three dimensions under different demographic characteristics (such as gender, nationality, etc.) were further examined.

Secondly, based on cultural identity theory, education ecosystem theory and other relevant theories, five pre-influencing variables of TCM cultural identity of overseas students were summarized from the aspects of individual factor, family factor, national factor, school factor and social factor. That is, the basis of traditional philosophy, the background of traditional medicine, the similarity of medical culture, the construction of campus culture and the contact of medical media. Descriptive statistical analysis was conducted on the five variables based on the formal survey data of international students, and in-depth quantitative study was conducted on the relationship between the five variables and TCM cultural identity and the three dimensions by using Person product-difference correlation analysis and hierarchical regression analysis, to further demonstrate the influence degree of the five variables on TCM cultural identity. The hypotheses proposed in this study were tested according to the data analysis results.

Finally, from the perspective of traditional Chinese medicine inheritance and communication, the paper discusses the effect of traditional Chinese medicine cultural identity, objectively describes the behavioral intention of traditional Chinese medicine inheritance and communication of international students in traditional Chinese medicine institutions, and demonstrates the relationship between traditional Chinese medicine cultural identity of international students and behavioral intention of traditional Chinese medicine inheritance and communication.

The fourth part is the comparative study of the cultural identity of TCM between international students and Chinese students, namely the sixth chapter of the book. Based on the empirical research on the cultural identity of TCM for international students in TCM colleges and universities, and Chinese students in Chinese medicine colleges as the reference research object, the "Questionnaire on Traditional Chinese Medicine Cultural Identity of Chinese Students in TCM Colleges and Universities" is compiled according to the "Questionnaire on Traditional Chinese Medicine Cultural Identity of International Students in TCM Colleges and Universities (Chinese-English bilingual version)".

The preliminary survey and formal survey of Chinese students were conducted simultaneously with the study of international students to collect the data of traditional Chinese medicine cultural identity of Chinese students in TCM colleges and universities, and to conduct a comparative analysis of traditional Chinese medicine cultural identity of international students and Chinese students.

First of all, based on the formal survey data of Chinese students, the maximum value, minimum value, mean value and standard deviation were used to specifically analyze the scores of Chinese students' TCM cultural identity in TCM colleges and universities. This paper objectively reports the actual level of TCM cultural identity of Chinese students in TCM colleges and universities. At the same time, independent sample T test and variance analysis were used to test the differences of TCM cultural identity and its three dimensions under different demographic characteristics of Chinese students (such as gender, age, ethnicity, etc.). Secondly, based on the formal survey data of Chinese students and international students, the study compares the cultural identity of TCM and the differences between Chinese students and international students in the three dimensions, and focuses on analyzing the deficiencies and problems existing in the cultural identity of TCM among international students, lays a foundation for the subsequent construction of the education and guidance strategy of TCM cultural identity for international students in TCM colleges and universities.

The fifth part is the research on the educational guidance strategy of TCM cultural identity of international students, namely the seventh and eighth chapters of the book. Based on the quantitative analysis of the above empirical research and comparative research, this paper discusses the relationship between international students' traditional Chinese medicine cultural identity and their course learning, collects the news reports and cases on international students' education and management in the official website of TCM colleges and universities for qualitative research, summarizes the existing problems and deficiencies in the cultural education and management of TCM for international students in TCM colleges and universities, and then constructs the educational guidance strategy of TCM cultural identity of international students.

In the above research process, the main conclusions drawn in this book are as follows:

(1) TCM cultural identity refers to the individual's attitude towards acceptance and recognition of the content and form of TCM cultural characteristics. It is a comprehensive reflection of the positive cognition, emotional experience and behavioral tendency of TCM culture, including three dimensions: cognition, emotion and behavior of TCM culture.

(2) The TCM cultural identity scale for international students consists of 14 measurement items, such as "The TCM culture stands for the harmony between human being and nature, which is in line with the laws of nature", "TCM culture is very attractive", "I am willing to use the philosophy of TCM life-cultivation to direct my daily diet and lifestyle".

(3) The status quo of TCM cultural identity for international students in TCM colleges and universities is generally good (average score is 3.79, full score is 5), but there is a certain gap compared with Chinese students (average score is 4.11). It is necessary to conduct TCM cultural identity guidance education for international students.

(4) Among the influencing factors of TCM cultural identity of international students, four variables have a significant positive effect. According to the standardized regression coefficients, from large to small, they are: medical media contact (8.303), traditional philosophy foundation (7.202), campus culture construction (6.795), traditional medicine background (4.923).

(5) TCM cultural identity of international students has a significant positive impact on the inheritance and dissemination of TCM. Colleges and universi-

ties of TCM should pay attention to the education and guidance of TCM cultural identity of international students.

(6) The guiding strategies of TCM cultural identity education for international students in TCM colleges and universities include: humanistic care (humanistic care, foster cross-cultural identity; respect differences, gradually assimilate management), institution improvement (clear standards, implement connotative training; improve teachers, build a high-level team) and cultural fusion (inclusive, build a characteristic campus culture; second class, cultivate traditional cultural interest).

Key words: Traditional Chinese medicine cultural identity; International students; Traditional Chinese medicine colleges and universities; Educational guidance strategy

目　录

第一章　绪论 ………………………………………………………… (1)
第一节　研究背景与研究意义 …………………………………………… (1)
一　研究背景 ……………………………………………………………… (1)
二　研究意义 ……………………………………………………………… (10)
第二节　研究内容与研究方法 …………………………………………… (11)
一　研究内容 ……………………………………………………………… (11)
二　研究方法 ……………………………………………………………… (13)
第三节　技术路线与研究框架 …………………………………………… (15)
一　技术路线 ……………………………………………………………… (15)
二　研究框架 ……………………………………………………………… (16)

第二章　文化、中国优秀传统文化与中医药文化 ……………………… (19)
第一节　文化 ……………………………………………………………… (20)
一　文化的概念 …………………………………………………………… (20)
二　文化的层次 …………………………………………………………… (21)
三　文化的特性 …………………………………………………………… (22)
第二节　中国优秀传统文化 ……………………………………………… (23)
一　中国传统文化的概念 ………………………………………………… (23)
二　中国优秀传统文化的概念 …………………………………………… (25)
第三节　中医药文化 ……………………………………………………… (26)
一　中医药的基本特点 …………………………………………………… (27)
二　中医药文化的概念 …………………………………………………… (28)

三 中医药文化的核心价值 …………………………………… (29)
四 中医药文化与中国优秀传统文化的关系 ………………………… (32)

第三章 文化认同与中医药文化认同 ……………………………… (35)
第一节 文化认同 …………………………………………………… (35)
一 文化认同的概念 ………………………………………………… (36)
二 文化认同的功能 ………………………………………………… (40)
三 文化认同的相关理论 …………………………………………… (42)
四 文化认同与民族认同、国家认同 ……………………………… (46)
第二节 中医药文化认同 …………………………………………… (50)
一 中医药文化认同的概念 ………………………………………… (50)
二 中医药文化认同的研究现状 …………………………………… (52)

第四章 留学生中医药文化认同的研究设计与预调查 ………………… (56)
第一节 留学生中医药文化认同的研究设计 ……………………… (56)
一 留学生中医药文化认同的研究假设 …………………………… (57)
二 留学生中医药文化认同的研究模型 …………………………… (77)
三 留学生中医药文化认同的调研设计 …………………………… (78)
四 留学生中医药文化认同的问卷设计 …………………………… (79)
第二节 留学生中医药文化认同的预调查 ………………………… (85)
一 留学生预调查的样本概况 ……………………………………… (85)
二 留学生预调查的数据分析 ……………………………………… (87)

第五章 留学生中医药文化认同的正式调查 …………………………… (106)
第一节 留学生正式调查的样本概况与数据预处理 ……………… (106)
一 留学生正式调查的样本概况 …………………………………… (107)
二 留学生正式调查的数据预处理 ………………………………… (114)
第二节 留学生中医药文化认同的现状分析 ……………………… (122)
一 留学生中医药文化认同的描述性统计分析 …………………… (122)
二 留学生中医药文化认同的相关性分析 ………………………… (127)

三　留学生中医药文化认同的单因素分析 ……………………（128）
第三节　留学生中医药文化认同的影响因素分析 ………………（147）
一　留学生中医药文化认同影响因素的描述性统计分析 ……（148）
二　留学生中医药文化认同影响因素的相关性分析 …………（156）
三　留学生中医药文化认同影响因素的回归分析 ……………（157）
第四节　留学生中医药文化认同的作用结果分析 ………………（166）
一　留学生中医药文化认同作用结果的描述性分析 …………（167）
二　留学生中医药文化认同作用结果的相关性分析 …………（168）
三　留学生中医药文化认同作用结果的回归分析 ……………（169）

第六章　留学生与中国学生中医药文化认同的对比研究 …………（172）
第一节　中国学生中医药文化认同的研究设计 …………………（173）
一　中国学生中医药文化认同的调研设计 ……………………（174）
二　中国学生中医药文化认同的问卷设计 ……………………（174）
第二节　中国学生中医药文化认同的预调查 ……………………（175）
一　中国学生预调查的样本概况 ………………………………（175）
二　中国学生预调查的数据分析 ………………………………（177）
第三节　中国学生中医药文化认同的正式调查 …………………（183）
一　中国学生正式调查的样本概况 ……………………………（184）
二　中国学生正式调查的数据预处理 …………………………（187）
第四节　中国学生中医药文化认同的现状分析 …………………（190）
一　中国学生中医药文化认同的描述性统计分析 ……………（190）
二　中国学生中医药文化认同的相关性分析 …………………（194）
三　中国学生中医药文化认同的单因素分析 …………………（195）
第五节　留学生与中国学生中医药文化认同的对比分析 ………（209）
一　中医药文化认同的对比分析 ………………………………（209）
二　中医药文化认同3个维度的对比分析 ……………………（210）

第七章　留学生中医药文化的教育现状研究 ……………………（216）
第一节　留学生中医药文化认同与课程学习的关系分析 ………（216）

一　留学生课程学习的描述性分析 ……………………………… (217)
二　留学生课程学习的相关性分析 ……………………………… (220)
三　留学生课程学习的分层回归分析 …………………………… (221)
第二节　中医药院校中医药文化教育的基本特点 ……………… (225)
一　注重学生中医药思维培养 …………………………………… (226)
二　校园文化建设蕴含中医药气息 ……………………………… (226)
三　课程体系重视经典与临床结合 ……………………………… (227)
第三节　留学生中医药文化教育的现状分析 …………………… (228)
一　留学生的汉语综合能力待提升 ……………………………… (228)
二　留学生的传统医药基础较薄弱 ……………………………… (229)
三　留学生的师资队伍建设不合理 ……………………………… (230)
四　留学生的教学体系搭建不完善 ……………………………… (230)

第八章　留学生中医药文化认同的教育引导策略研究 ……………… (232)
第一节　中医药院校国际教育及中医药文化教育案例分析 …… (232)
一　中医药院校国际教育的基本情况 …………………………… (233)
二　中医药院校中医药文化建设与传播的基本情况 ………… (236)
三　中医药院校留学生活动新闻的总体分析 ………………… (238)
四　北京中医药大学留学生教育的基本情况 ………………… (242)
五　中医药院校国际教育和中医药文化教育启示 …………… (245)
第二节　留学生中医药文化认同的教育引导策略分析 ……… (248)
一　人文关怀策略 …………………………………………………… (249)
二　制度完善策略 …………………………………………………… (250)
三　文化融合策略 …………………………………………………… (253)

第九章　结语 ……………………………………………………………… (257)
第一节　研究主要结论 …………………………………………………… (257)
第二节　研究创新性与展望 ……………………………………………… (261)
一　研究创新性 ……………………………………………………… (261)
二　研究展望 …………………………………………………………… (263)

参考文献 ………………………………………………………………（265）

附件 1　中医药院校留学生中医药文化认同调查问卷 ………………（273）

附件 2　中医药院校中国学生中医药文化认同调查问卷 ……………（291）

后　记 ……………………………………………………………………（295）

表目录

表 3—1　双维度文化适应策略……………………………………………… (45)
表 4—1　留学生中医药文化认同影响因素的测量量表…………………… (81)
表 4—2　留学生中医药文化认同的测量量表……………………………… (83)
表 4—3　留学生中医药文化认同作用结果的测量量表…………………… (84)
表 4—4　留学生预调查样本的基本信息(N = 257) ……………………… (86)
表 4—5　留学生预调查个人因素的项目分析……………………………… (89)
表 4—6　留学生预调查家庭因素的项目分析……………………………… (90)
表 4—7　留学生预调查国家因素的项目分析……………………………… (91)
表 4—8　留学生预调查学校因素的项目分析……………………………… (91)
表 4—9　留学生预调查社会因素的项目分析……………………………… (92)
表 4—10　留学生预调查中医药文化认知的项目分析 …………………… (93)
表 4—11　留学生预调查中医药文化情感的项目分析 …………………… (93)
表 4—12　留学生预调查中医药文化行为的项目分析 …………………… (94)
表 4—13　留学生预调查作用结果的项目分析 …………………………… (95)
表 4—14　留学生预调查个人因素的因子载荷 …………………………… (97)
表 4—15　留学生预调查家庭因素的因子载荷 …………………………… (97)
表 4—16　留学生预调查国家因素的因子载荷 …………………………… (98)
表 4—17　留学生预调查学校因素的因子载荷 …………………………… (99)
表 4—18　留学生预调查社会因素的因子载荷 …………………………… (99)
表 4—19　留学生预调查中医药文化认知的因子载荷……………………(100)
表 4—20　留学生预调查中医药文化情感的因子载荷……………………(101)
表 4—21　留学生预调查中医药文化行为的因子载荷……………………(101)
表 4—22　留学生预调查作用结果的因子载荷……………………………(102)

表4—23 留学生中医药文化认同影响因素各变量测量题项及编码…………………………………………………（103）
表4—24 留学生中医药文化认同各维度测量题项及编码…………（104）
表4—25 留学生中医药文化认同作用结果变量测量题项及编码………………………………………………………（105）
表5—1 留学生正式调查样本的学校分布情况 ……………………（108）
表5—2 留学生正式调查样本的性别与年龄分布情况 ……………（109）
表5—3 留学生正式调查样本的学习阶段分布情况 ………………（110）
表5—4 留学生正式调查样本的专业类别分布情况 ………………（110）
表5—5 留学生正式调查样本的汉语等级分布情况 ………………（111）
表5—6 留学生正式调查样本的宗教信仰分布情况 ………………（112）
表5—7 留学生正式调查样本的部分国籍分布情况 ………………（112）
表5—8 留学生正式调查样本的是否华裔分布情况 ………………（113）
表5—9 留学生正式调查样本的来华学习时间分布情况 …………（114）
表5—10 变量传统哲学基础的信度与效度分析………………………（116）
表5—11 变量传统医药背景的信度与效度分析………………………（117）
表5—12 变量医药文化相似性的信度与效度分析……………………（117）
表5—13 变量校园文化建设的信度与效度分析………………………（118）
表5—14 变量医药媒介接触的信度与效度分析………………………（118）
表5—15 中医药文化认知维度的信度与效度分析……………………（119）
表5—16 中医药文化情感维度的信度与效度分析……………………（120）
表5—17 中医药文化行为维度的信度与效度分析……………………（120）
表5—18 变量中医药传承与传播的信度与效度分析…………………（121）
表5—19 留学生中医药文化认同的描述性分析………………………（123）
表5—20 留学生中医药文化认知维度的描述性分析…………………（124）
表5—21 留学生中医药文化认知维度的选项分析……………………（124）
表5—22 留学生中医药文化情感维度的描述性分析…………………（125）
表5—23 留学生中医药文化情感维度的选项分析……………………（126）
表5—24 留学生中医药文化行为维度的描述性分析…………………（126）
表5—25 留学生中医药文化行为维度的选项分析……………………（127）
表5—26 不同性别留学生的得分情况…………………………………（128）

表 5—27　不同性别留学生得分的单因素分析…………………… (129)
表 5—28　不同年龄留学生的得分情况……………………………… (130)
表 5—29　不同年龄留学生得分的单因素分析…………………… (131)
表 5—30　不同学习阶段留学生的得分情况……………………… (132)
表 5—31　不同学习阶段留学生得分的单因素分析……………… (133)
表 5—32　不同学校留学生的得分情况…………………………… (134)
表 5—33　不同学校留学生得分的单因素分析…………………… (136)
表 5—34　不同医学专业留学生的得分情况……………………… (136)
表 5—35　不同医学专业留学生得分的单因素分析……………… (137)
表 5—36　是否华裔留学生的得分情况…………………………… (138)
表 5—37　是否华裔留学生得分的单因素分析…………………… (139)
表 5—38　不同华裔代数留学生的得分情况……………………… (139)
表 5—39　不同华裔代数留学生得分的单因素分析……………… (140)
表 5—40　不同来华时间留学生的得分情况……………………… (141)
表 5—41　不同来华时间留学生得分的单因素分析……………… (142)
表 5—42　不同汉语等级留学生的得分情况……………………… (143)
表 5—43　不同汉语等级留学生得分的单因素分析……………… (144)
表 5—44　不同宗教信仰留学生的得分情况……………………… (145)
表 5—45　有无宗教信仰留学生得分的单因素分析……………… (146)
表 5—46　个人因素变量传统哲学基础的描述性分析…………… (148)
表 5—47　个人因素变量传统哲学基础的选项分析……………… (149)
表 5—48　家庭因素变量传统医药背景的描述性分析…………… (150)
表 5—49　家庭因素变量传统医药背景的选项分析……………… (151)
表 5—50　国家因素变量医药文化相似性的描述性分析………… (152)
表 5—51　国家因素变量医药文化相似性的选项分析…………… (152)
表 5—52　学校因素变量校园文化建设的描述性分析…………… (153)
表 5—53　学校因素变量校园文化建设的选项分析……………… (154)
表 5—54　社会因素变量医药媒介接触的描述性分析…………… (155)
表 5—55　社会因素变量医药媒介接触的选项分析……………… (155)
表 5—56　留学生中医药文化认同影响因素的相关性分析……… (157)
表 5—57　中医药文化认同的分层回归分析……………………… (163)

表5—58 中医药文化认知维度的分层回归分析……………………（164）
表5—59 中医药文化情感维度的分层回归分析……………………（165）
表5—60 中医药文化行为维度的分层回归分析 …………………（165）
表5—61 作用结果变量中医药传承与传播的描述性分析 ………（167）
表5—62 作用结果变量中医药传承与传播的选项分析 …………（168）
表5—63 中医药传承与传播的分层回归分析 ……………………（170）
表5—64 留学生中医药文化认同的研究假设检验情况 …………（170）
表6—1 中国学生预调查样本的基本信息（N＝389）………………（176）
表6—2 中国学生预调查中医药文化认知的项目分析 …………（178）
表6—3 中国学生预调查中医药文化情感的项目分析 …………（179）
表6—4 中国学生预调查中医药文化行为的项目分析 …………（179）
表6—5 中国学生预调查中医药文化认知的因子载荷 …………（180）
表6—6 中国学生预调查中医药文化情感的因子载荷 …………（181）
表6—7 中国学生预调查中医药文化行为的因子载荷 …………（182）
表6—8 中国学生中医药文化认同各维度测量题项及编码 ………（182）
表6—9 中国学生正式调查样本的学校分布情况 …………………（185）
表6—10 中国学生正式调查样本的性别与年龄分布情况…………（185）
表6—11 中国学生正式调查样本的学习阶段分布情况……………（186）
表6—12 中国学生正式调查样本的专业类别分布情况……………（186）
表6—13 中国学生正式调查样本的宗教信仰分布情况……………（187）
表6—14 中国学生正式调查样本的民族分布情况…………………（187）
表6—15 中国学生正式调查中医药文化认知维度的信度与效度分析………………………………………………………（188）
表6—16 中国学生正式调查中医药文化情感维度的信度与效度分析………………………………………………………（188）
表6—17 中国学生正式调查中医药文化行为维度的信度与效度分析………………………………………………………（189）
表6—18 中国学生中医药文化认同的描述性分析…………………（191）
表6—19 中国学生中医药文化认知维度的描述性分析……………（191）
表6—20 中国学生中医药文化认知维度的选项分析………………（192）
表6—21 中国学生中医药文化情感维度的描述性分析……………（193）

表 6—22　中国学生中医药文化情感维度的选项分析…………………（193）
表 6—23　中国学生中医药文化行为维度的描述性分析……………（194）
表 6—24　中国学生中医药文化行为维度的选项分析………………（194）
表 6—25　不同性别中国学生的得分情况………………………………（195）
表 6—26　不同性别中国学生得分的单因素分析………………………（196）
表 6—27　不同年龄中国学生的得分情况………………………………（197）
表 6—28　不同年龄中国学生得分的单因素分析………………………（198）
表 6—29　不同学习阶段中国学生的得分情况…………………………（199）
表 6—30　不同学习阶段中国学生得分的单因素分析…………………（200）
表 6—31　不同学校中国学生的得分情况………………………………（200）
表 6—32　不同学校中国学生得分的单因素分析………………………（203）
表 6—33　不同医学专业中国学生的得分情况…………………………（203）
表 6—34　不同医学专业中国学生得分的单因素分析…………………（204）
表 6—35　不同宗教信仰中国学生的得分情况…………………………（205）
表 6—36　有无宗教信仰中国学生得分的单因素分析…………………（206）
表 6—37　不同民族中国学生的得分情况………………………………（207）
表 6—38　不同民族中国学生得分的单因素分析………………………（208）
表 6—39　中医药文化认同的对比分析…………………………………（210）
表 6—40　中医药文化认知维度的对比分析……………………………（211）
表 6—41　中医药文化认知维度各题项的对比分析……………………（211）
表 6—42　中医药文化情感维度的对比分析……………………………（212）
表 6—43　中医药文化情感维度各题项的对比分析……………………（212）
表 6—44　中医药文化行为维度的对比分析……………………………（213）
表 6—45　中医药文化行为维度各题项的对比分析……………………（214）
表 7—1　留学生汉语课程学习的描述性分析 ……………………………（217）
表 7—2　留学生传统文化课程学习的描述性分析 ………………………（218）
表 7—3　留学生中医药课程学习的描述性分析 …………………………（219）
表 7—4　留学生课程学习与中医药文化认同的相关性分析 ……………（221）
表 7—5　留学生汉语课程学习的分层回归分析 …………………………（222）
表 7—6　留学生传统文化课程学习的分层回归分析 ……………………（223）
表 7—7　留学生中医药课程学习的分层回归分析 ………………………（224）

表 8—1 10 所中医药院校国际教育的基本情况 ……………………… (233)
表 8—2 10 所中医药院校留学生活动新闻情况 ……………………… (238)
表 9—1 中医药院校留学生中医药文化认同的测量量表 ………… (258)

图 目 录

图 1—1　2010—2019 年中医药院校来华留学生招生总人数 …………（8）

图 1—2　技术路线……………………………………………………（16）

图 1—3　研究框架……………………………………………………（18）

图 3—1　单维度文化适应模型………………………………………（44）

图 4—1　研究概念模型………………………………………………（78）

图 9—1　中医药院校留学生中医药文化认同的研究模型 …………（260）

第一章

绪　　论

随着“中医药热”在全球范围的兴起，来华学习中医药的留学生逐年增多，中医药来华留学教育规模不断扩大。近年来，“一带一路”倡议，更是从国家战略层面肯定了中医药来华留学教育对于中医药文化向世界范围传播的重要意义。

中医药院校的留学生是中医药文化的直接学习者，也是最好的文化感知者、传播者。留学生具有讲述“中医药文化故事”的身份优势，其在中医药文化传播中的自主性和非官方性，可以有力推动中医药文化在国际上的柔性传播和人际传播。因此，留学生对中医药文化的认同程度极为关键。留学生的中医药文化认同水平不仅直接关系到自身的学业成就，还进一步影响中医药文化在国际范围的传承与传播。

留学生的中医药文化认同现状如何？哪些关键因素会影响留学生的中医药文化认同？高校的教育管理者可以通过哪些途径或者策略进一步提升留学生的中医药文化认同？这些问题成为学者研究中医药文化认同的重点内容。

本章在阐述留学生中医药文化认同系列研究的研究背景与研究意义的基础上，详细地总结和介绍本研究的主要研究内容与研究方法，同时借助研究技术路线图梳理研究思路以形成研究框架。

第一节　研究背景与研究意义

一　研究背景

文化是个人精神的家园、民族的血脉，体现着一个民族最深层次的精神追求，是国家和民族最基本、最深层、最持久的力量源泉。作为中国优秀传统文化的亮丽名片，中医药文化凝聚着深邃的东方哲学智慧，中医药文化以中国传统哲学、文学等为基础，是体现中医药本质与特色的物质文明与精神文明的总和①，是中医药的灵魂和根基，更是中国优秀传统文化最为充分的保留、延续和现实生活应用，具有非常重要的作用和价值。

（一）党和国家高度重视中医药的传承与传播

党和国家一直重视中医药的传承与传播，党的十八大以来，以习近平总书记为核心的党中央高度重视中医药的传承与传播。习近平总书记就中医药的传承与传播等方面做出了系列重要论述，先后提出了“切实把中医药这一祖先留给我们的宝贵财富继承好、发展好、利用好”以及“坚持中西医并重，传承发展中医药事业”等新思想、新要求。

在2016年8月召开的全国卫生与健康大会上，习近平总书记着重强调“推进中医药科技创新”和“努力实现中医药健康养生文化的创造性转化、创新性发展”。这些重要论述是习近平新时代中国特色社会主义思想科学体系的重要组成内容，鲜明地回答了“为什么要传承与发展中医药、如何传承与发展中医药”的重大理论问题。中医药是中华民族的瑰宝，具有极其深厚的底蕴和悠久的历史，在防病治病过程中发挥着重要的作用。习近平总书记曾指出：“中医药学凝聚着深邃的哲学智慧和中华民族几千年的健康养生理念及其实践经验，是中国古代科学的瑰宝和打开中华文明宝库的钥匙。”

传承创新发展中医药是新时代中国特色社会主义事业的重要内容，是中华民族伟大复兴的大事，对于发挥中医药原创优势、推动我国生命科学实现创新突破，弘扬中华优秀传统文化、增强民族自信和文化自信，促进文明互鉴和民心相通、推动构建人类命运共同体均具有重要意义。

近年来，中共中央、国务院、国家中医药管理局等部门与机构先后颁布、印发了多项推进中医药传承与传播的相关政策、法律与文件，以推动中医药事业的发展。

---

① 胡真、王华：《中医药文化的内涵与外延》，《中医杂志》2013年第3期。

1. 系统谋划中医药发展的战略规划

2015年4月24日，国务院办公厅颁布《中医药健康服务发展规划（2015—2020年）》，这是国家层面制定的首个中医药健康服务领域的专项发展规划，《中医药健康服务发展规划（2015—2020年）》从中医医疗服务、中医特色康复服务、中医药文化和健康旅游产业等七个方面明确了当前中医药健康服务发展的重点任务。同时，《中医药健康服务发展规划（2015—2020年）》还明确指出，中医药（含民族医药）是我国独具特色的健康服务资源，充分发挥中医药特色优势、加快发展中医药健康服务，是全面发展中医药事业的必然要求。

2016年2月22日，国务院印发《中医药发展战略规划纲要（2016—2030年）》，明确提出中医药是中华民族原创的医学科学，是中华文明的杰出代表，数千年来为中华民族的繁衍昌盛做出了重要贡献。《中医药发展战略规划纲要（2016—2030年）》的颁布实施，首次把中医药发展上升为国家战略，是党中央、国务院高度重视中医药发展的具体体现，是在深化医药卫生体制改革中充分发挥中医药作用的具体体现，是新时期推进我国中医药事业发展的纲领性文件与重要里程碑。

2016年8月10日，国家中医药管理局颁布《中医药发展“十三五”规划》，文件指出，中医药文化作为中华民族优秀传统文化的代表，将为建设文化强国提供不竭动力和源泉。《中医药发展“十三五”规划》还明确提出，要弘扬中医药文化精髓，深入挖掘中医药文化内涵，宣传中医药文化核心价值和理念。

2016年10月25日，中共中央、国务院颁布《“健康中国2030”规划纲要》，文件第九章第三节重点提出：“实施中医药传承创新工程，重视中医药经典医籍研读及挖掘，全面系统继承历代各家学术理论、流派及学说，不断弘扬当代名老中医药专家的学术思想和临床诊疗经验，挖掘民间诊疗技术和方药，推进中医药文化传承与发展。”

2016年12月26日，国家中医药管理局、国家发展和改革委员会联合印发《中医药“一带一路”发展规划（2016—2020年）》，文件对中医药文化的国家交流与传播提供了重要指导。文件提出，到2020年，中医药“一带一路”全方位合作新格局基本形成，与沿线国家合作建设30个中医药海外中心，颁布20项中医药国际标准，注册100种中药产品，建设50家中医药对外交流合作示范基地。

2019年10月20日，中共中央、国务院联合印发《关于促进中医药传承创新发展的意见》，这是为深入贯彻习近平新时代中国特色社会主义思想和党的十九大精神，认真落实习近平总书记关于中医药工作的重要论述，促进中医药传承创新发展而制定的法规，文件从发挥中医药在维护和促进人民健康中的独特作用、加强中医药人才队伍建设、促进中医药传承与开放创新发展等六个方面提出了20条意见。文件特别指出，中医药学是中华民族的伟大创造，是中国古代科学的瑰宝，也是打开中华文明宝库的钥匙，中医药学为中华民族繁衍生息做出了巨大贡献，对世界文明进步产生了积极影响。

2. 积极完善中医药发展的法律保障

中医药是我国独具特色和优势的医药卫生资源，是我国医药卫生事业的重要组成部分。新中国成立以来，党和国家高度重视中医药工作，中医药事业取得了显著成效。

2003年4月7日，为继承和发展中医药、保障和促进中医药事业的发展，国务院制定《中华人民共和国中医药条例》，这对促进和规范中医药事业发展发挥了重要作用。

但是，随着我国经济社会的快速发展，中医药事业也面临着一些新的问题，如中医药服务能力不足、优势和特色发挥不充分等。为了进一步保障和促进中医药事业发展，2009年，《关于深化医药卫生体制改革的意见》明确要求加快中医药立法工作。

2016年12月25日，中华人民共和国第十二届全国人民代表大会常务委员会第二十五次会议通过《中华人民共和国中医药法》。中医药法的通过对中医药事业发展具有里程碑的重要意义。中医药法第一次从法律层面明确了中医药的重要地位、发展方针和扶持措施，为中医药事业发展提供了法律保障。中医药法的出台有利于提升中医药的全球影响力，在解决健康服务问题上，为世界提供中国方案和中国样本、为解决世界医改难题做出中国的独特贡献。

这些政策、文件和法律的颁布实施，都体现着国家对于中医药传承与传播的高度重视，充分肯定了新时代传承与传播中医药对于进一步推进健康中国建设、传承和弘扬中国优秀传统文化、提升中医药国际话语权、增强中国文化软实力、构建人类卫生健康共同体具有重要的现实意义与价值。

（二）中医药在国际传播打开新局面

中医药文化的国际化交流与传播能力是国家软实力的重要体现，中国的经济发展和社会进步为中医药的国际化发展提供了新的机遇。改革开放以来，特别是党的十八以来，党和国家高度重视中国优秀传统文化“走出去”战略。在中国优秀传统文化“走出去”大潮的推动下，中医药文化作为中国优秀传统文化“走出去”的先锋，多次出现在国际重要场合，国际关注度与认可度逐年上升。

1. 中医药参与“一带一路”建设

2013 年，习近平主席提出了共建“一带一路”这一重大国际合作倡议。为贯彻落实《推动共建丝绸之路经济带和 21 世纪海上丝绸之路的愿景与行动》，加强与“一带一路”沿线国家在中医药（含民族医药）领域的交流与合作，开创中医药全方位对外开放新格局，国家中医药管理局、国家发展和改革委员会制定了《中医药“一带一路”发展规划（2016—2020 年）》。

按照“一带一路”愿景与行动倡议总体部署，秉持亲诚惠容，坚持共商、共建、共享理念，遵循中医药发展规律，充分利用国内国际两种资源、两个市场、两类规则，立足沿线各国不同发展现状，统筹推进中医药医疗、保健、教育、科研、文化和产业的对外交流与合作，实现中医药与沿线各国传统医学和现代医学的融合发展，为“一带一路”倡议服务，为维护人类健康服务。

中医药作为民心相通的“健康使者”，已在“一带一路”沿线人民心中生根开花。参与“一带一路”建设也开辟了中医药事业发展的新版图，激活了新潜力。“一带一路”倡议为中医药国际化发展提供了历史性的机遇，大大提升了中医药的海外影响力。截至 2019 年 4 月，国家中医药管理局已同 40 余个外国政府、地区主管机构签署了专门的中医药合作协议，全球设立中医孔子学院 7 所，独立课堂 2 个，下设课堂 23 个。

2. 中医药纳入《国际疾病分类》

2018 年 5 月 25 日，第 72 届世界卫生大会在瑞士日内瓦召开，会议审议通过了《国际疾病分类（第 11 次修订本）》，首次将传统医学病证纳入其中。传统医学纳入《国际疾病分类》，标志着以世界卫生组织为代表的整个国际公共卫生系统对包括中医药以及来源于中医药的这部分传统医学功能和价值的肯定，同时也是对中医药在国际医疗卫生中广泛应用这一现实的肯定，对于中医药的国际化具有里程碑意义，为世界各国各地区认识中医药、了解中医药、使用中医药奠定了基础，具有极为深远的历史意义和非常重要的现实意义。

在新修订的《国际疾病分类》中，纳入传统医学章节的内容包括了传统医学的150条疾病和196条症候条目，充分体现了以中医药为主导的病症分类体系的基本特点。

从医疗保险的角度看，以中医药为代表的传统医学纳入《国际疾病分类》有利于制定医疗保险的付费标准和赔付标准，为传统医学进入国际医疗保险体系奠定基础。从发展的角度看，第11次修订本充分彰显了中医药服务在人类健康服务中的地位和能力，将有更充分的医疗数据反映各国各地区巨大的传统医药服务市场和服务能力，有利于中医药的国际交流与合作，进一步促进中医药与世界各国各地区医疗卫生服务体系的融合和发展。

3. 中医药被评为中国文化因素的第二代表

2018年5月至7月，当代中国与世界研究院（原中国外文局对外传播研究中心）与凯度集团（Kantar）合作开展了第六次中国国家形象全球调查，调查对象涉及亚洲、北美洲等六大洲的22个区域的公民。

2018年10月17日发布调查报告的第六部分（中国文化和科技形象）结果显示：海外被调查对象认为，中餐（占比55%）、中医药（占比50%）、武术（占比46%）是最能代表中国文化的三个方面；发达国家的被调查对象倾向于选择中餐为最能代表中国文化的元素，而发展中国家的被调查对象对中医药和武术的选择比例更高；36岁以上的被调查对象认为中餐、中医药、武术最能代表中国文化的比例要高于18—35岁被调查对象；31%的被调查对象接触或体验过中医药文化，相较于同主题第五次调查结果，发展中国家的被调查对象和36—65岁的被调查对象接触或体验中医药文化的比例提升；在接触或体验中医药文化的被调查对象中，81%的被调查对象对中医药文化持有好印象，相较于第五次调查，好感度大幅提升。

4. 中医药助力新冠肺炎疫情防控

在数千年的中华文明史上，中医药学在诊治温疫方面积累了丰富的临床经验。《伤寒杂病论》《温疫论》《温病条例》等诸多中医学经典著作创立了独具特色与优势的中医学疫病知识理论体系和临床诊疗方法，积累了大量的实践经验。

在这次抗击新冠肺炎疫情中，中医药全程深度参与。在国家卫生健康委连续发布的八版《新型冠状病毒肺炎的诊疗方案》中，从第三版开始加入中医药诊疗的方案，其后各版本的中医药诊疗方案不断补充和完善，成功推出“三药三方”等一批有效中药，凸显了中医药在新冠肺炎诊疗中的优势作用。

据国家中医药管理局数据显示，截至2020年3月24日，在全国新冠肺炎确诊病例中，有74187人使用了中医药，占91.5%，其中湖北省有61449人使用了中医药，占90.6%；临床疗效观察显示，中医药总有效率达到90%以上，能够有效缓解症状，减少轻型、普通型向重型发展，能够提高治愈率、降低病亡率、促进恢复期人群机体康复。

新冠肺炎疫情在全球多点暴发以来，国际社会日益关注中医药的抗疫功效，中医药在海外市场持续升温。通过中医药抗击新冠肺炎疫情，中医药的诊疗作用和中西医相结合的治疗模式受到了海内外民众的广泛认可与赞同，越来越多的国家和地区向中国寻求中医药抗击疫情的宝贵经验，加深了国内外民众对中医药文化的认知与认同。

（三）中医药来华留学教育事业规模逐步扩大

伴随中医药“一带一路”倡议的持续性推进，中医药为世界医药卫生与健康事业贡献了独具特色的中国方案，满足了沿线各国各地区人民多样化的医疗服务需求，提升了中医药文化的国际影响力，同时也为中医药高等教育国际化创造了新的机遇。

中医药国际教育是中医药文化“走出去”的重要内容之一。《中医药发展战略规划纲要（2016—2030）年》中明确提出了“推进多层次的中医药国际教育交流合作，吸引更多的海外留学生来华接受学历教育、非学历教育、短期培训和临床实习，把中医药打造成中外人文交流、民心相通的亮丽名片。”

2016年《中国的中医药》白皮书数据显示，中医药已经传播至183

个国家和地区。随着国际上中医药热的兴起，来华学习中医药的留学生逐年增多。据统计，2005 年中医药院校在校的外籍留学生总人数为 2000 多人，经过十年的发展，2015 年在校留学生总人数已达到 6320 人（左艇和陈占科，2015）①。

为直观清晰地展现近十年（2010—2019 年）中医药院校来华留学生的相关数据情况，本书选择国家中医药管理局规划财务司在网上公示的《全国中医药统计摘编》中 2010—2019 年涉及中医药院校来华留学生的数据。由图 1—1 可知，2010—2019 年中医药院校来华留学生招生人数总体上呈增长趋势，规模稳定；招生人数由 2010 年的 1638 人增长到 2019 年的 2215 人，2018 年的总招生人数 2638 人达到近年来总招生人数的最高值，尤其是 2015—2018 年，中医药院校留学生的招生人数大幅增长。

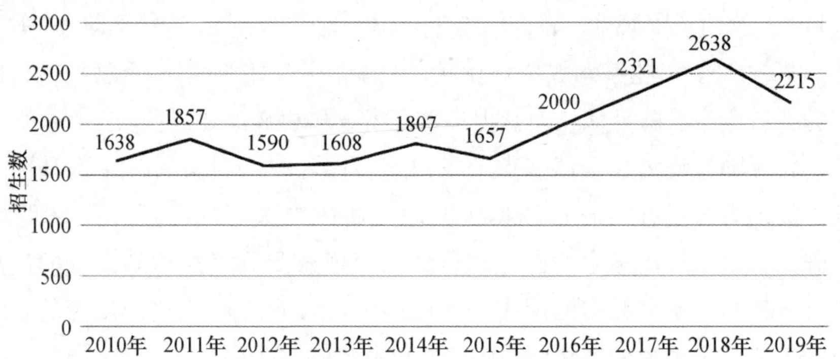

图 1—1　2010—2019 年中医药院校来华留学生招生总人数

来华留学教育对于服务国家重大战略和教育改革发展的作用日益凸显，社会各界对来华留学生的群体关注越来越多。2018 年，教育部印发《来华留学生高等教育质量规范（试行）》，文件规定来华留学生应当具备跨文化和全球胜任力，即具备包容、认知和适应文化多样性的意识、知识、态度和技能，能够在不同民族、社会和国家之间的相互尊重、理解和团结中发挥作用。2019 年 2 月，中共中央、国务院印发《中国教育现

① 左艇、陈占科：《全国中医院校对外教育的现状与对策分析》，《中医药管理杂志》2015 年第 17 期。

代化2035》并明确提出“开创教育对外开放新格局”的战略任务，为来华留学教育的进一步发展指明了方向。

随着来华留学生人数的逐步增加，如何抓住“中医药走出去”的发展机遇，弘扬和传承中医药文化，并将宝贵的中医药文化资源转化为文化软实力，赋予其深刻的教育内涵，成为社会各界关注的重要议题。

中医药院校的留学生是中医药来华教育的直接受益人，是中医药的学习者，更应是积极的中医药文化传播者。

当前，中医药文化的国际传播往往基于政府主导，依托中医孔子学院、海外中医药中心等平台进行，传播过程关注“自我表达”，呈现出单向度的问题，而留学生作为中医药文化国际传播活动中“他者”的地位与作用尚未得到充分的重视。此外，国外大众对中医药的认知和体验主要是来自媒介环境营造的“虚拟认知”和亲身体验的“客观认知”两种主要方式，而在现实生活中，“虚拟认知”与真实存有距离，“客观认知”在实际体验中存在困难。

因此，借助留学生的“他者”身份来讲述中医药是有效促进中医药文化国际传播的重要手段。留学生在中医药院校学习与生活，在直接研学中医药文化经典的求学过程中又能感受到中医药院校校园文化潜移默化的影响，具有特殊的专业优势。同时，他们了解生源地民众的真实需求和接受方式，可以用生源地民众易于理解的语言和本土化方式讲述中医药故事。作为具有相同文化背景的传者，生源地民众对其信任度高，避免了抵触心理。此外，留学生在中医药文化国际传播中的非官方性质，更容易影响相同文化背景的生源地民众，让民众自愿、自主地感知和接受中医药，提升传播的效果。

目前，国内各类高校，尤其是中医药院校在对来华留学生教育方面开始注重提升留学生的中医药文化认同感，逐渐将中医药文化认同教育融入相关课程体系与学生管理中。研究中医药院校来华留学生群体的中医药文化认同现状，并根据现状引导来华留学生提升中医药文化认同水平，将中医药文化推向世界成为中医药院校、国家及社会共同关注的课题。

基于此，本书以中医药院校的留学生为核心研究对象，设计《中医药院校留学生中医药文化认同调查问卷（中英双语版）》，全面分析留学生中医药文化认同的现状、影响因素及作用结果，并进一步探索中医药院校提升留学生中医药文化认同水平的教育引导策略。

二 研究意义

（一）理论意义

截至2019年12月31日，中国知网数据库内关于中医药文化认同研究的文章不足百篇[①]，国内外对高校大学生中医药文化认同的研究较少，围绕留学生中医药文化认同研究的文章更是少之又少。本研究通过对文化认同理论和中医药文化相关内容的梳理，在专家访谈的基础上，对中医药文化认同的概念内涵与测量量表、中医药文化认同的现状、中医药文化认同的影响因素与作用结果、中医药文化认同的教育引导策略四个方面进行研究总结，客观呈现当前留学生中医药文化认同的现状及群体差异，结合中医药院校留学生教育的特点，形成系统的中医药文化认同教育引导策略，从而建立留学生中医药文化认同的概念体系和研究规范，形成较为完整的中医药文化认同研究理论体系和分析框架，丰富中医药文化认同的研究内容。

同时，通过分析当前中医药院校在留学生教育及管理等方面存在的问题和原因，总结归纳中医药院校留学生中医药文化认同教育管理及路径优化方案，对于中医院校留学生中医教育管理的理论研究，具有一定价值。

（二）实践意义

中医药院校的留学生群体系统学习了中医药学，这使留学生群体在中医药文化国际交流与传播中的作用十分突出，加大对留学生的中医药文化认同教育，是向全世界推广传播中医药的有效途径。中医药文化认同教育是推动中华民族文化复兴的重要引擎和提高国家文化软实力的重要组成部分，如何更好地管理在校留学生、提升他们的中医药文化认同水平直接影响着中医药文化的传承与传播。

本研究对中医药院校留学生中医药文化认同的现状、影响因素、作

---

① 笔者以主题词“中医药文化认同”在中国知网数据库检索后发现，截至2019年12月31日，中国知网数据库累计收纳相关文献54篇，其中包括期刊论文42篇、学位论文4篇、会议文章2篇和报纸文章4篇，这表明围绕“中医药文化认同”的相关研究成果较少。尽管笔者检索的方式和来源单一，但是如此少量的检索结果足以从侧面反映出当前学术界对中医药文化认同相关研究的总体较少，尚不深入。

用结果及引导策略进行研究，有利于指导管理者采取相关措施有的放矢地帮助留学生形成系统化的中医药思维模式、培育对中医药的兴趣、弘扬和传承中医药文化。

此外，研究最终以建立良性发展的中医药院校留学生中医药教育管理模式为目的，对促进中医药文化走向世界，推动中医药的国际化发展具有很强的应用价值和实践价值。

第二节　研究内容与研究方法

一　研究内容

本项研究以中医药院校的留学生为核心研究对象、以中国学生为参照研究对象，在文化认同等相关理论的研究基础上，经由专家咨询设计《中医药院校留学生中医药文化认同调查问卷（中英双语版）》和《中医药院校中国学生中医药文化认同调查问卷》两种调查问卷，采用访谈、现场调查问卷、比较研究、案例分析等方法，全面分析留学生中医药文化认同的现状、影响因素及作用结果；参照中国学生中医药文化认同数据分析结果，总结当前中医药院校留学生在中医药文化认同教育与管理方面存在的差异性问题与不足，构建出提升中医药院校留学生中医药文化认同的教育引导策略，以期为留学生教育与管理提供新思路、为中医药文化在国际范围的传承与传播提供有力传播者、践行者。

具体而言，研究内容主要涉及以下六个方面的内容：

（一）中医药文化认同的概念界定及理论研究

通过现有理论文献、政策规章，对文化、中国优秀传统文化、中医药文化等相关概念进行总结，参照文化认同理论及现有研究，界定中医药文化认同的概念内涵、层次结构，并梳理中医药文化认同相关研究成果，为后续研究提供理论支撑。

（二）留学生中医药文化认同的现状研究

在前期文献研究和理论研究的基础上，根据本研究对中医药文化认同概念的界定，对中医药院校留学生的中医药文化认同现状进行描述，并进一步检验中医药文化认同在中医药院校留学生不同人口统计学特征分类下（如性别、年龄、专业类型、国籍等）的差异情况。

（三）留学生中医药文化认同的影响因素研究

依托文化认同理论、教育生态系统理论等相关理论及现有研究，从个人因素、家庭因素、国家因素、学校因素和社会因素五个方面梳理总结留学生中医药文化认同的前置影响变量，基于留学生问卷调查数据结果，对调查问卷量表部分的信度与效度进行检验，对各变量各测量题项的得分均值与选项分布进行描述性统计分析，通过分层回归分析，进一步论证五方面影响因素对中医药文化认同的影响路径，以衡量各影响因素对中医药文化认同的解释程度，同时对研究假设进行检验。

（四）留学生中医药文化认同的作用结果研究

从中医药传承与传播的视角探讨中医药文化认同的作用结果，客观描述中医药院校留学生中医药传承与传播行为意愿，并采用相关分析和分层回归分析论证留学生中医药文化认同与中医药传承与传播行为意愿的关系。

（五）留学生与中国学生中医药文化认同的对比研究

在中医药院校留学生中医药文化认同的实证研究基础上，以中医药院校的中国学生为参照研究对象，编制《中医药院校中国学生中医药文化认同调查问卷》，与留学生调查问卷同步进行中国学生调查，收集中医药院校中国学生的中医药文化认同数据。以中医药院校的中国学生为参照研究对象进行中医药文化认同研究，一方面，为了了解当前中医药院校中国学生的中医药文化认同现状，分析中国学生在中医药文化认同上存在的不足和问题，进而，为提升中国学生中医药文化认同感和推动国内普通高校全日制中医药文化教育提供参考性建议；另一方面，客观衡量中医药院校留学生群体和中国学生群体在中医药文化认同的群体差异，为构建具有差异化和针对性的中医药院校留学生中医药文化认同教育引导策略提供量化依据，以进一步丰富中医药院校留学生中医药文化认同研究内容，完善留学生中医药文化认同的研究体系。

（六）留学生中医药文化认同的教育引导策略研究

根据留学生中医药文化认同的实证研究和留学生与中国学生中医药文化认同的对比研究结果，以留学生的课程学习情况为例，进一步细化分析中医药文化认同与其课程学习的关系。此外，通过总结当前中医药院校留学生教育与管理方面存在的问题与不足，结合案例研究，构建出提升中医药院校留学生中医药文化认同的教育引导策略。通过综合运用教育学、心理学相关知识，以及对留学生中医药文化认同教育特色和国内高校留学生中医药文化认同培养的实践进行比较，分析出最优化培养措施。

二　研究方法

（一）文献研究法

查阅中医药文化认同的相关文献资料是本研究的基础，通过查阅相关文献，对文化、中国优秀传统文化、中医药文化、文化认同和中医药文化认同等内容的历史渊源、学术成果及最新进展等主题研究进行梳理总结，为本研究提供理论支撑。同时，依托现有研究成果，推导本研究的相关研究假设，从而构建中医药院校留学生中医药文化认同的整体研究模型。

（二）访谈研究法

随机选取几个具有代表性的中医药院校留学生进行访谈研究，整理分析留学生关于中医药文化的看法和观点。同时，对相关高校、政府部门、教育机构等领域的专家学者和管理者进行访谈和咨询，结合他们自身的教学管理实践与体会进行主题访谈。同时，收集专家对中医药文化认同量表的看法和修改建议，从而对量表进行调整与完善，形成本研究留学生与中国学生中医药文化认同的两种调查问卷。接着收集专家对优化留学生教育与管理的建议，为留学生中医药文化认同的教育引导策略的构建提供科学性方向。

（三）问卷调查法

在整理和分析大量文献研究和专家访谈的基础上，结合中医药院校留学生和中国学生的特点分别设计问卷，采用分层随机抽样的形式，根据我国的经济水平分为四个区域，在每个区域选取具有代表性的中医药院校，对 11 所中医药院校在籍在校的留学生和中国学生进行现场问卷调查。在了解中医药院校留学生和中国学生中医药文化认同现状的基础上，研究从个人因素、家庭因素、国家因素、学校因素和社会因素五个方面来探讨中医药院校留学生中医药文化认同的影响因素。借助 EXCEL、SPSS 以及 MPLUS 等软件进行多种统计分析，对留学生中医药文化认同的现状、影响中医药文化认同的主要因素和中医药文化认同的作用结果进行量化分析。

（四）比较研究法

比较研究法是人文社会科学研究中常用的研究方法之一，比较研究法就是对人与人之间、物与物之间的相似性或者异质性程度进行判断和研究的方法，可以理解为对两个或两个以上存在联系的事物进行考察，探寻其异同点，总结出普遍规律和特殊规律的方法。本研究中，首先进行中医药院校的留学生群体内部比较，研究根据留学生的人口统计学特征分类，比较留学生群体内部之间的中医药文化认同差异。其次，进行留学生群体与中国学生群体的比较，以中医药院校的中国学生为参照，通过将中医药院校留学生的中医药文化现状与其进行比较，归纳总结出中医药院校留学生与中国学生中医药文化认同的群体差异，为留学生的中医药文化认同教育引导策略提供参考依据，以增强本研究结论建议的针对性和可靠性。

（五）案例研究法

案例研究法是实地研究的一种，研究者选择一个或几个场景为对象，系统地收集数据和资料，进行深入的研究，用以探讨某一现象在实际生活环境下的状况。案例研究可以使用单个案例或包含多个案例。单个案例研究可以用作确认或挑战一个理论，也可以用作提出一个独特的或极端的案例。多个案例研究的特点在于它包括两个分析阶段——案例内分析和交叉案例分析。前者是把每个案例看成独立的整体进行全面的分析，后者是在前者的基础上对所有的案例进行统一的抽象和归纳，进而得出更精辟的描述和更有力的解释。本研究采取多个案例研究，选取调查问卷的 10 所中医药院校（留学生中医药文化认同调查问卷涉及 11 所中医药院校，在案例收集与整理过程中，山东中医药大学的留学生教育网页因网络系统原因未能获取相关资料，故未纳入案例研究分析）为研究对象，通过直接观察，查阅 10 所中医药院校官方网页上的学校简介、国际教育学院的简介、留学生活动新闻三个版块，收集分析中医药院校关于校园文化建设、国际教育的重要性、留学生活动等方面的资料，与问卷调查法所收集整理的结论相结合，归纳出提升留学生中医药文化认同的策略建议，以增强建议的针对性和可靠性。

第三节　技术路线与研究框架

一　技术路线

留学生中医药文化认同是留学生对中医药文化的一种积极认知、情感态度和行为倾向的综合反映。为了更规范地开展中医药院校留学生中医药文化认同研究，本研究进行了严谨的研究设计并形成研究技术路线图（见图1—2），以指导本研究的系列研究工作，主要研究思路如下：

第一步，对中医药文化认同相关文献及理论进行系统梳理，总结研究者在文化认同特别是中医药文化认同领域开展的各项研究，为本研究奠定基础。

第二步，在相关文献与理论梳理的基础上，进一步明确本研究重点分析、讨论的研究问题，为本研究指明具体的研究目标。

第三步，以中医药院校的留学生为核心研究对象、以中医药院校的中国学生为参照研究对象，在留学生中医药文化认同研究假设的推导基础上，构建留学生中医药文化认同的整体研究模型，并通过专家访谈和文献调研，设计中医药文化认同的研究问卷。依托留学生中医药文化认同的调查问卷，先后开展预调查和正式调查两轮现场调查，进行以留学生为研究对象的实证研究，以了解中医药院校留学生中医药文化认同的现状、影响因素和作用结果。依托中国学生中医药文化认同的调查问卷，与留学生实证研究同步开展预调查和正式调查，进行以中国学生为参照研究对象、留学生为核心研究对象的对比研究，以了解留学生群体与中国学生群体在中医药文化认同上的差异性。

第四步，在进行留学生中医药文化认同实证研究和留学生与中国学生中医药文化认同对比研究的同时，本研究同步开展留学生中医药文化认同的案例研究，采集中医药院校留学生教育与管理的相关网页报道资料，对各样本中医药院校的留学生教育与管理进行系统分析。

第五步，依据留学生中医药文化认同实证研究数据分析结果、留学生与中国学生中医药文化认同对比研究数据分析结果和留学生教育与管理网页案例分析结果，总结和归纳当前中医药院校留学生中医药文化认同教育与管理存在的问题与不足，系统构建留学生中医药文化认同的教育引导策略。

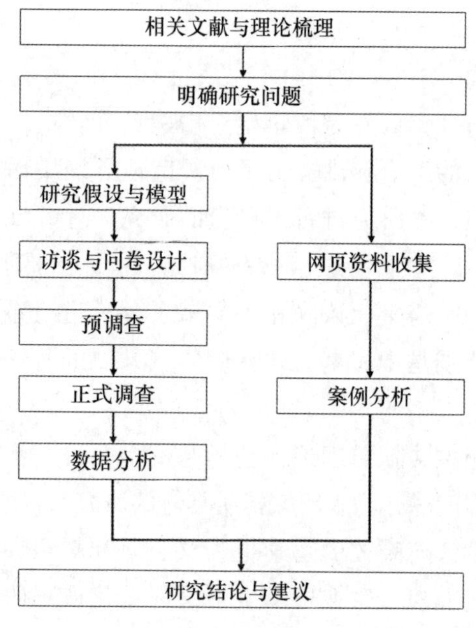

图1—2 技术路线

二 研究框架

留学生中医药文化认同研究包括九章六个部分（见图1—3），各部分具体内容如下：

第一部分为研究绪论，即本书的第一章。作为全书的开篇，本章在阐述留学生中医药文化认同研究背景与研究意义的基础上，详细地总结和介绍本研究的主要研究内容与研究方法，同时借助研究技术路线图梳理研究思路以形成研究框架，即本书各章节的内容安排。

第二部分为留学生中医药文化认同研究的理论基础及相关研究，即本书的第二章和第三章。在第二章中，对文化的概念内涵、层次与特性进行介绍，重点阐释中医药文化的概念内涵、核心价值，并进一步论证中医药文化与中国优秀传统文化之间的关系，为中医药文化认同研究提供分析思路。在第三章中，通过对文化认同概念内涵及相关研究总结，界定中医药文化认同的概念内涵及层次结构，并对中医药文化认同的相关研究进行系统梳理。

第三部分为留学生中医药文化认同的实证研究，即本书的第四章和第五章。以中医药院校的留学生为研究对象，在相关文献系统研究的基础上依次提出研究假设并构建留学生中医药文化认同的整体研究模型，通过编制《中医药院校留学生中医药文化认同调查问卷（中英双语版）》，先后进行预调查和正式调查两轮调查，以收集数据进行实证研究。首先，根据本书对中医药文化认同概念的界定，从中医药文化认知、中医药文化情感和中医药文化行为3个维度对中医药院校留学生的中医药文化认同现状进行描述，并进一步检验中医药文化认同及3个维度在留学生不同人口统计学特征分类下（如性别、国籍等）的差异情况。其次，依托文化认同理论、教育生态系统理论等相关理论分别从个人因素、家庭因素、国家因素、学校因素和社会因素五个方面梳理总结留学生中医药文化认同主要的五个前置影响变量，即传统哲学基础、传统医药背景、医药文化相似性、校园文化建设和医药媒介接触五个变量。基于留学生正式调查数据对五个变量进行描述性统计分析，采用Person积差相关分析和分层回归分析对五个变量与中医药文化认同及3个维度的关系深入量化研究，进一步论证五个变量对中医药文化认同的影响程度，根据数据分析结果对本研究提出的研究假设进行检验。最后，研究从中医药传承与传播的视角探讨中医药文化认同的作用结果，客观描述中医药院校留学生中医药传承与传播的行为意愿，并论证留学生中医药文化认同与中医药传承与传播行为意愿的关系。

第四部分为留学生与中国学生中医药文化认同的对比研究，即本书的第六章。在中医药院校留学生中医药文化认同的实证研究基础上，以中医药院校的中国学生为参照研究对象，依据《中医药院校留学生中医药文化认同调查问卷（中英双语版）》编制《中医药院校中国学生中医药文化认同调查问卷》，与留学生研究同步进行中国学生预调查和正式调查两轮调查，以收集中医药院校中国学生的中医药文化认同数据，并进行留学生群体和中国学生群体的中医药文化认同对比分析。首先，研究基于中国学生正式调查数据，采用最大值、最小值、均值和标准差四个指标对中医药院校中国学生中医药文化认同及中医药文化认知、中医药文化情感和中医药文化行为3个维度的得分情况进行具体分析，客观报告当前中医药院校中国学生的中医药文化认同实际水平。同时，采用独立样本T检验和方差分析检验中医药文化认同及其3个维度在中国学生不同人口统计学特征分类下（如性别、年龄、民族等）的差异情况。其次，基于中国学生正式调查数据和留学生正式调查数据，研究对中医药文化认同及其3个维度在中国学生群体和留学生群体的差异进行比较，重点分析留学生群体在中医药文化认同方面存在的不足与问题，为后续构建中医药院校留学生中医药文化认同的教育引导策略奠定基础。

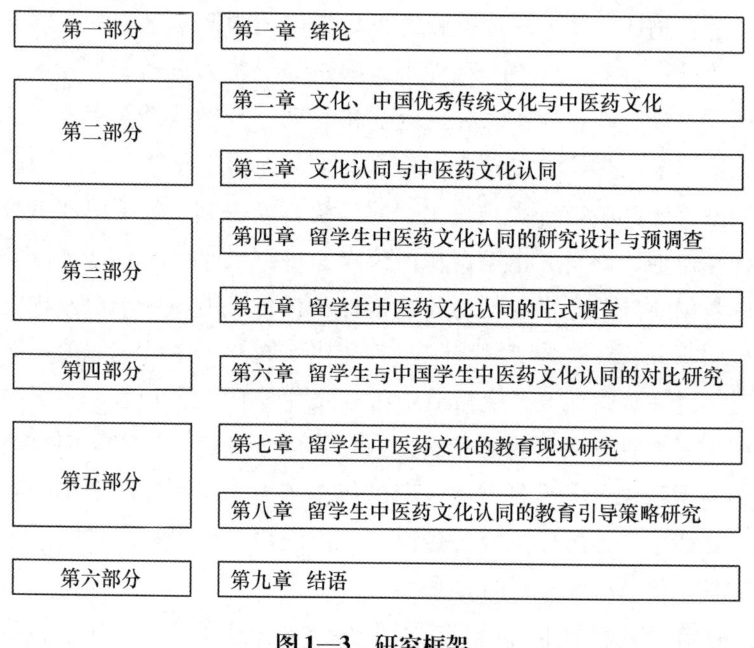

图1—3 研究框架

第五部分为留学生中医药文化认同的教育引导策略研究，即本书的第七章和第八章。在前述实证研究与对比研究的定量分析基础上，探讨留学生中医药文化认同与其课程学习的关系，并收集中医药院校官方网页中关于留学生教育与管理的新闻报道、案例等资料进行定性研究，总结中医药院校留学生教育与管理方面存在的问题与不足，进而构建留学生中医药文化认同的教育引导策略。

第六部分为研究小结，即本书的第九章。在全面回顾总结留学生中医药文化认同系列研究的主要研究结论基础上，阐述本研究的创新性，并进一步明确本研究的局限与未来研究方向。

第二章

文化、中国优秀传统文化与中医药文化

文化是一个民族的灵魂和标记，也是一个民族赖以生存和发展的根本。文化是人类改造自然与社会的行为和结果，是人类在长期的物质生产生活实践中形成的知识、价值、理想、信念等社会意识体系。总的来说，文化就是人类生活一切要素形态的统称，主要包含了与人类息息相关的衣、食、住、行等方面的内容。

中国优秀传统文化作为具有个性特征的社会文化形态，为中华民族的繁荣与发展提供了无尽的智力保障和精神源泉，是维系中华民族内在情感因素的精神纽带和思想基础。

中医药文化是中华民族优秀传统文化中体现中医药本质与特色的精神文明与物质文明的总和，中医药文化以中国传统哲学、文学、史学等内容为基础，由中医药精神文化、物质文化和行为文化三个方面构成，涉及中医药文化理念、文化实践和文化环境三个层面。中医药文化是中医药学的根基，不仅体现了中医药学的本质特点，而且决定了中医药学的历史形成和未来发展。作为中华民族特色的文化符号，中医药文化根植于中国优秀传统文化的土壤之中，是中国优秀传统文化的重要组成部分，是中华民族的原创文化。

本章对文化的概念内涵、层次与特性进行介绍，重点阐释中医药文化的概念内涵、核心价值，并进一步论证中医药文化与中国优秀传统文化之间的关系，为中医药文化认同研究提供分析思路。

第一节 文化

一 文化的概念

文化是一个内涵丰富且具人文意味的概念，它意蕴丰富，给其下一个准确的定义并非易事。究竟什么是文化？不同学者对文化的概念内涵作了不同解释，无论是人类学家、教育学家还是文化学家，千百年来，文化的概念内涵始终无法明晰统一，也许这正是文化自身的不确定性与复杂性带来的魅力。作为人类社会的客观存在，文化与人类的发展历史密不可分，可以说，一部人类的历史就是一部人类的文化史。

（一）中文语境下的文化

在中国传统语境中，汉字“文”和汉字“化”原本各自表达独立的含义。

汉字“文”具有多重含义，本义是指线条交错的图形或者花纹，如《周易·系辞下》中“物相杂，故曰文”。《论衡·言毒》中“蝮蛇多文”，这个意义后来被写作汉字“纹”。此外，汉字“文”还有华美、有文采之意，如《论语·雍也》中“文质彬彬，然后君子”。在《礼记·乐记》中称为“五色成文而不乱”，词语“五色成文”中的“文”还被引申为装饰的含义。在《礼记·乐记》中称为“礼减而进，以进为文”，“文”字被引申为德、美、善之意。

汉字“化”的本义是指生成、变化和改易，强调事物性质或者形态的改变，如《庄子·逍遥游》中“化而为鸟，其名曰鹏”，《韩非子·五蠹》中“钻燧取火以化腥臊”，《黄帝内经·素问》中称为“化不可代，时不可为”。同时，汉字“化”还在《礼记·中庸》中表达为“可以赞天地之化育”，《礼记·学记》中“君子如欲化民成俗，其必由学乎”，即被引申为教化（用教育感化的方法改变人心风俗）之意。

汉字“文”和“化”的组合最早出现在战国末年的《周易·贲·彖》中：“刚柔交错，天文也；文明以止，人文也。观乎天文，以察时变；观乎人文，以化成天下。”其中，“人文化成”可缩写成“文化”一词，在此，人文成为与天文相对应的一组词，人文主要指社会道德伦理，而天文主要为代表自然和规律的天道。西汉以后，汉字“文”和汉字

“化”开始整合为一个词语。

文化在汉语中实际是“人文教化”的简称。前提是有“人”才有文化，意即文化是讨论人类社会的专属语；“文”是基础和工具，包括语言和文字；“教化”是这个词的真正重心所在。作为名词的“教化”是人群精神活动和物质活动的共同规范（同时这一规范在精神活动和物质活动的对象化成果中得到体现），作为动词的“教化”是共同规范产生、传承、传播及得到认同的过程和手段。

在第七版《现代汉语词典》中，“文化”一词被解释为三层含义：其一指人类在历史社会发展过程中所创造的物质财富和精神财富的总和，特指精神财富，如文学、艺术等；其二指运用文字的能力及一般知识，如学习文化、文化水平等；其三指同一历史时期的不以分布地点为转移的遗迹、遗物的综合体，如龙山文化等。

（二）外文语境下的文化

在西方古代思想文化著作中，“文化”一词，源自拉丁文“cultura”，拉丁语系中这一词由古罗马哲学家西塞罗在《图斯库卢姆辩论》中首次使用，当时他所指的是灵魂的耕耘，即使用农业来暗喻哲学上所谓灵魂的发展就是人类发展的最高境界。

此后，不断有学者从不同的学科视角对“文化”一词进行解释和说明。1952 年，美国文化学者克罗伯和克拉克洪整理了从 1871 年到 1951 年西方学界中关于“文化”的 160 余种定义，完成著作《文化：概念和定义的批判性回顾》，其中给出他们对文化的理解：“文化是由各种外显和内隐的行为模式构成的，这些行为模式是通过符号习得和传播的，他们构成了人类群体的独特成就，其中包括体现在人工制品方面的成就。文化的本质内核是由传统的观点，尤其是其所附带的价值观构成的。”①

二 文化的层次

对文化的研究离不开文化层次（结构）的分析，学术界对于文化的层次构成有不同的说法。英国学者马林诺夫斯基认为文化包含物质设备、

---

① 程为民：《当代大学生中华优秀传统文化认同研究》，博士学位论文，武汉大学，2017 年，第 8—10 页。

语言、社会组织和精神文化四个方面。费孝通在马林诺夫斯基的基础上进一步总结文化的层次包含基本（生物）、派生（社会）和整合（精神）三个方面。此外，也有学者从物质文化、制度文化、行为文化和心态文化四个层面对文化解释。

尽管学界对文化层次的解释不尽相同，但是整体来看，无论是三个层次还是四个层次，差异都不大，其中最常见的是物质文化、制度文化和精神文化“三层次说”。

物质文化，也称作器物层次。人类为了克服自然或适应自然，创造了物质文化，具体来说就是指各式工具、衣食住行所必需的东西，以及现代科技创造出来的机器等，是那些体现一定生活方式的具体存在，人类借助创造出来的物质文化，获取生存所必需的东西。

制度文化，也称作制度层次。为了与他人和谐相处，人类创造出制度文化，即道德伦理、社会规范、社会制度、风俗习惯、典章律法等。人类借助这些社群与文化行动，构成复杂的人类社会。

精神文化，也称作观念层次。为了克服自我在感情、心理上的焦虑和不安，人类创造了精神文化，如艺术、音乐、戏剧、文学、宗教信仰等。人类借助这些表达方式获得满足与安慰，维持自我的平衡与完整。

三　文化的特性

文化是人类改造自然与社会的行为和结果，是人类在长期的物质生产生活实践中形成的知识、价值、理想、信念等社会意识体系。总的来说，文化就是人类生活一切要素形态的统称，主要包含了与人类息息相关的衣、食、住、行等方面的内容。文化具有如下的特性：

首先，文化是共有的。文化是一系列共有的概念、价值观和行为准则，它是使个人行为能力为集体所接受的共同标准。文化不是出自个性，而是创自群性，不是天才个人所能独创，而是大多数人不断努力的结果。文化与社会是密切相关的，可以说没有社会就不会有文化。

其次，文化是有差异的。文化是多数人努力之结果，在同一社会内部，文化也具有不一致性。例如，在任何社会中，男性的文化和女性的文化就有不同。此外，不同的年龄、职业、阶级等之间也存在着亚文化的差异。

再者，文化是学习得来的。文化不是通过遗传而天生具有的。生理的满足方式是由文化决定的，每种文化决定这些需求如何得到满足。从这一角度看，非人的灵长目动物也有一些文化行为的能力，但是这些文化行为和人类社会中庞大复杂的文化象征体系相比较显得微不足道。

最后，文化的基础是象征。这其中最重要的是语言和文字，但也包含其他表现方式，如图像、肢体动作、行为解读等。文化不是处在静止之状态，而是在动态中求其发展。几乎可以说整个文化体系是通过庞大无比的象征体系深植在人类的思维之中，而人们也通过这套象征符号体系解读呈现在眼前的种种事物。因此，如何解读各种象征在文化的实质意义便成为人类学和语言学等社会学科诠释人类心智的重要方式之一。

第二节　中国优秀传统文化

一　中国传统文化的概念

中国优秀传统文化是中国传统文化的精华、核心部分，要把握中国优秀传统文化的内涵，应当先把握中国传统文化的内涵，而中国传统文化又与我们习惯性简称的中国文化直接关联。

在近30多年的文化研究和文化建设实践中，中国传统文化往往被略称为传统文化和中国文化[①]。中国文化，也常被称作中华文化，是指中华民族几千年发展过程中所创造的、不断演进发展的文化，涵盖物质文化、思想文化、制度文化等不同层面，是一个丰富的有机体。中国文化源远流长、博大精深，是中华民族赖以长期发展、不断进步的智力支撑和精神支撑。

在我们的日常生活中，“中国传统文化”一词几乎都可以是随时听到或者看到。然而，究竟什么是“中国传统文化”呢?

关于中国传统文化的概念界定，学者对其解释也各有所侧重。有学者指出，中国传统文化特指在我国上起先秦下讫清代中叶的古代社会里产生并发展起来的文化；也有学者提出中国传统文化主要是指中国封建时代的文化，但也应涵盖近代以来，乃至“五四”以来的新文化；此外，

① 李宗桂:《试论中国优秀传统文化的内涵》,《学术研究》2013年第11期。

还有学者认为中国传统文化是根植于民族土壤中的既有稳定状态，又有动态变化，能够包容不同时代的新血液、新思想的文化。

张岱年和程宜山在著作《中国文化与文化争论》中解释传统文化的基本理念为刚健有为、和与中、天人协调和崇德利用四个方面①。

舒坤尧在《中国传统文化认同研究》一书中指出，传统文化是一个民族在历史发展过程中延续下来的比较稳定的文化，中国传统文化是中华民族最本质、最富有特色的文化，中华民族传统社会的价值系统和整体生活方式就是我们的传统文化，这种文化起始于过去且一直贯通于现在，还会影响我们的未来。同时，他还对“中国传统文化”和“中国文化”的概念内涵进行了比较，他认为“中国传统文化”的概念内涵不能随意定义或者具有无限度的包容性，而应是具有明确指向，体现原初性、传承性和纯粹性。他解释“中国传统文化”是指中国“传承道统”的文化，也就是那些传自先秦时代而体现人类文明发现的核心价值，是“载道”的文化，而“中国文化”的概念范围更加广阔，其地域的宽度和时间的长度可以无限延伸，内容包括了“中国古代的文化”“中国过去的文化”“中国固有的文化”，甚至还包括“20 世纪的中国文化”②。

程为民在其博士学位论文《当代大学生中华优秀传统文化认同研究》中，综述了近代多位学者对于中国传统文化的概念解释。他从三个方面总结了学术界对于中国传统文化的定义：首先，中国传统文化是深植于中华民族，甚至是每个中国人的思想、行动、语言、生活方式等日常行为中的一种精神信仰、价值追求和行为习惯；其次，中国传统文化是由古代起源，继而一直流传至今的物质、精神等成果的总和；最后，中国传统文化是秦汉以来发展过程中逐渐积累起来的物质、精神表现和成就。③

中国传统文化由于其独特的自然地理环境、多民族融合与不间断的

---

① 张岱年、程宜山：《中国文化与文化争论》，中国人民大学出版社 1990 年版，第 1—4 页。

② 舒坤尧：《中国传统文化认同研究》，中国水利水电出版社 2018 年版，第 1—5 页。

③ 程为民：《当代大学生中华优秀传统文化认同研究》，博士学位论文，武汉大学，2017 年，第 12 页。

历史进程，形成了鲜明的个性特色。李海晶概括性地指出中国传统文化的四个主要特征：第一，群体性和整体性，这是中国传统文化的核心特征或者本质特征，即注重以亲情、血缘为纽带的家庭关系，个体的生存和发展依赖于家庭、国家的生存和发展；第二，包容性和开放性，中国传统文化海纳百川，在与外来文化的交流与融合过程中丰富和发展了中国传统文化，使中国传统文化具有强大的生命力和延续力；第三，多样性和互补性；第四，民族性和地域性。[①]

二　中国优秀传统文化的概念

中国优秀传统文化作为具有个性特征的社会文化形态，对中华民族的繁荣与发展提供了无尽的智力保障和精神源泉，是维系中华民族内在情感因素的精神纽带和思想基础。

李宗桂在《试论中国优秀传统文化的内涵》一文中指出，所谓中国优秀传统文化，是指中国传统文化的精华所在、精神所在、气魄所在，是体现民族精神的价值内涵，是在中华民族长期发展过程中形成的、有积极的历史作用、至今具有重要价值的思想文化。[②]

2014 年 3 月，教育部印发《完善中华优秀传统文化教育指导纲要》（教社科〔2014〕3 号），文件中指出，博大精深的中华优秀传统文化是我们在世界文化激荡中站稳脚跟的根基，中华优秀传统文化是中华民族语言习惯、文化传统、思想观念、情感认同的集中表现，中华优秀传统文化凝聚着中华民族普遍认同和广为接受的道德规范、思想品格和价值取向，具有极为丰富的思想内涵。

中国优秀传统文化厚积薄发、自由活泼，真实地反映社会社会生活实践，承载着中华民族最深沉的精神追求，包含着中华民族最根本的精神基因，蕴含着丰富的生活素材和文化信息，代表着民族最独有的精神标识，是中华民族生生不息、发展壮大的丰厚滋养。

胡琦在《中华优秀传统文化的德育价值及实现路径》一文中指出，

---

① 李海晶：《习近平的传统文化观研究》，硕士学位论文，南昌大学，2016 年，第 21—23 页。

② 李宗桂：《试论中国优秀传统文化的内涵》，《学术研究》2013 年第 11 期。

中华优秀传统文化具有强大的思想凝聚力和广泛的行动感召力，是中国话语体系的源头活水，也是实现中华民族伟大复兴中国梦的重要逻辑起点；中华优秀传统文化可以激发大学生对共同道德追求与崇高理想信念的强大归属感，可以引导大学生远离浮躁低俗，树立正确的国家观、民族观、历史观和文化观①。

王庆忠和廖仁郎在《习近平优秀传统文化观研究》一文中提出，优秀传统文化是文化自信的重要组成部分，要增强文化自信就必须善于从优秀的传统文化中汲取营养和智慧；优秀传统文化是中华民族伟大复兴的题中之义和国家文化软实力的重要支撑，只有善于从以文化立国的古代中国所传承下来的优秀传统文化中汲取养分，才能有效凝聚中华民族②。

综上所述，当“中国传统文化”和“中国优秀传统文化”两个名词同时出现时，“中国传统文化”与“中国优秀传统文化”的概念内涵并不能完全等同。“中国优秀传统文化”是站在今天的立场上，对“中国传统文化”进行辩证思考、取其精华去其糟粕，是对“中国传统文化”挑选的成果，是“中国传统文化”中的精华部分，强调“中国传统文化”中仍具有积极影响的文化内容。然而，在学术研究中，当“中国传统文化”或者“中国优秀传统文化”单独出现时，尤其是在中国传统文化的相关研究中，学者往往探讨的是中国传统文化中优秀的部分，强调的是中国传统文化的积极影响，此时的“中国传统文化”概念与“中国优秀传统文化”的概念内涵是基本一致，可以将“中国传统文化”视为“中国优秀传统文化”。

第三节　中医药文化

人类在漫长发展进程中创造了丰富多彩的世界文明，中华文明是世界文明多样性、多元化的重要组成部分。中医药作为中华文明的杰出代

---

① 胡琦：《中华优秀传统文化的德育价值及实现策略》，《中国高等教育》2016 年第 17 期。

② 王庆忠、廖仁郎：《习近平优秀传统文化观研究》，《中共天津市委党校学报》2017 年第 6 期。

表，是中国各族人民在几千年生产生活实践和与疾病作斗争中逐步形成并不断丰富发展的医学科学，不仅为中华民族繁衍昌盛做出了卓越贡献，也对世界文明进步产生了积极影响。

2016 年 6 月 20 日，习近平主席在澳大利亚皇家墨尔本理工大学中医孔子学院的揭牌仪式上指出："中医药学凝聚着深邃的哲学智慧和中华民族几千年的健康养生理念及其实践经验，是中国古代科学的瑰宝，也是打开中华文明宝库的钥匙，更是中华伟大复兴的先行者。"

中医药在历史发展进程中，兼容并蓄、创新开放，形成了独特的生命观、健康观、疾病观、防治观，实现了自然科学与人文科学的融合和统一，蕴含了中华民族深邃的哲学思想。随着人们健康观念变化和医学模式转变，中医药越来越显示出独特价值。

一　中医药的基本特点

中医药是中华民族原创的医学科学，是中华文明的杰出代表，数千年来为中华民族的繁衍昌盛做出了重要贡献。中医药资源优势独特，利用好中医药资源，加快推进中医药事业发展，更好地为我国经济社会发展大局服务，意义十分重大。

国务院新闻办公室 2016 年 12 月 6 日发表的《中国的中医药白皮书》指出，在数千年的发展过程中，中医药不断吸收和融合各个时期先进的科学技术和人文思想，不断创新发展，理论体系日趋完善，技术方法更加丰富，形成了鲜明的特点：

第一，重视整体。中医的整体观念认为人与自然环境、人与社会环境是一个相互联系、不可分割的统一体，此外，人体内部也是一个有机的整体。整体观念重视自然环境和社会环境对健康与疾病的影响，认为精神与形体密不可分，强调生理和心理的协同关系，重视生理与心理在健康与疾病中的相互影响。

第二，注重"平"与"和"。中医强调和谐对健康具有重要作用，认为人的健康在于各脏腑功能和谐协调，情志表达适度中和，并能顺应不同环境的变化，其根本在于阴阳的动态平衡，即阴平阳秘。疾病的发生，其根本是在内、外因素作用下，人的整体功能失去动态平衡。维护健康就是维护人的整体功能动态平衡，治疗疾病就是使失去动态平衡的整体功能恢复到协调与和谐状态。

第三，强调个体化。中医诊疗强调因人、因时、因地制宜，即三因制宜，具体体现为“辨证论治”。“辨证”，就是将四诊（望、闻、问、切）所采集的症状、体征等个体信息，通过分析、综合，判断为某种证候。“论治”，就是根据辨证结果确定相应治疗方法。中医诊疗着眼于“病的人”而不仅是“人的病”，着眼于调整致病因子作用于人体后整体功能失调的状态。

第四，突出“治未病”。中医“治未病”核心体现在“预防为主”，重在“未病先防，既病防变，瘥后防复”。中医强调生活方式和健康有着密切关系，主张以养生为要务，认为可通过情志调摄、劳逸适度、膳食合理、起居有常等生活习惯，也可根据不同体质或状态给予适当干预，以养神健体，培育正气，提高抗邪能力，从而达到保健和防病作用。

第五，使用简便。中医诊断主要由医生自主通过望、闻、问、切等方法收集患者资料，不依赖于各种复杂的仪器设备。中医干预既有药物，也有针灸、推拿、拔罐、刮痧等非药物疗法。许多非药物疗法不需要复杂器具，其所需器具（如刮痧板、火罐等）往往可以就地取材，使用简便，易于推广。

二 中医药文化的概念

中医药文化是中医药的根基与灵魂，同时也是中华民族优秀传统文化的重要组成部分，合理界定中医药文化的内涵和核心价值有助于更好地认识与理解中医药文化。

胡真和王华在其研究中指出，合理界定中医药文化的概念内涵是正确地认识和理解中医药文化的关键，倘若对中医药文化的概念内涵界定过于宽泛，将无法有效体现中医药文化的特色，而界定过于狭隘则不利于中医药文化的发展和中医药理论体系的建立。他们认为，对中医药文化进行内涵界定，首先需要厘清的就是中医药文化与中国传统文化、中医药事业，以及中医药文化内部各要素之间的关系；其次还需要掌握中医药文化内涵的广泛性、基础性、特殊性、普世性和时代性的特点。在此基础上，他们两位学者将中医药文化的内涵概括为：“中医药文化是中华民族优秀传统文化中体现中医药本质与特色的精神文明与物质文明的总和，中医药文化以中国传统哲学、文学、史学为基础，由中医药精神文化、物质文化和行为文化构成，涉及中医药文化理念、文化实践和文化环境三个层面，中医药文化体现了中医药的人文属性，具有塑造中医药文化核心理念和价值观念、形成中医药学思维方式、揭示中医药学规律、影响中医药事业传承与发展、增强中华民族文化认同与自信和扩大中华文化影响的功能。[①]”

此外，国家中医药管理局在不同政策文件中也对中医药文化的概念内涵进行了说明。

2009 年 8 月 4 日，国家中医药管理局在《中医医院中医药文化建设指南》中指出：“中医药文化是中华民族优秀传统文化的重要组成部分，是中医药学发生发展过程中的精神财富和物质形态，是中华民族几千年来认识生命、维护健康、防治疾病的思想和方法体系，是中医药服务的内在精神和思想基础。”

2011 年 12 月 22 日，国家中医药管理局在《关于加强中医药文化建设的指导意见》中进一步指出：“中医药文化核心价值体系和以中华优秀传统文化为基础的社会主义核心价值体系有着共同的思想道德基础和价值取向，集中体现了中华民族的人文精神和优良品质。中医药文化是中医药学的根基和灵魂，是中医药事业持续发展的内在动力，是中医药学术创新进步的不竭源泉，也是中医药行业凝聚力量、振奋精神、彰显形象的重要抓手。”

中医药文化是包含和超越中医药本身的一种文化形态，与中国传统文化的其他形态融为一体，并渗透到人们的日常文化生活当中。中医药文化是中华民族的原创文化，她根植于中国优秀传统文化的土壤之中，是具有中华民族鲜明特色的文化符号。

三　中医药文化的核心价值

中医药文化是中国优秀传统文化的典型和范例，充分体现了中国优秀传统文化的核心价值与原创思维方式，在数千年发展传承和传播过程中，不断汲取中国传统文化发展中的优秀成分，融合数千年来的人文学

① 胡真、王华：《中医药文化的内涵与外延》，《中医杂志》2013 年第 3 期。

科与自然学科的精华，吸收了儒家、道家乃至佛家文化的智慧，形成中华传统文化中独特的宇宙观、自然观和生命观，形成中医学关于生命、健康、防病、治病和康复的思想观念，是中医药学的生存土壤，是我国古代流传至今并且持续性发挥重要作用的文化形态。

王旭东在《中医文化价值的基本概念及研究目标》的论述中提出，中医文化“价值”的研究是全面认识中医学术体系、摆脱“唯科学主义”评价中医的新的研究视角，中医文化价值的研究必须将中医医学体系作为一种文化现象和文化形态来看待，以纯粹的科学概念来认识中医将会扼杀作为文化形态的中医学价值，从“价值”的角度认识与研究中医将会更好地发现中医学术体系的真正内涵[①]。

2009 年 8 月 4 日，国家中医药管理局在《中医医院中医药文化建设指南》中指出：“中医药文化的核心价值是中医药文化的灵魂，决定着中医药文化的存在和发展，是中医药几千年发展进程中积累形成的文化精髓，是中华民族深邃的哲学思想、高尚的道德情操和卓越的文明智慧在中医药中的集中体现，中医药文化的核心价值主要体现为以人为本、医乃仁术、天人合一、调和致中、大医精诚等理念，可以用仁（体现中医仁者爱人、生命至上的伦理思想）、和（体现中医崇尚和谐的价值取向）、精（体现中医的医道精微）、诚（体现中医人格修养的最高境界）四个字来概括。”

整体来看，学术界对中医药文化价值体系的研究相对较少，研究者对中医药文化价值体系的内容界定也不完全一致。

吴德珍等在《中医药文化核心价值传播路径创新》一文中指出，中医药文化在几千年的传承与发展过程中，不断汲取中国传统文化的精华，形成了独具特色的中华民族的宇宙观、自然观、生活观、生命观等中医药核心价值观。同时，他们将中医药文化核心价值界定为生命价值观、思想价值观、科学价值观和伦理价值观四个方面。其中，生命价值观是指中医药文化强调遵循自然界的四时更替规律顺时养生、扶正祛邪、身心共养的治未病健康生活观念；思想价值观是指中医药文化从“仁、和、精、诚”等方面对医者高贵品德的推崇，为当代医者和国人树立了良好

① 王旭东：《中医文化价值的基本概念及研究目标》，《医学与哲学（A）》2013 年第 4 期。

的楷模、对构建和谐社会有着重要的意义；科学价值观是指中医药文化是融自然科学、人文科学、传统文化等多种内容为一体的东方科学；伦理价值观是指中医药文化中推崇的以人为本、济世救人、大医精诚等仁者品质、崇高精神是当代医者永恒的道德追求①。

类似地，陕西中医药大学的刘巧等也从科学价值观、自然价值观、道德价值观和生命价值观对中医药文化的核心价值观进行了总结②。

王烨燃等在中医药文化的核心内涵研究中指出，中医药文化根植于中国优秀传统文化，中国优秀传统文化是中医药文化萌生和发展的土壤，数千年来，中医药文化以《周易》等中国传统经典的哲学体系为基础，吸收了儒家、道家等中国优秀传统文化的精髓，发展形成了以“中庸”的认识论、“道法自然”的方法论和“天人合一”的宇宙观为代表的核心观点③。

此外，也有研究者采用数理统计分析的方式，通过收集社会各界人士对中医药文化的看法、观点，进而对中医药文化价值进行深层次分析。

郑晓红等采用大样本社会调查的方式对中医文化的价值观进行了研究，他们从文化、价值角度分析了民众对中医价值的评价，并将中医文化核心价值观凝练为道法自然（道）、精诚仁和（医）、身心共养（养）和药取天然（药）四个方面④。

国华等通过对古籍文献的挖掘整理、对现代期刊的检索梳理和对现有城市精神和行业精神的收集分析，挖掘和阐释中医药文化的内涵与核心价值，并通过对中医药行业管理部门、社会各界热心人士和不同领域及学科的专家进行意见征集，最终提出了“医道自然、精诚仁和”的中医药文化核心价值释义⑤。

---

① 吴德珍、申俊龙、徐爱军等：《中医药文化核心价值传播路径创新》，《医学与社会》2015 年第 5 期。

② 刘巧、高峰、卫培峰：《中医药文化传承要从基础教育抓起》，《教育教学论坛》2020 年第 51 期。

③ 王烨燃、赵宇平、马晓晶等：《浅析中医药文化的核心内涵》，《中医杂志》2017 年第 12 期。

④ 郑晓红、王旭东：《中医文化的核心价值体系与核心价值观》，《中医杂志》2012 年第 4 期。

⑤ 国华、柳长华、周琦等：《中医药文化核心价值凝练研究》，《中国中医基础医学杂志》2016 年第 11 期。

四 中医药文化与中国优秀传统文化的关系

中国优秀传统文化是世界古代四大文明中唯一没有间断的文化，中国优秀传统文化反映了中华民族的思维模式、审美情趣、精神风貌、心理状态和价值取向，是中华民族几千年以来的智慧与文明的结晶。中国优秀传统文化是中华民族经历了几千年悠久历史所形成的特有文化。几千年来，中国优秀传统文化一脉相承、从未间断、源远流长，从古至今约束和规范着中华民族社会生活的行为方式与价值观，引领着中华民族不断壮大、走向繁荣昌盛。

中医药蕴含着深厚的科学内涵，具有引领人类生命科学未来发展的巨大潜力，是"中国古代科学的瑰宝"和"打开中华文明宝库的钥匙"。通过科技创新发掘中医药科学内涵，推动中医药的传承与创新，是实现中医药事业振兴发展的重大战略方向。作为中国优秀传统文化的宝贵资源，中医药是在几千年中医理论与实践发展过程中，不断汲取中国传统文化精华，有效地与个体的生命与疾病防治规律相结合，形成生命科学与人文科学相融的系统整体的医学知识体系。中医药学把中国优秀传统文化与人类健康维护的实践有机结合，升华了中国优秀传统文化内涵，形成了具有特色的中医药文化。

中医药文化是中华民族人民在几千年来的中医药实践活动中总结和建立起来的医学活动规则、规范和秩序。中医药文化是在中国优秀传统文化的土壤上产生和发展起来的，中医药文化汲取了中国优秀传统文化的特色和精华。中医药文化与中华优秀传统文化共生共荣、相依相伴，在人类医药文明史上独具魅力和特色。

曹洪欣在论述中医文化与中华文化关系的过程中指出，中华文化对中医经典理论的形成与发展具有重要的促进作用，中医学是弘扬中华优秀传统文化的重要载体，中医学有着丰富且深厚的中华优秀文化底蕴，蕴含着中华民族从传统走向现代过程中追求健康的智慧，繁荣发展中医文化是弘扬中华优秀文化的战略选择①。

李峰等在《中国传统文化现状与中医发展策略》一文中指出，中国

---

① 曹洪欣：《发展中医 弘扬中华优秀文化》，《中医杂志》2011 年第 1 期。

传统文化对中医学发展的影响是“源”与“流”、“干”与“枝”的关系，中国传统文化是中医保持生命力的根源所在，中国传统文化的兴衰决定着中医学发展的兴衰①。

程林顺等认为当前对中医药文化与中华传统文化的研究往往是从存在主义角度、非物质文化遗产的传统医药角度、文化价值研究角度等方面进行，大多是对存在与自然、历史和时代中的中医药言说、意识、认知方式、表达方式等进行梳理和总结，而从文化价值拓展与学科的角度的研究相对较少。因此，他们重点论证了中医药文化在中国传统文化中的哲学意蕴及价值拓展。他们指出，中医药文化根植于中国传统文化，是中国传统哲学思想与思维的表现形式，中医药文化蕴含着中国传统道德哲学崇尚的生命与自然和谐的思想、人文哲理推崇的生命权利和本能思想以及古代朴素辩证唯物思想，都体现着中国哲学的系统思维和整体价值的特点②。

中医药文化是一种“遵循自然、敬重生命、关怀健康”的文化，它孕育于中国优秀传统文化的土壤，一直没有从自然哲学母体中分化和独立出来，从而带有浓厚的思辨色彩和传统文化的烙印。中国优秀传统文化孕育的中医药学不仅是研究和揭示人类身心疾病产生、变化之规律和防治方法的科学，而且是一种建立在科技实用基础上的传统精神文化。中医药文化包括中医内在的价值观念、思维方式和外在的行为规范、器物形象等文化元素，其中的价值取向和思维方式，是中医药文化哲学的根本问题。中国优秀传统文化与中医药文化之间存在着母子关系，中医药文化从中国传统文化脱胎而来，又对中国优秀传统文化具有反哺作用。

中国传统文化是中医学的灵魂，中医文化是组成中国传统文化、具有医学特征的重要组成部分。在当代，唯有在中医药学术领域内才能全方位地看到中国传统文化的全貌，只有领会了中医学体系中贯穿始终的文化内涵，才能熟练地运用和使用中医药技术③。

---

① 李峰、郭艳幸、何清湖：《中国传统文化现状与中医发展策略》，《中华中医药杂志》2014 年第 5 期。

② 程林顺、杨静、王艳桥：《中医药文化在中华传统文化中的哲学意蕴及价值拓展》，《中国卫生事业管理》2018 年第 9 期。

③ 王旭东：《中医文化价值的基本概念及研究目标》，《医学与哲学（A）》2013 年第 4 期。

因此，本研究认为，中医药文化作为中国优秀传统文化的重要组成部分，其哲学体系、价值观念、思维模式以及它的发展历程，与中国优秀传统文化是一脉相承、水乳交融、休戚与共的，可以认为中医药文化与中国优秀传统文化的关系是如鱼在水，不可分离的。

第 三 章

文化认同与中医药文化认同

文化认同是个体或者群体对文化的倾向性共识与认可，是个体对外在文化的一种内化过程，是个体的世界观、人生观和价值观受到文化影响而逐步形成的过程，是个体在多元文化背景下的价值选择的结果。文化认同包含文化形式认同、文化规范认同和文化价值认同三个层次，涉及文化认知、文化情感和文化行为 3 个维度。

中医药文化认同是文化认同研究的细化与深入，是围绕中医药文化展开的一系列认同研究。具体而言，中医药文化认同是指个体对中医药文化特征内容和形式的接纳和认可态度，是对中医药文化积极的认知、情感体验和行为倾向的综合反映，具体包括中医药文化认知、中医药文化情感和中医药文化行为 3 个维度。中医药文化认知可以理解为个体对中医药文化特征内容和形式的认知、理解水平；中医药文化情感表示的是个体对中医药文化特征内容和形式的价值判断倾向；中医药文化行为则是个体对中医药文化特征内容和形式的行动倾向或行为态度。

本章中，研究在文化认同概念内涵及相关研究总结基础上，界定中医药文化认同的概念内涵及层次结构，并对中医药文化认同的相关研究进行系统梳理。

第一节　文化认同

个体一出生就处于特定的文化环境，个体的认知方式、价值观念等整个意识体系必然会受到该文化环境的影响，文化在个体的成长过程中引导着个体认同的形成和发展。因此，在单一的文化环境中，个体对文化本身的认同不会存在困扰和问题，但是伴随全球化进程的加快，不同类型的文化开始联系、融合和冲突，个体对不同文化的认同也成为一个不得不面对和思考的问题，文化认同问题也随之进入大众的视野。

一 文化认同的概念

当个体不确定自己所处的位置时，他会想到认同，也就是说，个体可以通过认同确定如何将自己置身于各种明显的行为方式与模式中，确定如何确保周围的人接受这种正确和恰当的位置，这样双方都知道如何在对方面前继续下去。认同就是一个用来描述从这种不确定中寻求确定的方法。

“认同”是现代心理学最常出现的术语之一，也常被译作“同一”“统一”“身份”等词。认同是心理学精神分析理论中的一个重要内容，是指个体吸收、同化他人或事以构建自身人格的一个过程。“认同”一词最早由弗洛伊德提出，他指出，认同一词包含了个体认同和社会认同两个层面的含义，其中个体认同是指个体对自己独特性的认知，社会认同是个体对自己所处的社会群体、范畴或类别的认知。

关于认同的定义也是因所属学科的不同而存在差异。这里，我们重点关注社会层面上的认同。Tajfel 将社会认同解释为“个体的自我概念的一部分，来自他对自己在的社会群体（或者多个群体）中的成员身份的认识，以及这种成员身份所附加的价值与情感意义。①”

塞缪尔·亨廷顿的著作《我们是谁：美国国家特性面临的挑战》中对认同进行了详细的论述，其观点主要体现在五个方面：第一，个体和群体都存在认同；第二，绝大多数情况下，认同都是建构起来的，个体在承受不同的压力、诱因或自主选择的情况下，可以决定自己的认同；第三，个人可以存在多种认同，认同也可以包括多种属性，可以是经济上的、文化的、政治的、地域性的、社会的、国别的等不同领域和层次；第四，认同是由自我界定的，但是，认同的同时也是自我和他人交往的产物；第五，无论是个体还是群体，各种认同都可以随条件变化而发生

① Tajfel Henri, “Social Identity and Intergroup Behaviour” *Social Science Information*, Vol. 13, No. 2, April 1974, pp. 65 – 93.

改变①。

这意味着认同存在多样性，这种认同的多样性表明个体有许多社会和文化的认同，它们在某种程度上是融合在一起的。当个体有许多不同的认同，这些认同相互竞争，有时甚至会相互矛盾，此时就会产生认同冲突。

需要注意的是，认同不同于认可，认可强调的是承认或者确认，并不意味着赞同和接受；同时认同也不同于同化或者趋同，同化或者趋同都侧重走向相同的过程，而认同指的是确认相同的过程②。

自第二次世界大战以后，殖民主义、移民问题、全球化以及新的社会运动等使认同问题成为人文社会科学领域辩论的中心，其中最具争论性的就是文化认同问题。

文化认同是个体对外在文化的一种内化过程，是个体的世界观、人生观和价值观受到文化影响而逐步形成的过程。个体的文化认同是相对易变的，个体可以按照相对自由的方式选择自己的文化认同，由于个体在社会中具有多重的角色，不同的角色意味着个体有时会受到多种不同文化的影响。

文化认同正是在这种多元文化背景下的价值选择的结果，个体认同某种文化，抑或不认同某种文化，都是根据个体的需要和利益选择的结果，这意味着个体在不同的层次上有许多不同的认同，因为每一个个体都是处于大量重叠或非重叠的文化和亚文化群体。文化认同的结果是主观的，但是受到客观方面的影响，因而文化认同是“建构”起来的，是我们各种利益间博弈的结果。

国内学者对文化认同问题的研究主要从20世纪90年代开始，郑晓云的《文化认同论》是国内第一部围绕文化认同问题进行系统论述的学术著作，该书从文化认同的内涵、学理、机制到具体的现实问题等进行了全面的探讨，对国内文化认同领域的研究工作起到了重要的助推作用。此后，研究者或从民族学、人类学等视角对文化认同问题进行个案研究，

① 钟星星：《现代文化认同问题研究》，博士学位论文，中共中央党校，2014年，第11页。

② 崔新建：《文化认同及其根源》，《北京师范大学学报（社会科学版）》2004年第4期。

或从政治学、社会学等视野对文化认同问题进行宏观分析，取得了丰富的研究成果，充分体现了不同学科、不同领域的研究者围绕文化认同问题进行多方向、多层次的思考和探索①。

由于“文化”的概念内涵与外延的丰富性和研究视角与研究方法的差异，“文化认同”的概念界定显得十分困难，国内学者从不同的学科视角对文化认同的概念内涵与结构进行了界定。

张国良等认为文化认同是个体对某种特定符号、语言、价值、规范及社会个性的认同，其来源主要是真实的经验与虚拟的想象构成的归属感②。

雍琳和万明刚认为文化认同是个体对某一文化特征的接纳和认可程度，包含了对文化的了解程度（认知）、在情感上的认可（情感）及其在行为上的坚持性（行为）三个部分③。

崔新建认为文化认同是个体之间或者个体与群体之间的共同文化的确认，遵循共同的文化理念、使用相同的文化符号、秉承共有的思维模式和行为规范都是文化认同的依据，文化认同在一定意义上是可以选择的（选择特定的思维模式、文化理念和行为规范），文化认同的核心是价值认同和价值观认同④。

郑雪和王磊指出文化认同是个体对某种文化的认同程度，具体说是个体的认知、态度和行为与某种文化中多数成员的认知、态度和行为相同或者相一致的程度⑤。

陈世联认为文化认同是个体对于所属文化以及文化群体内化并产生归属感，从而获得、保持与创新自身文化的社会心理过程，包含了社会价值规范认同、风俗习惯认同、语言认同、宗教信仰认同等内容，是一个形成“自我”的过程，其心理机制涉及文化比较、文化类属、文化辨

---

① 郑晓云：《文化认同与我们的时代》（编者注），《云南社会科学》2018 年第 6 期。

② 张国良、陈青文、姚君喜：《媒介接触与文化认同——以外籍汉语学习者为对象的实证研究》，《西南民族大学学报（人文社会科学版）》2011 年第 5 期。

③ 雍琳、万明刚：《影响藏族大学生藏、汉文化认同的因素研究》，《心理与行为研究》2003 年第 3 期。

④ 崔新建：《文化认同及其根源》，《北京师范大学学报（社会科学版）》2004 年第 4 期。

⑤ 郑雪、王磊：《中国留学生的文化认同、社会取向与主观幸福感》，《心理发展与教育》2005 年第 1 期。

识和文化定位四个基本过程①。

郑晓云研究员在其所著的《文化认同论》中解释道，文化认同是人类对于文化的倾向性共识和认可，由于个体处于不同的文化体系中，其文化认同也因文化的不同而存在差异，不同的文化有不同的文化认同，文化认同也因此表现为个体对其文化的归属意识和区分不同文化的边界②。

赵菁等指出文化认同是个体对某种群体和文化表示的认可或赞同③。

钟星星在其博士学位论文中指出，文化认同是个体对某种文化的认可、接受和自觉实践，并按照该文化形成自身的思想体系以确认自我身份、融入同类群体和追寻价值意义。具体而言，文化认同就是把外在的文化变成自身的知识体系、价值体系和审美体系，变成个体自身的本质力量的过程。同时，她还指出，文化认同反映了个体对文化认知与接受的程度，是一个由浅入深、由表及里逐渐发展的过程，根据文化认同的程度可以分为三个层次：其一是对文化形式的认同，即文化认同的表现层，指的是个体对文化的物质表现形式方面的认同，一般是通过某种物质产品或者象征物作为标志，如不同的服装式样、各具特色的建筑风格等都是文化的表现形式，展现了不同的文化特色，由此形成的饮食文化、服饰文化、建筑文化等都是文化的表现形式，这个层面的文化认同在体现文化价值认同影响的同时又不断推动文化价值认同的发展。其二是对文化规范的认同，即文化认同的保护层，关注个体按照一定的文化规范形成各种社会关系，并按照这种社会关系形成不同的社会群体，保护层的文化认同在保护自身特色的同时也协调了核心层与外部环境的关系，使文化认同体系稳定的发展。其三是对文化价值的认同，即文化认同的核心层，体现了群体独特的形象、文化身份的独特性和文化的不可通约性④。

---

① 陈世联：《文化认同、文化和谐与社会和谐》，《西南民族大学学报（人文社科版）》2006 年第 3 期。

② 郑晓云：《文化认同论》，中国社会科学出版社 2008 年版，第 4 页。

③ 赵菁、张胜利、廖健太：《论文化认同的实质与核心》，《兰州学刊》2013 年第 6 期。

④ 钟星星：《现代文化认同问题研究》，博士学位论文，中共中央党校，2014 年，第 23—28 页。

类似地，和少英和和光翰在《文化认同与文化挪借》一文中指出，文化认同是对某种文化标志性的信仰、价值观以及社会实践等方面的认同，包含了人们对自然、社会和人类自身的认识。同时，他们还提出，文化认同是一个由表及里逐渐发展的内化过程，可以按其认同的程度分为三个层次：第一层浅表层，即对文化形式的认同；第二层中间层，即对文化规范与准则的认同；第三层核心层，即对文化价值的认同。这三个层次的认同交互作用、相互影响并最终付诸社会实践，从而形成了文化认同的整个体系①。

张洁和杨扬指出，所谓认同，是从认知到同化的一个心理过程，从而进一步对行为产生影响，推动认识与情感、思想与行为保持一致性，这种心理状态产生的一般是积极、稳定和肯定的情感，同时会转化为行为的驱动力；而文化认同体现的就是个体对群体文化从认知到同化的心理感悟过程，表现为心理层面的认可和实践层面的履行，进而产生文化归属感②。

综上所述，国内外学术界对文化认同概念的界定存在一定的差异，由于研究视角的差异，其对文化认同的理解和层次划分不完全一致，主要涉及对自身文化的认同和对其他文化的认同两个方面的研究。

综合学者的研究观点，研究认为文化认同是个体或者群体对文化的倾向性共识与认可，是个体对外在文化的一种内化过程，是个体的世界观、人生观和价值观受到文化影响而逐步形成的过程，是个体在多元文化背景下的价值选择的结果，文化认同包含文化形式认同、文化规范认同和文化价值认同三个层次，涉及文化认知、文化情感和文化行为 3 个维度。

二　文化认同的功能

文化认同对个体、社会、民族和国家都有着重要作用。

对个人而言，文化是个体识别的重要标志之一，是个体确定自我身

① 和少英、和光翰：《文化认同与文化挪借》，《云南社会科学》2018 年第 6 期。

② 张洁、杨扬：《传统文化认同与中医药人才培养途径》，《社会主义论坛》2018 年第 12 期。

份和意义边界的坐标，更是个体寻求同类和融入群体的依据和标准，以文化认同为核心所构成的个体的心理与思想体系将会引导着个体的价值观和日常行为。对社会群体而言，文化认同是群体形成的核心要素之一，是区别“我们”与“他们”的依据，是群体特性的表现，具有增强群体凝聚力的功能。对中华民族而言，文化认同是中国人安身立命的根本，也是实现中华民族伟大复兴中国梦的文化心理基础①。

类似地，陈世联也指出，文化认同可以从个体和社会两个层面产生影响：从个体层面看，文化认同影响着个体的社会身份认同和自我认同，可以引导个体热爱和忠于自己的民族文化，从而发扬民族文化，并最终将其纳入个体的价值观之中。从社会层面看，文化认同以民族文化为凝聚力整合和辨识多元文化中的人类群体，成为群体构成的一种类型，即文化群体②。

郑晓云在《文化认同与我们的时代》一文中提出，一个国家要实现长久的统一和稳定，内在的文化凝聚力至关重要，这其中文化认同是最核心的要素③。

贺圣达在东南亚与中国关系问题的研究中提出，中国与周边东南亚国家在地域、历史、文化上有着密切的联系，有着极为丰富的构建文化认同的文化资源和文化基础，对于中国与周边东南亚的文化交往过程中建立文化认同，有利于增强文化交往的契合度、推进“中国与东盟国家共同体”建设④。

朱晨静和王晓军从中华文化软实力的视角指出，文化认同是增强民族凝聚力、创新力、发展力的重要基础，是提升民族文化软实力的精神根基⑤。

---

① 佐斌、温芳芳：《当代中国人的文化认同》，《中国科学院院刊》2017 年第 2 期。

② 陈世联：《文化认同、文化和谐与社会和谐》，《西南民族大学学报（人文社科版）》2006 年第 3 期。

③ 郑晓云：《文化认同与我们的时代》，《云南社会科学》2018 年第 6 期。

④ 贺圣达：《文化认同与中国同周边东南亚国家民心相通》，《云南社会科学》2018 年第 6 期。

⑤ 朱晨静、王晓军：《文化认同视角下中华文化软实力提升策略研究》，《河北科技大学学报（社会科学版）》2020 年第 3 期。

三 文化认同的相关理论

随着文化认同受到的广泛关注，其研究也在不断深入，文化认同的相关理论越来越丰富，并被广泛运用于多个学科领域的研究中。

（一）文化间性理论

文化认同的本质体现在主体间性，即通过社会个体相互交流、相互沟通而形成的集体共识。“间性”这一术语来自生物学，亦称作“雌雄同体性”，指的是某些雌雄异体生物兼有两性特征的现象。“间性”一词目前也被人文社会科学工作者所使用，指一般意义上的关系或联系，除了“你中有我，我中有你”这一点相通，与其生物学原意几乎风马牛不相及。

1959 年，美国人类学家霍尔首次提出了文化间交流概念，激发了文化间性思想起源。德国哲学家哈贝马斯在华发表《论人权的文化间性》后，“文化间性”一词引起国人更多的关注。文化间性是间性理论在文化领域的拓展与运用，表现出异质文化的对话与共存、自识与互识，以及意义生成等特征。文化间性是隐性间性，是“一种文化与另一种文化际遇互动时显现出的关联，它以承认差异、尊重他者为前提，以文化对话为根本，通过沟通达成共识”。

2005 年，联合国教科文组织将文化间性定义为“不同文化的存在与平等互动以及通过对话和相互尊重，产生共同文化表现形式的可能性”。

文化间性作为间性理论在文化领域的延伸和发展，在本质属性上与主体间性一脉相承，既要坚守对自身文化身份的认同，也要与其他文化相融，从而达到文化间的共生、共存。

在全球传统医药文化多元化的社会大背景下，医药文化间性问题日益凸显。文化间性为处理多元医药文化共存提供理论依据。中医药文化与西方医药文化之间通过不断的交流沟通、相互借鉴、取长补短，一方面可以“寻找出能被普遍接受、类似最小公约数的共同原则”，另一方面，通过多种医药文化间的相互开放和永恒对话，“不断扩大可以讨论的、互为宽容的空间”，形成不同医药文化沟通共识、求同存异、平衡与共生的和谐状态。扩大多元医药文化间性的容量，缓和了不同医药文化之间的紧张状态，将不同的医药文化差异转变为新医学创造的动力与源泉，为中医药文化国际交流与传播开启一片可持续性适应的空间。

在健康文化全球化进程中，文化间性理论是思考健康医学文化多样性的一种范式和调适不同医药文化差异的智慧和策略。各国传统医药文化多样性是现代医药文化间性的前提条件，传统医药文化的多样性不仅是事实也是共识，医药多样性是人类文化的原生态。医药文化间性并不削减医药文化多样性，而是增强了文化多样性。医药文化间性不仅是一种文化理论，更是一种医药文化的价值态度、医学伦理实践和社会医学行动依据。

（二）文化适应理论

文化认同只有在两种或两种以上的文化以及在一段时间内接触的情况下才有研究的意义。在一个单一文化的社会里，文化认同实际上是一个毫无意义的概念，而研究个体在不同文化下接触的文献主要集中文化适应领域。文化认同和文化适应经常被当作同义词，但实际上应该进行区分。

文化适应的概念广泛，涉及两种不同文化接触所导致的文化态度、价值观和行为的变化。此外，文化适应关注的一般是群体而不是个体，重点是少数群体、移民等如何与占据主导地位的社会或东道国联系。文化认同可以被视为文化适应的一个方面，关注的是个体，重点是个体如何与自己所在的群体联系。

文化适应关注的是在文化接触的情境下与文化相关的系列行为、态度及认同的改变。研究者最开始使用文化适应理论是为了解释殖民者通过文化接触对当地的土著居民的影响，后来进一步扩大到对那些进行长期文化交际的移民文化适应策略的研究。他们认为，当个体处于长期的异文化接触时，个体对自己母文化的认同会发生改变，即个体减弱或者增强对母文化的认同①。

文化适应也常被译成跨文化适应、文化融入、涵化等词，文化适应最早被定义为来自不同文化的个体直接接触后所产生的文化模式的改变，这种改变可以是单向的变化，也可以是双向的变化。Berry 对文化适应的

---

① 殷实：《文化认同与归国文化冲击》，博士学位论文，华东师范大学，2008 年，第 27 页。

概念进行了进一步完善，他指出，文化适应是两种及以上的文化相互接触时，相对应的文化群体与群体中的个体在心理和文化上发生变化的双重过程。对群体而言，可能会涉及文化习俗、社会结构、社会制度等内容的改变；对个体而言，可能会涉及行为习惯的改变，一般而言，这种心理和文化上的变化需要较长的时间，短则数月，长则百年①。

在文化适应理论中，文化适应模型也常常是被关注的内容，经过不断的完善和发展，文化适应模型也由最初的单维度文化适应模型发展到双维度文化适应模型。

单维度文化适应模型也被称为线性双极模型、同化模型，该模型强调文化适应是移民离开自己原来的民族或者国家，加入主流社会的适应，是一种进步的适应。如图3—1所示，单维度文化适应模型强调处于适应中的个体总是位于从源文化到主流社会文化之间的一个连续体的某一点上，个体的态度会随着时间从连续体一端的“保持源文化特点”变化到连续体另一端的“适应主流文化特点”，而位于连续体中间部分的状态则称为双元文化状态。单维度文化适应模型的基本假设是一方的强化需要另一方的弱化，也就是说，那些融入主流社会文化的个体不再可能有强烈的源文化特点或源文化认同，这个过程就必然伴随着源文化认同的弱化。在该模型中，于新移民而言，其文化适应就是由保持源文化状态变化到适应主流文化特点，其最终结果是被主流文化同化，故称单维度文化适应模型为同化模型，这一模型也体现了早期美国社会的“熔炉文化”，即所有的移民文化最终都会融合成一种文化。

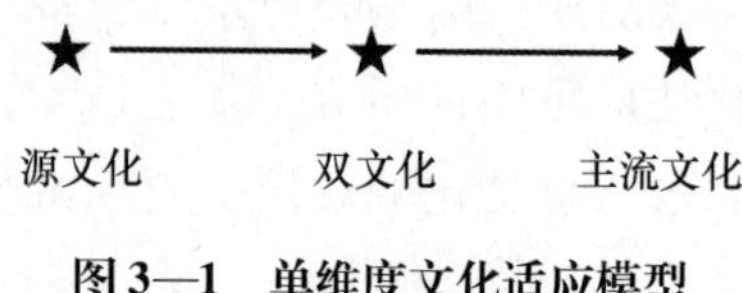

图3—1　单维度文化适应模型

双维度文化适应模型也称为二维文化适应模型，与单维度文化适应模型相比，双维度文化适应模型是一个双维的过程，在这个过程中，需

① Berry John W.，“Acculturation：Living successfully in two cultures.” *International Journal of Intercultural Relations*，Vol. 29，No. 6，November 2005，pp. 697 – 712.

要考虑与源文化的关系，又要考虑与主流文化（新文化）的关系，这两种关系是相互独立的。因此，移民对主流文化的认同和对源文化的维持应该作为两个维度分开进行测量，而不是作为一个连续体的两端。双维度文化适应模型指出，在多元的社会文化中，不只是存在多元主义和同化这两种极端的文化适应模式，而是至少有四种处理群体中少数成员文化认同的方式。根据成员与源文化和成员与主流文化之间的关系，Berry 提出了四种文化适应策略以适应文化的变化（如表 3—1 所示）：融合、同化、分离和边缘，每种心理反应都涉及行为和文化认同的变化，而所谓的文化适应策略也就是个体在与新文化接触过程中，面对新文化冲突和文化变迁所采用的态度和应对方式。在 Berry 看来，最理想的文化适应策略是融合策略，即个体对两个群体文化都强烈的认同，而最消极的文化适应策略是边缘策略，即对任何一个群体文化都不认同[①]。

表 3—1　　　　双维度文化适应策略

和主流文化群体保持交流的倾向	保持源文化特点和身份的倾向	
	是	否
是	融合	同化
否	分离	边缘

（三）社会认同理论

文化认同虽然归于精神范畴，但它可以依附于语言和其他文化载体，形成一种社会文化环境，对生活在其中的人们产生同化作用，使群体成员之间接受共同的文化。文化认同是个体心理的社会化过程，开展留学生的中医药文化认同研究离不开社会认同理论等社会心理学理论的指导。

社会认同理论来源于种族中心主义中的“外群体歧视”和“内群体偏好”问题。社会认同理论对群体行为做出了系统的论述，该理论说明了社会认同对群体行为的重要解释作用，是社会心理学中群体关系研究的重要理论，该理论指出群体行为是建立在个体对群体的认同之上，即

① Berry John W.，“Acculturation and Adaptation in a New Society” *International Migration*, Vol. 30, Issue s1, 1992, pp. 69 - 85.

个体的社会认同会影响他们的认知、情感态度和行为。

自20世纪70年代提出以来，社会认同理论一直被视为社会心理学的重要理论。许多关于文化认同的研究都是在社会心理学家概念化的社会认同理论框架下进行的。

社会认同理论的基本原理涉及三个主要问题。首先，社会认同理论描述了解释个体的社会认同如何不同于个体认同的心理过程；其次，该理论讨论了个体如何获得一个积极的认同的不同策略；最后，社会认同理论明确了社会结构的关键特征，这些特征决定了在何种情况下，哪种认同策略最有可能被使用。

社会认同理论是一个宏大的理论，其核心前提是在许多社会情境下，个体认为自己和他人是一个群体的成员，而不是彼此独立的个体。社会认同理论认为，正是社会认同支撑群体间的系列行为，它描述了在何种情况下，社会认同可能变得重要，从而成为社会认知和社会行为的首要决定因素。个体通过社会分类行为对自己所在的群体产生认同，同时也是产生对内群体的偏好和对外群体的偏见，个体会通过建构或维持积极的社会认同以提高自己的自尊，这种积极的自尊源于个体在对内群体和外群体的比较，个体会认为自己所在的内群体比外群体更具有优越性。此外，当个体的社会认同受到威胁时，个体会采取一系类措施维护作为内群体成员的优越性和自己的自尊。

四　文化认同与民族认同、国家认同

随着认同及文化认同研究的不断深入，其研究领域也逐渐由心理学向社会学、政治学等学科领域发展，学术界对围绕认同问题的研究也开始从文化认同向民族认同与国家认同等主题展开。

对于单一民族构成的国家而言，国家认同与民族认同的概念内涵基本一致，而对于多民族国家而言，每个民族都有自己的民族认同，有自己的民族边界，因此，在民族认同与国家认同的内容上存在差异。从民族结构来看，我国由56个民族构成，属于典型的多民族国家，民族认同与国家认同之间的关系更为复杂，民族认同与国家认同之间相互影响又相互制约，在民族认同与国家认同之间找到平衡点为维护民族团结、国家统一的关键所在。

（一）民族认同

在我国，由于“民族”一词的含义相对特殊，既可以指代组成中华民族统一体的56个民族，又可以指代中华民族统一体这个整体，因此，国内学者对“民族认同”的概念界定也存在较大的差异。如王建民指出民族认同是一个民族的成员相互之间包含着情感和态度的一种特殊认知，是将自我和他人视为同一个民族成员的认知①；秦向荣和佐斌将民族认同定义为该民族成员对其民族身份知悉和接纳的态度②；史慧颖等认为，对于一个多民族国家而言，民族认同应该是一种广义的认同，不仅要包括民族成员对个体自己所属的少数民族的认同，还要包括个体对自己所属国家的认同③。

此外，还有学者从心理接纳的角度认为民族认同主要指民族成员对自己民族归属的认知和情感依赖，如王亚鹏将民族认同界定为民族成员在民族活动和民族交往的过程中，对自己民族身份的反观和思考而形成的对民族（内群体）和其他民族（外群体）的态度、信念、归属感和行为卷入④。

综合上述关于民族认同的概念界定，我们可以发现，国内学者对民族认同的理解往往是倾向于解释为一种具有主观性的心理活动。因此，本研究根据张阳阳的研究，界定民族认同为“民族成员个体对本民族整体的起源、历史、文化、宗教等的主观心理活动，民族认同一旦形成，则具有很强的行为驱动力，并可依据不同的情境分为对中华民族的认同和对构成中华民族统一体的中国各民族自身的认同两个层次”⑤。

（二）国家认同

国家认同的研究兴起于20世纪70年代行为主义革命时期的政治学学科领域。伴随着东欧剧变、苏联解体而引发的第三次民族主义浪潮，传

---

① 王建民：《民族认同浅议》，《中央民族学院学报》1991年第2期。

② 秦向荣、佐斌：《民族认同的心理学实证研究——11～20岁青少年民族认同的结构和状况》，《湖北民族学院学报（哲学社会科学版）》2007年第6期。

③ 史慧颖、张庆林、范丰慧：《西南地区少数民族大学生民族认同心理研究》，《中国教育学前沿》2008年第2期。

④ 王亚鹏：《少数民族认同研究的现状》，《心理科学进展》2002年第1期。

⑤ 张阳阳：《西藏、新疆地区的国家认同、民族认同与文化认同调查研究》，硕士学位论文，中央民族大学，2013年，第32页。

统的国家认同受到了强烈的冲击，国家认同的重要性也随之引起较大关注。国家认同与社会秩序的关系密切，国家认同的水平直接影响着社会的稳定和国家的安全。

贺金瑞和燕继荣指出，国家认同是指一个国家的公民对自己祖国的历史文化传统、道德价值观、理想信念、国家主权等的认同，国家认同是一种重要的国民意识，是维系一个国家存亡和发展的重要纽带[①]。

对于国家认同的特征研究，陈茂荣在《论“民族认同”与“国家认同”》一文中认为国家认同具有主权性、政治性、领土性、阶级性、合法性和波动性六大特征[②]。

（三）文化认同与民族认同、国家认同的关系

文化认同不同于民族认同和国家认同。主要区别在于，民族认同和国家认同通常侧重的是个体的地理起源，而文化认同关注的是共享知识、规范、行为和信仰的群体。民族认同具有自然属性，国家认同具有政治属性，而文化认同则是个体社会属性的表现形式，无论是民族认同还是国家认同，其中或多或少都包含着文化的成分。

崔新建指出，民族认同、种族认同、自我认同和文化认同等都属于认同的不同类型，但其核心仍是文化认同。首先，民族认同、社会认同等认同中都包含着文化认同的内容，即使是种族认同也包含着文化认同的内容。在种族认同中，不仅会涉及体质、肤色等生理特征的认知，还包含着对这些生理特征的评价，这些评价正是文化的一个组成部分。其次，认同本身所蕴含的角色或者身份的合法性都离不开文化，任何角色、身份都只有在一定的文化中才具有实际的含义，即使是与认同不可分割的自我概念，从根本上来说也是一定文化的产物。最后，文化认同的危机表现最为普遍和突出，直接制约着其他认同危机的解决[③]。

韩震指出，文化认同一方面与民族有关，另一方面与国家政治生活

---

① 贺金瑞、燕继荣：《论从民族认同到国家认同》，《中央民族大学学报（哲学社会科学版）》2008 年第 3 期。

② 陈茂荣：《论“民族认同”与“国家认同”》，《学术界》2011 年第 4 期。

③ 崔新建：《文化认同及其根源》，《北京师范大学学报（社会科学版）》2004 年第 4 期。

也息息相关，同时还与全球化所形成的新的世界主义相关。文化认同是民族认同与国家认同的中介形式。因此，作为一种中介形式的认同，文化认同就必须与民族认同、国家认同和全球认同存在交叠的部分。依据世界各国的具体情况，他将文化认同、民族认同与国家认同三者之间的交叠关系总结归纳为三种基本类型：其一是民族认同与国家认同基本一致的情形下，文化认同与国家认同的交叠和文化认同与民族认同的交叠基本重合，这往往体现在单一民族国家中。其二是文化认同与国家认同的交叠和文化认同与民族认同的交叠存在部分的重合，这往往体现在多民族国家中，这种部分重合又可以进一步分解为两种情况，当文化认同与国家认同的交叠和文化认同与民族认同的交叠重合的部分越多时，国家认同较强；当文化认同与国家认同的交叠和文化认同与民族认同的交叠重合的部分越少时，国家认同较弱。其三是与超国家共同体认同及全球认同的关系，超国家认同越强，全球化卷入的程度越深；超国家认同越弱，则全球化卷入程度越浅①。

郑晓云认为文化认同不仅包含了对民族文化、国家文化的认同，也包含对人类共同创造并享有的文化现象的认同，还包含对涉及人类共同利益的重大问题的共识。同时，他以中国为例，对文化认同与民族认同、国家认同的关系进行了解释。他指出，中国是一个由56个民族构成的民族大家庭，56个民族共同构成了中华民族，中华民族的共同归属意识和对国家、对中华文化的认同是中华民族大家庭繁荣最重要的基石，由于各民族的发展历史不同、文化不同，我们既要尊重不同民族的文化意识，推动各民族的相互认同，也要在此基础上达成对中华民族的认同、对国家的认同②。

和少英、和光翰研究认为文化认同是最普遍存在的现象，任何国家、民族、族群以及地区都概莫能外，在中国讨论文化认同，倡导整个中华民族的文化认同的同时自然而然也就包含了对中华大地各民族、族群以

---

① 韩震：《论国家认同、民族认同及文化认同——一种基于历史哲学的分析与思考》，《北京师范大学学报（社会科学版）》2010年第1期。

② 郑晓云：《文化认同与我们的时代》，《云南社会科学》2018年第6期。

及地域文化的认同①。

综上所述，尽管研究者对文化认同、民族认同以及国家认同的解释并非完全一致，但是在三者的关系上，研究者普遍认为文化认同的概念范围大于民族认同和国家认同。

第二节 中医药文化认同

当前围绕中医药文化认同研究的国内外文献相对较少，中医药文化认同的概念体系尚不清晰，因此，本研究在文化认同相关研究的梳理基础上，进行中医药文化认同研究，首先就是要厘清中医药文化认同的概念内涵及维度，为后续研究奠定基础；其次就是重点梳理现有中医药文化认同研究的侧重点、研究对象、研究方法等内容，为本研究指明研究突破点，以推动留学生中医药文化认同研究的深入。

一 中医药文化认同的概念

中医药文化是中国优秀传统文化的典型和范例，充分体现了中国优秀传统文化的核心价值与原创思维方式，在数千年发展传承和传播过程中，不断汲取中国传统文化中的优秀成分，汲取各学科的思想精华，融合数千年来的人文学科与自然学科的精华，吸收儒家、道家乃至佛家文化的智慧，形成中华传统文化中独特的宇宙观、自然观和生命观，形成了中医学关于生命、健康、防病、治病的思想观念。中医药文化是中医药学的生存土壤，是我国古代流传至今并且持续性发挥重要作用的文化形态。

因此，研究个体的中医药文化认同水平对继承中医药文化、弘扬中国优秀传统文化、提升国家文化软实力等均具有重要的意义。系统进行中医药文化认同研究，首先需要明确的便是中医药文化认同的概念内涵，即什么是中医药文化认同？对中医药文化认同的内涵进行界定，我们需要综合中医药文化和文化认同两者的含义与本质进行概括与总结。

---

① 和少英、和光翰：《文化认同与文化挪借》，《云南社会科学》2018 年第 6 期。

文化认同是社会成员在参与文化活动时，文化活动内化于心的现象，是个体或社会群体对某种文化的心理倾向。

潘小毅曾在《关于新时期中医文化传播的思考：基于一项文化认同差异的研究》指出，中医文化认同是个体对中医文化特征及事项的接纳过程，这种接纳表现在对中医药文化的信念、感情和行为方面，既要认同中医思想、价值及思维方式，也要认同中医的诊治方式、手段和临床效果[①]。

结合中医药文化和文化认同的内涵及相关研究，我们界定中医药文化认同的概念内涵如下：中医药文化认同是指个体对中医药文化特征内容和形式的接纳和认可态度，是对中医药文化积极地认知、情感体验和行为倾向的综合反映，具体包括中医药文化认知、中医药文化情感和中医药文化行为 3 个维度。中医药文化认知可以理解为个体对中医药文化特征内容和形式的认知、理解水平，中医药文化情感表示的是个体对中医药文化特征内容和形式的价值判断倾向，中医药文化行为则是个体对中医药文化特征内容和形式的行动倾向或行为态度。

中医药文化认同强调在跨文化交际过程中，认识并确立中医药文化身份，不断构建适应时代需求的中医药文化认同，追求文化发展的先进性，最终实现世界多元医药文化繁荣共处的目标。

王雷等在《论传统文化认同与中医的关系》中指出，个体对某一领域信心的建立与成就的取得往往取决于是否对其文化认同，人们只有在文化上认同中医药，才能在实际行动中支持中医药[②]。

中医药院校的留学生是中医药高等教育国际化的直接受益人，留学生离开了熟悉的母国文化环境，来到中医药院校学习与生活，在直接研学中医药文化经典过程中，又能感受到中医药院校校园文化潜移默化的影响，必然会面临到中医药文化认同的问题。

因此，研究中医药院校来华留学生群体的中医药文化认同现状，并

---

① 潘小毅：《关于新时期中医文化传播的思考：基于一项文化认同差异的研究》，《中华中医药学刊》2016 年第 11 期。

② 王雷、孙晓红、许超等：《论传统文化认同与中医的关系》，《浙江中医药大学学报》2016 年第 4 期。

根据现状引导留学生提升其中医药文化认同水平，借助留学生的独特力量，将中医药文化推向全国乃至全世界具有重要的理论价值和实践意义。

二 中医药文化认同的研究现状

当前，国内外学者对中医药文化认同的研究较少，现有文献研究主要集中在中医药文化认同的实证调查研究和构建策略研究两个方面。

(一) 中医药文化认同的实证调查研究

洪玥铃等自拟问卷“重庆市中医药文化普及及市民认可度调查”，对2500位重庆市社区居民进行中医药文化认知现状的调查。研究发现农村居民的中医药信任度远低于城市居民，且重点指出中医药事业的发展还需要进一步培植中医药文化认同①。

王立涛等以“扁鹊中医药文化认知程度”为题展开问卷调查、个别访谈和典型问题分析等系列调研，他们的研究认为，扁鹊中医药文化在扁鹊故里的继承和发扬情况不容乐观，且青年人对扁鹊中医药文化认知程度较低②。

王莹莹等自行设计“宁夏地区民族文化与中医药文化认同调研问卷”对182位宁夏回族地区的回民和汉民进行调查，其研究结果显示，回民和汉民对中医药文化认同具有一致性，即汉民对中医药文化了解程度较高、回汉两族对中医药文化的学习意愿均高、回汉两族中药使用频率一致、中医药在回汉两族人民中的地位具有一致性③。

陈莉通过对不同省市的1280名中医药类本科生的中医药文化素养及认同现状进行问卷调查发现，当前中医药类大学生的中医药文化认知不足、对中医药文化的信任水平较低、大多数中医药类大学生已经意识到中医药文化学习对其学习和掌握专业知识的重要性。她认为中医药类大学生缺少中医药文化基本素养的培育环境，应加强对中医药类大学生中

---

① 洪玥铃、冯泽永、刘瀚洋等：《重庆市社区居民对中医药文化的认知现状调查分析》，《重庆医学》2014年第28期。

② 王立涛、周建国、赵怡程等：《扁鹊故里（长清）人对扁鹊中医药文化的认知程度调查》，《中医学报》2015年第6期。

③ 王莹莹、于津民、王良滨：《宁夏地区中医药文化认知与构建和谐民族文化的调查与研究》，《亚太传统医药》2015年第12期。

医药思维方式的培养并逐步提高其文化自信①。

此外，还有学者通过对中学生的中医药文化认知进行调查得出中学生对中医药文化缺乏了解、整体认知度较低的结论②③④。

整体上来看，围绕中医药文化认同展开的调查研究较少，相关研究主要集中在中医药文化认知的调查，研究结论普遍认为被调查对象的中医药文化认知水平较差，中医药文化认同感有待进一步提升。从研究使用的调查工具来看，多以自编调查问卷为主，尚没有具有较高可信度的规范调查工具；从被调查对象来看，多以普通居民和学生群体为主，围绕留学生群体的中医药文化认同调查较少。

（二）中医药文化认同构建策略研究

此外，还有较多的学者采用定性研究的方法论述了构建中医药文化认同的积极意义，他们从各自的学科视角出发，提出了构建中医药文化认同的方法。

李春燕系统分析了文化全球化背景下构建中医文化认同的危机，她从“发掘、重构、输出”三个方面提出中医文化认同的构建策略。她指出，在文化全球化的背景下，中医文化的发展和创新要根据全球各种因素的变迁不断调整，要充分利用文化多元的时代背景积极发掘出中医文化的优势，对中医文化的特色进行批判性认同，要在理解、宽容外来文化的基础上重构中医文化，使中医文化适应时代的、社会的、全球化的要求，同时要在世界范围内积极输出中医文化，使中医文化成为世界文化体系中重要的一份文化资源⑤。

黄梅和沈济人结合从事中医教育工作的经验，详细论述了中医药文化认同在中医教育中的重要性，并从开展针对性入学教育以感受中医药文化氛围、进行课程改革以加强学生对中医经典和传统文化的学习、改

---

① 陈莉：《中医药类大学生中医药文化修养要素及认同现状调查研究》，《才智》2018 年第 2 期。

② 孙碧莹、马炳亚、陈其凤等：《北京市中学生关于中医药文化认知度的调查研究》，《中国中医药图书情报杂志》2017 年第 5 期。

③ 何贵新、秦伟彬、林琳等：《关于南宁市中小学生对中医药文化认知现状与需求的调查》，《大众科技》2018 年第 10 期。

④ 杨玥：《中学生对中医文化了解的现状分析与思考》，《临床医药实践》2018 年第 4 期。

⑤ 李春燕：《论文化全球化背景下中医文化认同的构建》，《环球中医药》2012 年第 11 期。

革教学实践以认识中医药文化认同的现实意义、加强校园文化建设以突出中医药文化特色等方面提出如何在中医教育中实现中医药文化认同的具体举措①。

李中正等在其研究中指出，中医药文化是中医药事业的根基和灵魂，夯实中医药文化认同的群众基础对中医药文化建设有较大的促进作用②。

吴帆认为中医药类院校学生承担着传承和弘扬中医药文化的重担，特色校园文化在学生对中医药文化认同过程中发挥着教育传播和价值引导两大主要功能，在中医药优秀传统文化精髓的指导下，能有效地传承和礼敬传统中医药文化③。

傅文第认为发展中医药文化，就必须要正视中医药文化自身存在的历史局限，只有去其糟粕，取其精华，才能实现使中医药文化理论创新，实践优化的目标④。

刘丹青从传播学入手，通过梳理中医药文化传播的媒介变迁、考察中医药文化传播的类型与特征，指出了当前中医药文化传播面临的困境和机遇⑤。

崇为伟等认为以海派中医药文化为代表的中国传统文化饱经沧桑又历久弥新，增强中医药文化软实力既是优化文化基因的前提，也是提升民众的文化认同感与文化自信心的重要方式⑥。

张洁和杨扬研究认为中国优秀传统文化和中医药文化是源与流的关系，加强中医药院校大学生优秀传统文化认同感教育，不仅有利于中华优秀传统文化继承发展、构建中华民族强大的向心力和凝聚力，还能促

---

① 黄梅、沈济人：《中医药文化认同在中医教育中的建立》，《卫生职业教育》2013 年第 13 期。

② 李中正、贾元斌、朱重政等：《中医药文化建设中关于文化认同的思考》，《时珍国医国药》2016 年第 10 期。

③ 吴帆：《传统中医药文化与特色校园文化的构建》，《黑龙江高教研究》2016 年第 11 期。

④ 傅文第：《关于传统中医药文化历史局限的现实思考》，《医学与哲学（A）》2017 年第 10 期。

⑤ 刘丹青：《新媒体视域下的中医文化传播研究》，硕士学位论文，南京中医药大学，2017 年，第 5 页。

⑥ 崇为伟、张洪雷、王小丁等：《海派中医药文化软实力建设刍议》，《时珍国医国药》2017 年第 7 期。

使大学生自觉将特有的思想情感付诸实践，不断提升自我综合素质①。

黄静婧通过调研指出中医药类大学生对中医药文化的认知状况与中医药自身的发展、中医药文化在大学生中传播的力度和途径密切相关，她提出可以从拓宽大学生了解中医药的途径、营造群众认同中医药的社会氛围等方面强化大学生对中医药文化的认知和信心②。

汪永锋等指出“一带一路”倡议为中医药教育国际化迎来了新机遇，中医药教育国际化的基础就是对中国文化的认同，只有正确认识中国文化，理解和体验中医药的道与术，才能推进教育国际化的更好发展③。

可见，学者充分肯定了中医药文化认同对中医药文化及中国优秀传统文化乃至中国文化软实力等的重要作用，他们从不同的方面提出了中医药文化认同感的提升策略。相对而言，针对大学生群体，尤其是留学生群体的中医药文化认同提升策略研究较少，且不够系统全面。

---

① 张洁、杨扬：《传统文化认同与中医药人才培养途径》，《社会主义论坛》2018 年第 12 期。

② 黄静婧：《中医药类大学生对中医药文化的认知状况调查分析》，《广西教育》2018 年第 23 期。

③ 汪永锋、汪沛雯、景晶：《基于文化认同的中医药教育国际化实现路径研究》，《教育现代化》2019 年第 31 期。

第四章

留学生中医药文化认同的研究设计与预调查

本项研究以中医药院校的留学生为研究对象，在相关文献系统研究的基础上，依托文化认同理论、教育生态系统理论等经典理论，依次提出研究假设并构建留学生中医药文化认同的研究概念模型，通过编制《中医药院校留学生中医药文化认同调查问卷（中英双语版）》初稿，进行留学生预调查。

《中医药院校留学生中医药文化调查问卷（中英双语版）》初稿由留学生个人基本信息、中医药文化认同的影响因素、中医药文化认同和中医药文化认同的作用结果四个部分组成。参与中医药院校留学生中医药文化认同研究预调查的被调查对象共涉及全国范围内的 3 所中医药院校的 257 位留学生。

留学生预调查的主要目的在于通过数据分析对初次编制的调查问卷进行信度和效度分析，同时结合现场留学生问卷填写反馈意见，对本研究编制的调查问卷及变量的测量题项进行精简和优化，形成具有较高科学性和可行性的正式调查问卷，以获取准确性较高的研究数据。

第一节　留学生中医药文化认同的研究设计

随着中医药文化认同研究的深入，部分研究者开始尝试利用实证调查和数理统计分析方法对中医药文化认同水平进行测量，以揭示大众的中医药文化认同水平及其影响因素。然而，现有研究仍存在研究工具不规范、研究设计不严谨、研究对象不明确等问题。

本研究通过规范地设计中医药文化认同的调查问卷，以中医药院校的留学生为研究对象，进行系列研究，为留学生中医药文化认同的相关研究提供有效的测评工具，依托一线调查数据系统论述留学生中医药文化认同存在的问题及教育引导策略。

严谨、科学的研究设计是本研究开展后续研究工作和获取有效数据的重要基础。具体而言，留学生中医药文化认同的研究设计包含研究假设、研究模型、调研设计和问卷设计四个部分。研究假设是在现有相关中医药文化认同、文化认同等系列研究的基础上，梳理总结变量之间的逻辑关系，为构建留学生中医药文化认同的研究模型提供依据。留学生中医药文化认同研究模型是在相关理论研究和研究假设的基础上构建的研究框架，也是留学生中医药文化认同研究的核心。调研设计是对本研究的研究对象选择的整体规划，旨在通过系统、规范的分层简单随机抽样对中医药院校的留学生进行调查。问卷设计是对本研究使用的《中医药院校留学生中医药文化认同的调查问卷（中英双语版）》的测量题项进行反复调整和优化，旨在通过严谨、简洁的测量题项对中医药院校留学生中医药文化认同的影响因素、现状和作用结果进行测量。

一　留学生中医药文化认同的研究假设

随着教育生态系统理论影响的扩大，近年来，研究者开始重视环境因素对个体成长与发展的影响。在论述教育生态系统理论相关研究时，生态系统理论是一个需要重点关注和理解的内容。

生态系统理论是著名的心理学家布朗芬布伦纳提出的个体发展模型，他认为个体是在一个相互联系、相互影响和相互作用且稳定的生态系统中不断发展的，即个体融于相互影响的环境系统中，环境系统与个体相互影响①。

布朗芬布伦纳将个体生活于其中、并与之相互影响、不断变化的环境称为行为系统，根据行为系统与个体的互动频率和密切程度，这个系

① 王鹏：《高校创业教育生态系统构建研究》，博士学位论文，哈尔滨师范大学，2019年，第14页。

统可以被划分为微系统、中系统、外系统和宏系统四个由小到大的层级，从微系统到宏系统，系统对个体的影响也是从直接到间接的[①]。具体而言，在生态系统理论的行为系统模型中，处于最里层的微系统是指个体交往和活动的直接环境，这个环境是不断变化和发展的，例如个体处于婴儿时代时，其微系统主要为家庭，当个体转入学生阶段时，学校将成为除家庭外的最大微系统；中系统作为环境层次中的第二个系统，是指各微系统之间的联系或者相互联系，当个体的微系统之间存在较强的、积极的联系，个体的发展将可能实现最优化，与之相反，当个体的微系统之间有消极的联系则会产生消极的结果；外系统是环境层次中的第三个系统，是指那些个体尚未直接参与但对他们的发展产生影响的系统，例如父母的工作环境等；宏系统是环境层次的最外层系统，是指存在于微系统、中系统和外系统三个系统中的文化、亚文化和社会环境。

在生态系统理论提出前，传统的发展心理学研究重点关注的是影响个体的即时环境，研究者对个体心理发展过程的研究主要集中在某一特定的环境之下，针对个体某一特定的行为进行观察或者实验。布朗芬布伦纳的生态系统理论对个体发展的基本问题做出了与众不同的解释，在环境对个体发展的影响方面做出了详细的分析；同时，他还承认生物因素和环境因素两种因素会交互影响着个体的发展，因此，许多人将生态系统理论也称作生物生态理论。

生态系统理论强调个体与环境之间的互动，也就是将个体与环境当作一个整体，在个体与环境的良性互动中，二者互相影响、互相发展，个体进而获得持续性的改变[②]。该理论充分肯定了环境的巨大影响作用，尤其是强调了环境对个体行为与心理发展方面的重要影响。

教育生态系统是由教育及其周围生态环境（包括自然环境、社会环境、规范环境、心理环境）相互作用而构成的统一整体[③]。陆思选在《教育生态论》一文中将“生态系统”和“教育生态系统”两个名词的概念

---

① 刘杰、孟会敏：《关于布郎芬布伦纳发展心理学生态系统理论》，《中国健康心理学杂志》2009 年第 2 期。

② 袁玥：《基于生态系统理论企业留学生教育问题研究》，《中外企业文化》2021 年第 4 期。

③ 吴鼎福、诸文蔚：《教育生态学》，江苏教育出版社 1990 年版，第 3 页。

进行了详细的解释。他指出，生态系统是指生物群落及其环境组成的功能整体，包含自养层与异养层两个层带和无机物、有机物、生产者、消费者等六个成分；教育生态系统是指促进人类每一个个体健康成长与进步的所有人际关系与环境因素，涉及两种关系（环境与人的关系和人与人的关系）、三个阶段（优生、优育和优教）、四种场景（群体教育、家庭教育、学校教育和社区教育）和五种因素（经济因素、心理因素、职业因素、生理因素和个人独创性指标等）①。

邓小泉和杜宪成在《教育生态学研究二十年》的综述中认为教育生态系统是教育生态学研究的核心，教育生态学研究应该重点分析教育生态系统的构成，要正确认识教育生态系统动态平衡性的内涵②。此外，哈尔滨师范大学的王鹏在其博士学位论文中详细地总结和论述了教育生态系统理论，他认为社会生态系统是一个由人文化的自然生态环境、规范生态环境和社会生态环境组成的，作为社会生态系统的一个相对独立的子系统，教育生态系统有自身的结构和功能，教育生态系统的结构与功能的统一将制约着教育生态系统的发生和发展、制约着教育生态系统应付周围环境的能力③。

在以来华留学生为主要论述对象的研究中，研究者充分肯定了教育生态系统对来华留学教育质量的重要意义。

丁学忠等在《生态系统理论视角下的来华留学生教育问题探析》一文中指出，留学生教育系统本身不是自然形成的生态系统，而是一个具有浓重人文烙印的系统，该系统以来华留学生为主体、以各类高校为主导、以政府与社会为支撑，通过专业学习、语言交流、价值熏陶、文化影响等多个层面，发挥着协同作用。同时，他们在留学生教育生态系统现状分析的基础上，认为当前留学生教育生态系统发展是不均衡的、各子系统之间的互动是不协同的、没有与环境建立良性的互动关系，存在留学生公共服务体系及管理模式有待改进、各高校本土学生与留学生在

---

① 陆思选：《教育生态论》，《曲靖师专学报》1996 年第 1 期。

② 邓小泉、杜成宪：《教育生态学研究二十年》，《教育理论与实践》2009 年第 13 期。

③ 王鹏：《高校创业教育生态系统构建研究》，博士学位论文，哈尔滨师范大学，2019 年，第 14 页。

教学内容设计等方面缺乏一致性与融合性等问题①。

袁玥参照生态系统理论的构成，认为留学生教育生态系统的微观层面涉及留学生相关课程及专业的设置、文化交流、个体心理等内容，中观层面涉及人才培养目标的落实及契合程度、管理制度及软硬件环境建设等内容，宏观环境涉及国家相关战略部署、政策、教育目标等内容。与此同时，她还总结出我国留学生教育生态系统现状存在留学生教育结构合理性较差、留学生生源国较为单一、留学生的管理与教学水平亟须提高三个主要问题②。

可以说，教育生态系统理论为解决许多教育问题提供了一个较为完整、有力的理论模型。而针对中医药院校留学生中医药文化认同的教育引导策略而言，任何一个组织或者部门都不可能独立地完成这项艰巨的工作，只有通过多种实施路径、依靠各类机构和组织，形成一个积极的环境氛围，来满足留学生中医药文化认同教育引导策略的需要，在多层次系统的联合与互动下，留学生中医药文化认同的教育引导问题才有可能得到更科学、更有效地解决。

近年来，研究者将教育生态系统理论引入认同的相关研究中，他们从不同的环境影响组合对认同的影响因素进行研究，例如黄友初在职前教师的职业认同与影响因素研究中，从学校因素（作为学生的经历对于职前教师职业认同的影响）、社会因素（社会保障制度和社会对教师态度对职前教师职业认同的影响）和家庭因素（家庭成员的言行举止对职前教师职业认同的影响）3 个维度编制了职业认同的影响因素调查量表。其研究结果指出，学校、社会和家庭三类因素都会显著影响职前教师的职业认同，相对而言，社会因素的影响程度最大、家庭因素的影响最小③。

文化认同是一个长期的、动态的文化过程，在此过程中，个体的文

---

① 丁学忠、王岩、肖易寒：《生态系统理论视角下的来华留学生教育问题探析》，《黑龙江高教研究》2019 年第 2 期。

② 袁玥：《基于生态系统理论企业留学生教育问题研究》，《中外企业文化》2021 年第 4 期。

③ 黄友初：《职前教师的职业认同与影响因素调查研究》，《上海师范大学学报（哲学社会科学版）》2021 年第 4 期。

化认同不仅会受到周围地理环境的影响，也会受到来自家庭环境的影响，随着个体年龄和交际范围的变化，又会受到来自学校和社会环境的影响①。

此外，文化认同的构建论指出，文化认同的结果是主观的，但是文化认同的形成过程是一个由表及里、由浅到深的，受到客观环境影响而逐步形成的过程，这就意味着个体可以按照相对自由的方式选择自己的文化认同②。

可见家庭环境、社会环境、学校环境等不同环境对个体文化认同均具有不同程度的影响。因此，在探讨留学生中医药文化认同的影响因素研究中，必须对其所处的各种环境进行综合考量。

基于教育生态系统理论与文化认同、社会认同等相关理论分析和专家咨询意见，本研究将从个人因素、家庭因素、国家因素、学校因素和社会因素五个方面提炼影响留学生的中医药文化认同的变量，从而对中医药院校留学生的中医药文化认同的影响因素进行系统分析。

经定量研究与定性研究综合分析，本研究从个人因素中选取变量传统哲学基础、家庭因素中选取变量传统医药背景、国家影响中选取变量医药文化相似性、学校因素中选取变量校园文化建设和在社会因素中选取变量医药媒介接触共计五个前置的影响变量，参考现有相关文献研究，系统阐释、推导各变量与中医药文化认同的关系，构建相关研究假设以进行后续的研究分析。

（一）个人因素与中医药文化认同

中医药文化是中华民族优秀传统文化中的重要组成部分，中医经典理论的文化根源、哲学思想等都可以在中华民族优秀的传统文化中找到依据。中医药文化汲取了儒、道、易、法等诸家学说的思想精华，如《淮南子》中“道始于一；一而不生，故分而阴阳；阴阳合和而万物生，故曰：一生二，二生三，三生万物。”这些认识对中医整体思想、论理、

① 周俊利：《多元文化背景下民族高校大学生文化认同探析》，《云南民族大学学报（哲学社会科学版）》2017 年第 3 期。

② 钟星星：《现代文化认同问题研究》，博士学位论文，中共中央党校，2014 年，第 25 页。

学说等产生了重要的影响。

赵明山在中医病因学文化观的论述中指出，中医学说中的病因学说是在宏观层面揭示疾病发生的规律，其构建是在摒弃鬼神观念之后，将长期观察与实践所积累的经验材料、运用阴阳、五行、气等哲理，经过思辨与整合，逐步形成了以阴阳五行为框架的五气、六淫、五志、七情等病因学说模式，因而具有整体和综合的特点①。

中医学术体系涵盖了中国古人所有的知识，不仅有科学的内容，也有哲学、宗教、艺术、伦理之类的成就：以阴阳五行为代表的哲学思想，以儒家思想为指导的医学伦理学，以道家及道教理论为基础的养生学，以易学为旗帜的天文学和地理学以及各种传统学术相互融汇而构成的其他理论，构成了中医学的文化背景与知识基础②。

中医药文化研究的核心是中医药文化哲学基础与文化根源，中医药文化的核心价值是对中医药核心理论、中医思维方式与价值观念的高度概括，是借助中国传统文化的核心理念、思维方式与价值观念指导中医学实践的过程中所形成与发展起来的，是中国传统文化核心理念、思维方式与价值观念在中医学领域的集中体现③。

在中医思维与哲学思维相似之处的对比论述中，张为佳和张志强指出，中医学的意象思维、整体观、求本、辨证、圆融和合诸思维在本质上与哲学思维中的讲论理、究彻底等思维具有一定的趋同性④。

哲学是关于世界观的学说，是人们对各种自然知识和社会知识进行概括发展而形成的、关于物质世界最一般规律的理性认识。中医学在其形成过程中毫无例外地受到哲学思想的影响，古代医家在整理长期积累的医药实践知识时，有意识地运用了当时先进的唯物论和辩证法观点，例如采用阴阳学说、五行学说等把一些零散的医疗知识升华为理性的医学理论，使之成为较为完整且系统的中医学理论体系⑤。

---

① 赵明山：《中医病因学文化观》，《中医药文化》2008 年第 1 期。

② 王旭东：《中医文化价值的基本概念及研究目标》，《医学与哲学（A）》2013 年第 4 期。

③ 胡真、王华：《中医药文化的内涵与外延》，《中医杂志》2013 年第 3 期。

④ 张为佳、张志强：《浅谈中医思维映射出的哲学态度》，《中华中医药杂志》2014 年第 3 期。

⑤ 张登本：《中医学基础》，中国中医药出版社 2015 年版，第 3—14 页。

在数千年的发展过程中，中医药不断吸收和融合各个时期先进的科学技术和人文思想，不断创新发展，理论体系日趋完善，技术方法更加丰富，形成了鲜明的特点。中医药根植于中国传统文化的土壤之中，其整体观、天人合一的理念与中华传统文化中的天人和谐、身心和谐的思想一脉相承，其辨证论治的思维模式蕴含了中华民族深邃的传统哲学思想，这种思想与西方主流医学的指导思想存在质的差异。

本研究中，研究选取变量传统哲学基础作为留学生中医药文化认同影响因素的个人因素。具体而言，传统哲学基础是指中医药院校的留学生对中国古代哲学思想、观点的态度，旨在衡量留学生是否理解和认可中国古代哲学中的整体观、辩证思维等哲学观点。

中医学是在长期的医疗实践基础上，运用中国古代哲学的思维方法，对人体的组织结构、生理功能、病理变化等方面进行分析、归纳和总结，逐渐形成了中医学的理性认识。

中国古代哲学是古人对宇宙发生、发展和变化规律的本源和规律认识，是中国古代的世界观和方法论，是古人用以解释物质世界发生、发展和变化规律的哲学思想。诞生于中国古代的中医学，充分借助了当时先进的哲学思想与观点，解释了人体的生理现象和病理变化，归纳总结出关于健康与疾病的某些规律，并用以指导临床的诊断和治疗工作。

在中医学形成与发展的过程中，影响最大的哲学思想有阴阳学说、五行学说和精气学说，这些哲学思想被广泛地应用在中医学的每个层面，例如中医学在运用阴阳学说时，对其进行了发展和充实，借助大量的医学实例阐释阴阳的对立统一、相互交感，以及由此产生的相互制约、相互转换、互根互用、消长平衡等关系，使抽象的传统哲学阴阳概念得到深化和细化①。因此，了解、认同并掌握中国古代哲学思维的基础内容与方法，是留学生乃至所有中医药院校学生学习和理解中医学基本理论的钥匙，是深入学习中医学的必要手段。

基于上述的理论分析和相关研究，本研究提出：

研究假设1：传统哲学基础对中医药文化认同具有显著正向影响。

研究假设1a：传统哲学基础对中医药文化认知具有显著正向影响。

① 张登本：《中医学基础》，中国中医药出版社2015年版，第11页。

研究假设1b：传统哲学基础对中医药文化情感具有显著正向影响。

研究假设1c：传统哲学基础对中医药文化行为具有显著正向影响。

（二）家庭因素与中医药文化认同

近年来，“父母教育卷入”的相关研究明确指出，家庭的环境对于孩子的影响会伴随其一生，在不同的家庭文化背景下成长会形成不同的人生观、价值观和世界观。家庭是个人社会化的第一个场所，父母是个人社会化的第一任老师，父母的教育方式对子女的成长会起到潜移默化的作用。大量研究表明，家庭环境对个体的心理状态、价值观念和行为习惯等方面都会产生深远的影响①。

目前，学者对于家庭环境的界定，主要可以分为三类：一是将家庭环境划分为主观环境与客观环境。二是将家庭环境划分为软环境和硬环境，软环境可进一步划分为以父母有意识、有目的地言传身教为代表的显性因素和以亲子关系、家庭互动交流中的教育影响为代表的隐性因素，硬环境是指那些相对客观、不能改变的因素，如父母的文化程度、职业、经济收入、社交网络、资源分配等。三是将家庭环境划分为物质环境和精神环境，精神环境是由家庭环境中家庭成员的思想文化观念、道德意识等构成，物质环境则是家庭环境中与日常生活息息相关的一切物品所构成的物质系统。

综上所述，可以认为家庭环境是指影响家庭成员进行各种活动的各类家庭因素的综合，例如家庭的文化资本、经济资本、家庭结构、父母的受教育程度、父母的职业等多方面因素。

在现有认同的学术研究中，学者通过实证调查进行数据分析，同样强调了个体生活的家庭环境对其认同的构建与强化具有重要作用。

张雁军和马海林通过对西藏地区某高校314名不同学习阶段的藏族大学生的文化认同进行问卷调查得出，父母教育（父亲和母亲的教育背景是文盲、小学还是初中及以上）、职业背景（父亲和母亲的职业是干部还是农牧民）和家庭背景（大学生是否为单亲家庭）等会显著地影响藏族

① 蒋采夏：《家庭环境与民族传统体育文化传承关系研究》，硕士学位论文，西南大学，2020年，第1页。

大学生的文化认同态度模式[①]。赵锐和胡炳仙在少数民族大学生国家认同现状及其影响因素的调查研究中指出，少数民族大学生的国家认同与大学生的家庭背景密切相关，父亲的职业状况对少数民族大学生的国家认同具有显著影响[②]。郭朝辉在当代大学生社会主义核心价值观践行状况的研究中，通过建立多元线性回归模型分析了大学生社会主义核心价值观践行度的影响因素，其结果指出，家庭因素是影响大学生社会主义核心价值观践行度的重要因素，父母双方至少有一人是中共党员、父母重视思想政治教育均有助于提高大学生的社会主义价值观的践行度[③]。周俊利认为文化认同与个体生活环境如家庭所在地、居住环境和父母受教育程度及职业有密切联系[④]。严宇在西安地区部分高校的386名回族大学生的民族认同研究中进一步强调，家庭教育是回族大学生本民族认同和中华民族认同的重要影响因素。他指出，家庭作为社会的一个基本单位，承担着培养和教育下一代的任务，家长对学生的影响主要通过长辈或家长的言传身教得以实现，他认为家庭成员会在日常的饮食、礼仪上潜移默化地影响大学生的价值观和行为规范[⑤]。黄友初在职前教师职业认同的影响因素分析中指出，家庭因素（指家庭成员的言行举止）对职前教师的职业认同具有显著影响[⑥]。

中医药事业的传承与发展离不开一代又一代人的努力，对于接班人的中医药文化培养，家庭文化背景显得尤为重要，长辈的言传身教，都会在潜移默化中影响下一代的态度、行为。留学生的社会化过程中，在家庭里能接触、阅读中医药书籍，或者有亲属从事中医药相关的医疗工

---

① 张雁军、马海林：《西藏藏族大学生文化认同态度模式研究》，《青年研究》2012年第6期。

② 赵锐、胡炳仙：《少数民族大学生国家认同现状及影响因素——基于Z民族院校的调查》，《中南民族大学学报（人文社会科学版）》2014年第4期。

③ 郭朝辉：《当代大学生社会主义核心价值观践行状况及影响因素研究》，《国家教育行政学院学报》2015年第1期。

④ 周俊利：《多元文化背景下民族高校大学生文化认同探析》，《云南民族大学学报（哲学社会科学版）》2017年第3期。

⑤ 严宇：《回族大学生民族认同状况及其影响因素研究——基于西安地区部分高校的调查》，《民族论坛》2017年第2期。

⑥ 黄友初：《职前教师的职业认同与影响因素调查研究》，《上海师范大学学报（哲学社会科学版）》2021年第4期。

作，对留学生理解中医药文化、认同中医药文化有更好的推动作用。因此，研究选取变量传统医药背景作为留学生中医药文化认同影响因素的家庭因素，具体而言，传统医药背景是指留学生在中医药院校留学前，在家庭环境中受到中医药等传统医药的影响，包括是否接受传统医药知识的培训或者引导、是否受到亲属的影响等内容，重点关注家庭环境因素中的涉及中医药相关的内容，聚焦留学生在入学前的家庭环境对其中医药文化认同的影响。研究认为，留学生的家庭中具有较好的传统医药背景将有助于其中医药文化认同感的构建与增强。基于上述的理论分析和相关研究，本研究提出：

研究假设 2：传统医药背景对中医药文化认同具有显著正向影响。

研究假设 2a：传统医药背景对中医药文化认知具有显著正向影响。

研究假设 2b：传统医药背景对中医药文化情感具有显著正向影响。

研究假设 2c：传统医药背景对中医药文化行为具有显著正向影响。

（三）国家因素与中医药文化认同

由于地理位置的不同和历史发展阶段的差异，国家或地区之间的生活与生产方式大相径庭，这就导致了文化差异的产生。文化认同是建立在特定的异质文化基础之上的认同，这就意味着在探究个体文化认同过程中需要进一步分析和论述文化差异问题。

生存在不同文化体系中的个体，其文化认同也存在差异。然而，根据文化适应理论，当两种或多种文化之间的差异程度较大时，个体对新的文化（相对于源文化而言）适应的过程更为困难。对于同质文化国家或地区内的个体来说，由于具有相似的文化传统习惯，个体则更容易接受和认可与其相近的文化；而对于处于异质文化国家或地区内的个体而言，接受和认可新的文化往往会受到国家或地区间文化差异大小的影响。

例如，陈婷婷在西安高校留学生的中国文化认同研究中指出，来自不同国家的留学生对中国文化的认同和接受程度不同。她认为，亚洲国家，特别是日韩国家的留学生对中国文化的接受程度最高，造成这个现象的主要原因是亚洲国家历史上受中国文化的影响深远，一些诸如生活习俗、语言等方面的文化传统存在共通之处，故这些国家或地区的留学生对中国文化的了解和接受程度更高①。任一弘和施广东在来华留学生文化认同变化的现状研究中提出，文化相近的国家之间大体上拥有相似的历史渊源、法律制度或者风俗习惯，因而留学生更容易对与本国文化相近的国家产生文化上的认同行为，例如东南亚国家与中国有相似的文化或历史背景，来自东南亚的留学生更容易形成对中国文化的认同②。

中医药文化是一张独具特色的名片，是中国优秀传统文化的重要组成部分。中医药文化认同是指个体对中医药文化积极的接纳和认可态度，是个体对中医药文化在观念、心理和行为上的共识、认可与接受。

对于留学生而言，在中医药院校学习与生活的过程中，不论是出于何种求学动机，都不可避免地受到中医药文化价值观念不同程度的影响。倘若中医药文化与留学生母国医药文化的相似程度较低，两种医药文化在价值理念上的差异则可能会产生文化冲突，导致留学生无法做到文化适应与认同，即在短时间内无法适应中医药文化、接受和认同中医药文化，严重适应障碍者甚至会产生抗拒和排斥心理。

人类学与社会学的研究中，学者通过不断地尝试来量化不同国家或地区之间文化特征相似的程度，而文化相似性就是国家或地区间文化相似程度的重要测量指标。

因此，研究选取医药文化相似性作为留学生中医药文化认同影响因素的国家因素，此处的医药文化相似性强调的是留学生主观感知到的母国医药文化与中医药文化之间的相似程度，包括留学生母国是否有相似的医药、相似的医药文化、相似的医药制度等内容。在留学生母国医药文化与中医药文化相互交流与碰撞的过程中，留学生母国医药文化与中医药文化的价值观念、制度等内容越相似，留学生在中医药院校学习的过程中建立对中医药文化的认同感则越容易。基于上述的理论分析和相关研究，本研究提出：

研究假设3：医药文化相似性对中医药文化认同具有显著正向影响。

---

① 陈婷婷：《跨文化视角下外国在华留学生对中国文化的认同研究》，《新西部》2018 年第 8 期。

② 任一弘、施广东：《来华留学生文化认同变化的现状研究》，《智库时代》2017 年第 14 期。

研究假设 3a：医药文化相似性对中医药文化认知具有显著正向影响。

研究假设 3b：医药文化相似性对中医药文化情感具有显著正向影响。

研究假设 3c：医药文化相似性对中医药文化行为具有显著正向影响。

（四）学校因素与中医药文化认同

作为学校环境因素的整体反映，校园文化是自然文化和人文文化的有机和谐与统一①，是学校在长期教学、科研及管理过程中形成的内在独特文化形态，是师生共同培育的一种群体文化，是全体师生共同努力创造和奋斗的成果体现，反映了这一生态环境在共存群体的独特文化心态和文化现象，凝聚着学校的精神和整体素质，在学生的培养体系中起着至关重要的作用。校园文化是一所学校的灵魂，体现了学校的特色，凝聚并传承了一代又一代教师、学生、管理者等的共同情感，是蕴含学校精神、体现办学理念和弘扬价值追求的软实力。

侯长林分别从本质理论、结构理论、价值理论和建设理论四个方面对高校校园文化基本理论的内涵进行了详细的解读。他指出，高校校园文化是高校物质文化和精神文化的总和，其中以精神文化为主要内容。从高校校园文化和人的关系来看，高校校园文化的本质属性在于“化人”，即促进大学生的全面发展。高校校园文化可以从主体结构、层次结构等进行分类，其中，根据创造高校校园文化的主体而言，高校校园文化主体结构可以划分为大学教师文化、大学生文化和大学管理者文化三个部分；根据层次结构还可以划分为物质文化、制度文化和精神文化三个层次，并形成以物质文化为表层文化、制度文化为中层文化、精神文化为深层文化的同心圆结构，这也是高校校园文化最基本、被广为接纳的分类方式②。

高校校园文化是大学生汲取文化知识、养成思想观念和能力素质的重要外部环境，大学生长期置身于校园文化中，其文化知识、思想观念和能力素质也会潜移默化地受到校园文化的影响③。叶柏森和张平的研究

---

① 欧阳康：《大学校园文化建设的价值取向》，《高等教育研究》2008 年第 8 期。

② 侯长林：《高校校园文化基本理论研究》，博士学位论文，华中科技大学，2013 年，第 11—12 页。

③ 刘海春：《论朋辈教育和高校校园文化建设的耦合与运用》，《高教探索》2015 年第 2 期。

也同样指出校园环境文化对提升思想政治教育功效有着独特的作用，能对师生的思想心灵、行为举止等因素产生直接或间接的引导、激励、约束和凝聚，形成育人的场域，对朝夕处于其中的大学生具有价值引领、道德涵养、理想激励、审美力培育等功效①。

魏伟华和洪林结合建设世界一流大学和一流学科的背景认为，校园文化是建设世界一流大学的重要条件，良好的校园文化能通过高校所培养的人才渗透到各行各业，对整个社会文明产生重要影响，而当前高校校园文化建设存在精神文化缺失、行政色彩偏浓、体制机制不够健全、应对非主流文化不够充分等问题，制约了高校的校园文化建设②。

校园文化建设是指通过丰富多彩的手段和形式继承和弘扬校园精神、营造积极向上的文化氛围，提升学生的综合素养，其本质是一种价值追求和价值创造，是一个高度自主的创造过程③。朱京凤和张桂华指出中华优秀传统文化与高校校园文化建设两者之间存在密切联系，校园文化是中华优秀传统文化的传播平台，高校校园文化建设离不开中华优秀传统文化的支撑，校园文化建设能为传播和继承中华优秀传统文化提供平台④。此外，李亚彤和曾碧也同样认为高校校园文化不仅是学校未来发展的强大动力，更是大学生精神的舞台，加强校园文化建设一方面可以更好地弘扬中华传统文化，另一方面可以加快文化创新发展的速度⑤。

可见高校的校园文化建设问题与人才培养、文化传承与传播等内容存在密切的关联，加强高校的校园文化建设至关重要。

中医药院校在培育中医药高素质医学人才、传承与弘扬中医药文化、服务人民大众等方面起着关键和主导作用，中医药院校的校园文化建设

---

① 叶柏森、张平：《大学校园环境文化视域下思政教育研究：功效·现状·路径——基于对江苏六所高校的实证调查》，《江苏高教》2020 年第 2 期。

② 魏伟华、洪林：《“双一流”背景下高校校园文化建设的思考》，《黑龙江高教研究》2017 年第 8 期。

③ 何炜：《基于传统文化视角的高校校园文化建设研究》，《学校党建与思想教育》2017 年第 22 期。

④ 朱京凤、张桂华：《中华优秀传统文化视角下高校校园文化建设研究》，《学校党建与思想教育》2019 年第 16 期。

⑤ 李亚彤、曾碧：《大学校园文化建设的分析及思考——基于对某大学在校学生的实证调查》，《甘肃科技》2020 年第 13 期。

与中医药核心价值的高度契合对于传承中医药核心价值、弘扬中医药文化、助推中医药事业发展具有深远的意义[①]。中医药院校的校园文化通过校园内的建筑景观、规章制度、文化活动等内容为载体，潜移默化地影响和塑造大学生的行为方式、语言习惯和价值观，从而达到育人的最终目的。

中医药院校特色校园文化的建设是传承和弘扬中医药文化的重要路径，是振兴中医药事业、彰显中医药院校办学特色的不竭动力。中医药文化蕴含着优秀的中国传统文化基因，是中医药院校开展校园文化教育和思想政治教育的宝贵资源，面对当前多元文化的交流与冲突，中医药文化中优秀的价值观念、哲学思想和道德观念都能成为大学生在校园文化中的群体精神寄托，渗透在学风、校风等各方面，引导大学生的行为方式和思维方式，发挥文化育人的强大作用。

挖掘和体现具有特色的中医药文化是中医药院校校园文化建设的重点内容。近年来，各类型的中医药院校都先后开展了校园中医药人文景观的建设工作，部分中医药院校成立了独立的中医药文化研究部门和机构，但是在特色的校园文化建设上尚未体现出明显的差异性和独特性，具有鲜明特点的中医药文化符号不突出，侧面反映出中医药院校仍需要进一步加强校园中医药文化建设。

中医药院校的校园文化是服务于中医药高等教育现代化、国际化目标的文化，是培养优秀中医药事业传承人的文化，这就意味着中医药院校校园文化建设有着鲜明的目标指向，旨在积极引导中医药院校内的大学生认真学习中医药文化，朝着中医药院校的培养目标努力。吴帆在传统中医药文化和特色校园文化的论述中指出，具有特色的校园文化在大学生的中医药文化认同过程中发挥着价值引导和教育传播两大功能，校园文化是影响大学生的思想行为发展方向的重要影响因素，具有特色的校园文化可以影响学生的价值判断、行为习惯和思维方式，特色校园文化氛围可以在潜移默化中陶冶大学生的心灵、在耳濡目染中迅速传播中

① 杨硕鹏、卜菲菲、董玉节：《新媒体环境下中医药核心价值引领中医药院校校园文化建设》，《中医药临床杂志》2018 年第 3 期。

医药文化[①]。

文化认同是个体在参与各类活动中逐渐产生的，体现了文化与个体活动相互作用的结果，是个体对外在文化的内化过程，如果个体长期置于一种文化氛围中，就会逐渐认同、融入其中[②]。王红指出，将中国优秀的传统文化素养和文化精神全面渗透到校园文化元素中，营造浓厚的传统文化氛围，有助于培养大学生对优秀传统文化的认同和自信[③]。赵素容等以蚌埠医学院 2015 级药学专业 2 个本科班级为研究对象进行对比研究，其研究结果指出，观察组学生对中医药的了解度、关注度和参与度均高于对照组，他们由此得出校园中医药文化建设，能有效促进药学专业本科生对中医药传统文化的理解和认识，能提高学生的知识面、专业素养和专业认可度[④]。任缘娟和万霞以新疆地区的医学生为研究对象，借助调查问卷分析了医学院校校园文化建设和培养正确国家观认同的现状，其结果表明绝大多数医学生认为校园文化建设质量与正确国家观认同的培养关系密切，且绝大多数医学生对加强校园文化建设以促进正确国家观认同培养的必要性表示肯定[⑤]。樊娟在新生代大学生文化认同危机及其应对的论述中，提出加强民族认同的最佳途径就是发挥校园文化潜移默化的作用[⑥]。

可见校园文化建设对于认同感的培育和强化具有重要影响。因此，研究选取变量校园文化建设作为留学生中医药文化认同影响因素研究的学校因素，这里的校园文化建设关注的是留学生主观感知到的中医药院校在校园文化方面的建设情况，包括校园环境与氛围建设、文体活动建设等内容。

中医药院校是来华留学生的主要学习和生活场所，留学生的大多数

① 吴帆：《传统中医药文化与特色校园文化的构建》，《黑龙江高教研究》2016 年第 11 期。

② 王玥：《来华留学生文化认同与汉语学习动机的研究》，《品位经典》2020 年第 5 期。

③ 王红：《校园文化建设中增强大学生中国优秀传统文化认同研究》，《高教探索》2017 年第 12 期。

④ 赵素容、张配、李娴等：《校园中医药文化建设对医学院校药学专业人才培养的助推作用》，《蚌埠医学院学报》2018 年第 4 期。

⑤ 任缘娟、万霞：《新疆地区医学院校校园文化建设与培养正确国家观认同现状调查研究》，《中国医学伦理学》2020 年第 5 期。

⑥ 樊娟：《新生代大学生文化认同危机及其应对》，《中国青年研究》2009 年第 7 期。

时间是在中医药院校内部度过，其一系列的学习与成长变化与中医药院校的校园环境是紧密联系的，良好的校园环境有助于实现文化浸润的作用，帮助来华留学生较好地融入中医药院校的学习生活之中，为文化认同打下基础。基于上述的理论分析和相关研究，本研究提出：

研究假设4：校园文化建设对中医药文化认同具有显著正向影响。

研究假设4a：校园文化建设对中医药文化认知具有显著正向影响。

研究假设4b：校园文化建设对中医药文化情感具有显著正向影响。

研究假设4c：校园文化建设对中医药文化行为具有显著正向影响。

（五）社会因素与中医药文化认同

文化认同是社会建构的过程和产物，心理机制、生理机制、社会文化机制和自然条件等都是文化认同重要的构建资源，这些构建资源之间彼此联系、相互影响，共同形成了特定历史时期和地域范围内的文化认同的整体氛围。然而，在个体社会发展的不同阶段中，总是一种或者几种居于主导地位的构建资源影响文化认同的构建，对文化认同的形成和进一步演变发挥着关键作用。

在当今媒介化的社会环境中，大众媒介作为社会文化机制的关键组成部分，正在逐步成为塑造个体文化认同的重要资源，大众媒介能通过作用于社会文化的产生与传播来影响文化认同。

大众媒介，不仅包括以电视、报纸等为代表的传统媒介，还包括以社交平台等为代表的互联网新媒介，大众媒介正渗透在人类文化生活的方方面面。大众媒介所传播的各种信息成为受众（大众传播中信息接收对象）获取经验的重要来源，影响着受众对社会的理解。

大众媒介是一个具有意向性和独立性的话语生产系统，它在当今社会一个重要的功能就是重构社会认同，达成社会整合功效的基础就是它生产着对于背景、人物和事件的描述和进一步阐释，并在合适的时机和语境下赋予特定的意义，从而形成一种共通感①。

大众传播效果研究中的涵化理论指出，受众对现实世界的认识与理解会受到大众媒介提示的“象征性现实”的影响，这种影响在长期的潜

① 潘琼、田波澜：《媒介话语与社会认同》，《当代传播》2005年第4期。

移默化过程中会改变或制约着人们的观念和态度①。也就是说，由于有限理性、信息不对称等因素的影响，个体对客观现实的认知需要一系列的中介环节，个体所感知的真实，不仅会受到成长环境、家庭、学校等带来的认知习惯的影响，还会受到大众媒介所提示的“象征性现实”的影响，这种长期的、潜移默化的影响会在不知不觉中推动个体形成相对稳定的主观现实后，进一步影响个体对客观世界的认知态度和改造客观世界的行为②。

媒介接触是大众媒介对个体文化认同发挥作用的关键环节，媒介接触是受众接触和使用特定的媒介的行为，表现为接触的方式和频率等。此外，也有学者将媒介接触解释为媒介使用，即为了满足个体特定的需求，如信息需求、娱乐需求、人际关系需求等“使用”的媒介。

由于媒介接触的过程是媒介内容与接触行为作用于受众心理和行为的过程，也是传播效果发生的过程，因此，媒介接触能够影响个体的认知、态度和行为。

研究选取变量医药媒介接触作为留学生中医药文化认同影响因素的社会因素，具体而言，研究将中医药院校留学生的医药媒介接触解释为个体在日常生活与学习过程中通过各种媒介内容或者媒介形式接触和认知、体验中医药，通过一系列直接或间接的形式让个体形成中医药情感态度从而达到中医药文化传承与传播的过程，涉及含有中医药文化内容的媒介形式以及媒介传递的中医药文化内容两个方面。

当前研究中围绕医药媒介接触与中医药文化认同的研究相对较少，因此，本研究进一步梳理了媒介接触与文化认同等相关的研究，这些研究通过定量或者定性的分析都充分地证明了媒介接触能对个体的文化认同产生显著的影响。

陆晔采用2009年上海城市居民调查问卷的数据，检验了媒介使用与国家认同之间的理论关系，其研究结果表明大众传媒对公众的国家认同能产生直接的影响，公众直接的媒介使用行为（包括使用互联网和传统

---

①　周庆山：《传播学概论》，北京大学出版社2004年版，第233页。

②　向仲敏、乔真真：《利用新媒体传播社会主义核心价值观——基于涵化理论的研究》，《西南交通大学学报（社会科学版）》2017年第2期。

媒介）对本地认同会产生影响，即收看电视本地新闻和公众对上海城市共同体的情感依附之间存在着明显的正向互动[①]。

张国良等以外籍汉语学习者为研究对象分析了其媒介接触与文化认同之间的关系，他们认为提高外籍汉语学习者对中国大众媒介的接触频率不仅有助于其汉语的学习，更能加深其对中国文化的了解与接纳程度[②]。

吴世文和石义彬结合当前中国文化认同危机的现实背景，在武汉市采用分层随机抽样的形式，选择819名武汉市民作为调查对象，采用问卷调查的方法探讨了我国受众接触媒介中的文化内容在何种程度上影响其中国文化认同。在他们的研究中，中国文化认同是指受众对中华民族文化的文化特征表示接纳和认可态度，由中国文化认知、文化情感和文化行为意向三个层次构成；而媒介接触的测量则是从媒介接触类型和媒介内容形式两个维度询问被调查对象接触媒介中的中国/外国文化内容的频繁程度。他们的调查结果表明，受众对媒介中的中国文化内容的接触程度显著正向影响其中国文化认同度，具体在中国文化认同的三个层次中，文化认知通常能被媒介接触所预测，紧随其后的文化情感、文化行为意向最少被媒介接触所预测；受众接触不同媒介类型和媒介内容形式中的中国文化内容对其中国文化认同具有显著的正向影响[③]。

类似地，董青和洪艳采用问卷调查的方法量化分析了我国受众媒介体育接触对中国文化认同的影响程度，其研究中的媒介体育接触是从媒介形式和媒介内容两个方面对被调查对象接触媒介体育中的中国或者外国文化的频繁程度进行测量，中国文化认同则是根据文化“洋葱理论”从中国文化认知、中国文化情感、中国文化意向和中国文化行为四个方面进行测量。他们调查发现，受众接触不同媒介形式的体育中有关中国文化的内容或者受众接触不同媒介内容的体育中有关中国文化的内容能

---

① 陆晔：《媒介使用、社会凝聚力和国家认同——理论关系的经验检视》，《新闻大学》2010年第2期。

② 张国良、陈青文、姚君喜：《媒介接触与文化认同——以外籍汉语学习者为对象的实证研究》，《西南民族大学学报（人文社会科学版）》2011年第5期。

③ 吴世文、石义彬：《我国受众的媒介接触与其中国文化认同——以武汉市为例的经验研究》，《新闻与传播研究》2014年第1期。

够在认知、情感、意向和行为四个层面上对中国文化认同产生正向显著影响；受众接触不同类型和不同形式的媒介体育中的有关外国文化的内容均可以较好地正向预测其中国文化认同①。可见这两位学者的研究是对吴世文与石义彬两位学者的研究的具体化，尽管他们对中国文化认同的划分存在细微的差异，其整体的研究思路和主要观点是一致的。

任迪和姚君喜依托文化认同理论和大众传播理论，对在沪的289名留学生进行问卷调查，以了解留学生媒介使用与中国文化认同的现状及关系，其中媒介使用是对个体使用大众媒介通常情况的描述，包含媒介使用时长和媒介使用频率两个方面。他们调查发现，留学生报纸和电视媒介使用时长具有对中国文化认同的正向预测力②。

朱多刚和任天浩根据媒介性质、信息流动是否具有互动性和资料可获得性将媒介划分为互联网社交媒体、传统官方媒体、海外媒体和口头媒体四个类别，并基于中国网民社会意识调查数据，分析了不同属性媒介或不同形态媒介对青少年国家认同的影响。他们认为青少年最常接触的媒介是以微博和网络社区为代表的社交媒体；传统官方媒体接触对青少年的国家认同具有正向促进作用、海外媒体的接触对青少年的国家认同具有显著的负向影响。基于此，他们认为青少年的国家认同感是社会建构和媒介建构的结果，不同属性的媒介会对青少年的国家认同感产生不同的建构作用③。

可见，不管是中国文化认同还是国家认同，这些学者的调查研究结果与结论都充分地证明了个体的媒介接触对其认同构建的重要影响作用。

现代媒介是个体社会化过程中的重要影响因素，以其特有的方式改变着个体的生活习惯、思维方式和价值观念。以互联网等为代表的现代媒介传播速度快，辐射范围广，因而成为当下文化传播的核心渠道，在传播各种文化信息的同时，现代媒介也通过议程设置、意见领袖等功能向受众传播价值观念、行为方式，引导个体的价值取向。

---

① 董青、洪艳：《媒介体育接触与中国文化认同研究》，《北京体育大学学报》2015年第11期。

② 任迪、姚君喜：《外籍留学生媒介使用与中国文化认同的实证研究》，《西南民族大学学报（人文社科版）》2019年第9期。

③ 朱多刚、任天浩：《媒介使用对青少年国家认同的影响》，《新闻记者》2020年第4期。

现代媒介作为中医药文化传承与传播的重要渠道，具有交互性、及时性和多样性等特征，为中医药的对内传承、对外宣传推广提供了便利的环境，含有中医药文化内容的媒介形式以及媒介传递的中医药文化内容在个体的中医药文化认同上发挥着重要作用，文化依托媒介得以传播，个体接触媒介获取认知。基于上述的理论分析和相关研究，本研究提出：

研究假设 5：医药媒介接触对中医药文化认同具有显著正向影响。

研究假设 5a：医药媒介接触对中医药文化认知具有显著正向影响。

研究假设 5b：医药媒介接触对中医药文化情感具有显著正向影响。

研究假设 5c：医药媒介接触对中医药文化行为具有显著正向影响。

（六）中医药文化认同与中医药传承与传播

中医药文化的价值不仅在于它能促进和推动中医药事业的发展，还在于它可以弘扬和传播中华文化、可以增强中华民族的文化认同感与归属感、展示中华文化的魅力、扩大中华文化的软实力与影响力[①]。

李春燕指出中医药独特的文化本性决定了消除中医在全球化背景下遇到的诸多难题的关键是要从文化建设入手，构建中医药文化认同，提高国内外消费者对中医药的认可，通过采用“发掘、重构、输出”三步走的策略提高世界对于中医文化的认同，也就是说，要利用文化多元化的时代背景，积极发掘出中医文化的优势，在理解宽容外来文化的基础上，重构中医文化并积极地输出中医文化[②]。徐英研究发现在内蒙古奶茶文化中，人们通过喝奶茶话题会切入内蒙古文化，这种从物质到精神的连锁反应，是文化传播的更深层次发展的自然阶段，无论是精神文化上的认同还是物质文化上的认同，都是在文化认同基础上逐步实现的[③]。吴晶晶等结合“一带一路”国家战略背景论述了提升中医药文化认同感对中医药推向世界的重要性和可行性措施，他们提出，中医药院校可以采用文化先行策略、目标市场策略和品牌拓展策略等策略，提升中医药文化认同感，创建具有自身特色的中医药大学，以更好地传承和弘扬中医

---

① 胡真、王华：《中医药文化的内涵与外延》，《中医杂志》2013 年第 3 期。

② 李春燕：《论中医文化认同危机的根源及其应对策略》，《时珍国医国药》2013 年第 5 期。

③ 徐英：《认同理论视阈下的文化传播——内蒙古文化传播的历史考察研究之二》，《内蒙古大学艺术学院学报》2016 年第 3 期。

药文化，促进中医药文化走向世界①。

因此，中医药的传承与传播要大力培植个体的中医药文化认同。中医药文化认同能在潜移默化中成为中医药传承与传播的动力源，建立在中医药文化上的认同感使中医药的传承与传播找到支撑点。根据社会认同理论，当个体形成了对群体的认同后，体验到个体重视的价值观念和群体的核心观念一致时，个体不仅会积极地内化群体的行为规范，更会正面评价和支持群体。当中医药院校的留学生建立了对中医药文化较强的认同感时，留学生会积极主动地向周围的人分享、交流中医药文化，成为中医药文化传承与传播的有利使者。因此，研究选取变量中医药传承与传播作为留学生中医药文化认同的作用结果，重点讨论留学生对中医药传承与传播的行为意愿和倾向。基于上述的理论分析和相关研究，本研究提出：

研究假设 6：中医药文化认同对中医药传承与传播具有显著正向影响。

研究假设 6a：中医药文化认知对中医药传承与传播具有显著正向影响。

研究假设 6b：中医药文化情感对中医药传承与传播具有显著正向影响。

研究假设 6c：中医药文化行为对中医药传承与传播具有显著正向影响。

二　留学生中医药文化认同的研究模型

本研究第二章和第三章在对国内外关于文化认同、中医药文化认同等相关文献梳理的过程中，详细论述了中医药文化认同研究的相关理论基础，同时，依托文化认同理论、教育生态系统理论等经典理论，在本章研究假设的构建部分，具体地探讨了个人、家庭、学校、社会和国家五个层面的影响因素与中医药文化认同之间的影响机制，同时也推导了中医药文化认同与中医药传承与传播行为意愿之间的作用机制。在文化

① 吴晶晶、官翠玲、高山：《一带一路背景下中医药院校对中医药文化认同的构建》，《世界科学技术——中医药现代化》2018 年第 5 期。

认同等相关理论系统分析的基础上，结合前文研究假设的推演，本研究构建了中医药院校留学生中医药文化认同的整体研究模型。

研究模型涉及留学生中医药文化认同的影响因素（包括个人因素、家庭因素、国家因素、学校因素和社会因素五个方面）、中医药文化认同的现状（包括中医药文化认知、中医药文化情感和中医药文化行为3个维度）和中医药文化认同的作用结果（中医药传承与传播）三个部分。在影响因素部分的变量选取中，个人因素为变量传统哲学基础，家庭因素为变量传统医药背景，国家因素为变量医药文化相似性，学校因素为变量校园文化建设、社会因素为变量医药媒介接触。在作用结果部分，中医药文化认同的作用结果为变量中医药传承与传播。

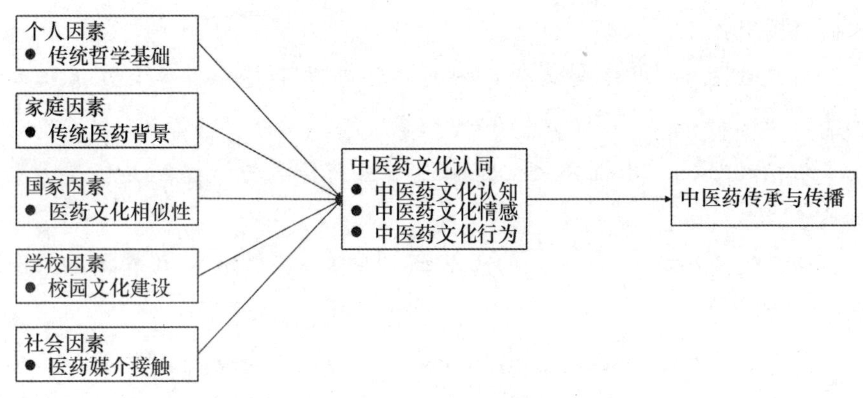

图4—1 研究概念模型

三 留学生中医药文化认同的调研设计

我国国土面积广阔，各区域中医药来华留学教育发展不平衡，一方面，中医药来华留学教育受到了中医药院校的办学历史、办学规模、师资队伍、学科设置等系列自身因素的影响；另一方面，区域经济发展的能力与水平也是中医药来华留学教育的重要影响因素。

由于新时期我国社会经济发展，全国范围内形成了特征明显的四大经济区域，四个地区经济发展水平差异明显，这也就在一定程度上决定了中医药来华留学教育呈现出明显的地域性，即东部地区和中部地区的中医药来华留学教育办学实力与规模整体上是要强于东北地区和西部地区的中医药来华留学教育办学实力。因此，针对目前中医药留学教育的现状和研究的实际操作性，研究将在重点关注中部地区和东部地区的同时兼顾西部地区和东北地区。同时，考虑到中医药来华留学教育的办学历史，最终研究选择中部地区（湖北省、湖南省、江西省、山西省）、东部地区（北京市、山东省、江苏省、福建省）、东北地区（黑龙江省、辽宁省）和西部地区（云南省）的共计 11 所中医药院校作为研究对象所在院校。在 11 所中医药院校中，研究兼顾了各个地区的中医药院校，在一定程度上保证了研究调查对象的广泛性和代表性。

需要关注的是，相较于中医药院校中国学生的规模，来华留学生的规模更小，为了保证研究的代表性，同时符合数据分析的基本要求，研究计划 11 所中医药院校内各选取 100 名在校留学生进行现场调查问卷。

然而，在实际调查过程中，研究发现因中医药来华留学教育的发展阶段不同，各中医药院校的留学生在校人数存在较大差异，如山西中医药大学、福建中医药大学的实际在校人数均不足 100 人，考虑到被调查对象的配合程度和数据分析的样本要求，研究对少数院校的被调查对象进行了动态的调整，以便研究的顺利进行。

四　留学生中医药文化认同的问卷设计

中医药院校留学生中医药文化认同调查问卷的测量题项主要是在国内外相关研究基础上，根据专家访谈意见和中医药院校留学生教育实际情况进行修改调整而来。构建中医药文化认同初始调查问卷的主要任务是形成条目池。

条目池形成过程中遵循以下原则：（1）尽可能穷尽问项的不同表述方式，保证一定的冗余以增强问项内部一致性；（2）条目池题项数量为最终量表题项的 3 倍左右；（3）题项的表述要正面和负面相结合；（4）量表的题项要明确清晰、便于理解；（5）量表设计过程中通过反向分类的方法剔除不适合的题项。

留学生中医药文化认同初始调查问卷的题项主要来源包括三类：（1）文献研究。围绕本研究的目的及内容，结合大量文献阅读。参考国内外文献中经过实证研究信效度均较高的测量量表题项，主要包括关于民族认同的 EIS 量表、MEIM 量表、MEIM-R 量表以及关于文化认同的

SL-ASIA 量表等，在此基础上进行本土化调整。（2）小组讨论。在文献研究基础上，结合目前留学生中医药文化认同的现状，与小组成员进行讨论并收集意见进行修改。研究小组成员先独立进行概念层次合并及归类，经综合讨论后形成问卷初始量表，然后用反向归类的方法进行复核校验，剔除不符合要求的题项，最终设计出中医药文化认同初始量表。（3）专家访谈。对相关高校中国传统文化、中医药文化、中医药学、管理学、心理学、教育学等不同领域的学者以及政府部门、教育机构等领域的专家就中医药文化认同的问题进行请教与交流，根据专家对留学生中医药文化认同初始量表的看法和访谈结果增加或删除测量项目。

在现有成熟问卷的相关研究的基础上，本研究邀请湖北中医药大学国际教育学院的留学生、国际教育学院的专职辅导员、中医及中药学教师、心理学与管理学教师进行两轮访谈，第一轮围绕中医药文化认知、中医药文化情感、中医药文化行为、中医药文化认同的影响因素等内容进行不限定交流，访谈结束由专人进行词条统计分析，以形成留学生中医药文化认同调查问卷初稿。

根据前文建立的相关研究假设和研究模型，留学生中医药文化认同整体研究模型中涉及的研究变量主要分为三类：前置变量（中医药文化认同的影响因素）、中医药文化认同和结果变量（中医药文化认同的作用结果）。

留学生中医药文化认同实证研究中的前置变量是指中医药文化认同的前置影响因素，即传统哲学基础、传统医药背景、医药文化相似性、校园文化建设和医药媒介接触五个变量。其中，变量传统哲学基础由“所有事物之间是有着相互联系的”等 10 个测量题项进行测量、变量传统医药背景由“我在来华之前接受过有关传统医药文化的教育或培训”等 3 个测量题项进行测量、变量医药文化相似性由“我的母国有和中国相似的传统医药/草药”等 3 个测量题项进行测量、变量校园文化建设由“学校的外观和内饰都含有中医药文化元素”等 5 个测量题项进行测量、变量医药媒介接触由“我接触到的中医药相关影视作品越来越多”等 4 个测量题项进行测量，留学生中医药文化认同五个方面的影响因素的各测量题项语句表述如表 4—1 所示。

表 4—1　　留学生中医药文化认同影响因素的测量量表

类别	变量	测量题项	参考依据
个人因素	传统哲学基础	(1) 所有事物之间是有着相互联系的	张登本（2015）①；郑新洪（2016）②
		(2) 世界应当被看作一个整体，而不是各个分离的部分	
		(3) 一件事物或细节的变化会最终影响到整体和全局	
		(4) 事物的好坏是可以相互转换的	
		(5) 事物不应朝着一个方向无限度地发展，需要寻找一个适中的平衡点	
		(6) 再好的事情，当向着一个方面无限度的发展时，就可能成为不好的事情	
		(7) 好坏交替和循环转换是事物发展的一般特征	
		(8) 事物的好坏是相对而论的	
		(9) 一般很难判断一件事物是绝对的好或者坏	
		(10) 一件事物在某种条件下是好的，可能在另一种条件下就是不好的	
家庭因素	传统医药背景	(1) 我在来华之前接受过有关传统医药文化的教育或培训	雍琳和万明刚（2003）③；严宇（2017）④
		(2) 我曾阅读过传统医药文化类的书籍	
		(3) 我的家人或亲戚朋友中有人从事传统医药方面的工作	

① 张登本：《中医学基础》，中国中医药出版社 2015 年版，第 3—14 页。

② 郑新洪：《中医学基础》，中国中医药出版社 2016 年版，第 6—19 页。

③ 雍琳、万明刚：《影响藏族大学生藏、汉文化认同的因素研究》，《心理与行为研究》2003 年第 3 期。

④ 严宇：《回族大学生民族认同状况及其影响因素研究——基于西安地区部分高校的调查》，《民族论坛》2017 年第 2 期。

续表

类别	变量	测量题项	参考依据
国家因素	医药文化相似性	(1) 我的母国有和中国相似的传统医药/草药	田野和杜荣 (2011)①
		(2) 我的母国有和中国相似的医药文化	
		(3) 我的母国有和中国相似的医药体系和制度	
学校因素	校园文化建设	(1) 学校的外观和内饰都含有中医药文化元素	吴帆 (2016)②；曹志斌 (2016)③
		(2) 学校为学生教育提供了充分的实践教学基地保障	
		(3) 学校为学生提供了大量的中医药文化类的课程	
		(4) 学校组建了中医药文化相关的学生社团	
		(5) 学校经常提供中医药文化的讲座或培训	
社会因素	医药媒介接触	(1) 我接触到的中医药相关影视作品越来越多	吴世文和石义彬 (2014)④；董青和洪艳 (2015)⑤；徐剑等 (2016)⑥
		(2) 我接触到的中医药相关直播活动越来越多	
		(3) 我经常在报纸、电视等传统媒体看到中医药相关报道	
		(4) 我经常在微信、微博等社交网络看到中医药相关报道	

留学生中医药文化认同实证研究中的中医药文化认同变量由中医药文化认知、中医药文化情感和中医药文化行为 3 个维度构成，其中，中医药文化认知维度由“中医药文化代表着人与自然的和谐，符合自然规律”等 4 个测量题项进行测量、中医药文化情感维度由“我认为中医药

① 田野、杜荣：《知识转移、知识共享和文化相似度的关系——关于 IT 外包项目的研究》，《科学学研究》2011 年第 8 期。

② 吴帆：《传统中医药文化与特色校园文化的构建》，《黑龙江高教研究》2016 年第 11 期。

③ 曹志斌：《试论优秀传统文化与高校校园文化建设的有效融合》，《学校党建与思想教育》2016 年第 2 期。

④ 吴世文、石义彬：《我国受众的媒介接触与其中国文化认同——以武汉市为例的经验研究》，《新闻与传播研究》2014 年第 1 期。

⑤ 董青、洪艳：《媒介体育接触与中国文化认同研究》，《北京体育大学学报》2015 年第 11 期。

⑥ 徐剑、刘康、韩瑞霞等：《媒介接触下的国家形象构建——基于美国人对华态度的实证调研分析》，《新闻与传播研究》2011 年第 6 期。

文化很有魅力”等4个测量题项进行测量、中医药文化行为维度由“我愿意用中医养生理念指导日常饮食生活”等4个测量题项进行测量，中医药文化认同的14个测量题项语句表述如表4—2所示。

表4—2　　　　留学生中医药文化认同的测量量表

<table>
<tr><th>类别</th><th>变量</th><th>测量题项</th><th>参考依据</th></tr>
<tr><td rowspan="14">中医药文化认同</td><td rowspan="4">中医药文化认知</td><td>（1）中医药文化代表着人与自然的和谐，符合自然规律</td><td rowspan="14">潘小毅等（2019）①</td></tr>
<tr><td>（2）我认为中医药文化是传统优秀文化重要组成部分</td></tr>
<tr><td>（3）我认为相对西医而言，中医的诊治也是很有效的</td></tr>
<tr><td>（4）我认为中医诊疗副作用小，不易复发</td></tr>
<tr><td rowspan="4">中医药文化情感</td><td>（1）我认为中医药文化很有魅力</td></tr>
<tr><td>（2）我认为中医药文化在国际上的影响力越来越大</td></tr>
<tr><td>（3）我在意别人对待中医药的态度</td></tr>
<tr><td>（4）我认为在高校中设置中医药专业是有必要的</td></tr>
<tr><td rowspan="6">中医药文化行为</td><td>（1）我愿意用中医养生理念指导日常饮食生活</td></tr>
<tr><td>（2）我平时有通过各种途径来关注和了解中医食疗、中医养生知识</td></tr>
<tr><td>（3）我倾向于购买中医药元素的产品</td></tr>
<tr><td>（4）如果生病了，我会选择去看中医</td></tr>
<tr><td>（5）毕业后我会从事与中医药文化相关的工作</td></tr>
<tr><td>（6）如果有机会，我会学习一些中医推拿、针灸技术</td></tr>
</table>

留学生中医药文化认同实证研究中的结果变量是指变量中医药传承与传播，即中医药院校留学生中医药传承与传播的行为意愿，该变量由“我认为继承和发扬中医药文化很有必要”等6个测量题项进行测量，各测量题项语句表述如表4—3所示。

① 潘小毅、官翠玲等：《中医药文化认同量表的设计与开发》，《时珍国医国药》2019年第4期。

表4—3　　　　留学生中医药文化认同作用结果的测量量表

类别	变量	测量题项	参考依据
作用结果	中医药传承与传播	(1) 我认为继承和发扬中医药文化很有必要	邓丽芳等(2015)①;张雷平和李柔冰(2017)②
		(2) 我认为中医药传承是优秀传统文化复兴的重要途径	
		(3) 我愿意继续支持中医药文化的发展	
		(4) 我认为中医药的影响力越来越大了	
		(5) 我认为中医药文化是架起中国和世界联通的重要桥梁	
		(6) 我希望为中医药文化的传播贡献自己的力量	
		(7) 我会主动向身边的人介绍中医药文化	

调查问卷量表部分均采用李克特五级量表，从“非常不同意”到“非常同意”，分别记为：1（非常不同意），2（比较不同意），3（一般），4（比较同意），5（非常同意）。分值越高表示认可程度越高。

调查问卷初稿各测量题项均采用中英文双语表述，语句翻译严格遵循双语互译要求，以减少因留学生语言理解问题而造成的题项理解偏差。

在此基础上，研究选择3所中医药院校进行第一轮线下调查，即本研究的预调查，通过提前培训调查人员，以收集高质量有效问卷进行预调查数据分析。根据预调查中各题项测量的信度、效度等量化指标，结合预调查过程中留学生反馈的问题与建议，对调查问卷进行二次修订，并将二次修订问卷再次提交中医中药学教师、管理学与心理学教师等进行第二轮访谈，根据相关教师、专家反馈的建议进行调查问卷的三次修订，最终形成《中医药院校留学生中医药文化认同调查问卷（中英双语版）》进行正式调查。

---

① 邓丽芳、傅星雅、裴蓓：《新生代大学生文化传承与创新的现状及影响因素——基于六所高校的调查研究》，《北京社会科学》2015年第6期。

② 张雷平、李柔冰：《中医药文化传播基本问题论纲》，《医学与社会》2017年第7期。

第二节　留学生中医药文化认同的预调查

为进一步增强本研究编制的《中医药院校留学生中医药文化认同调查问卷（中英双语版）》的科学性和可行性，本研究先在小范围进行预调查以修订调查问卷。研究选取了南京中医药大学、湖北中医药大学和江西中医药大学三所中医药院校的在籍在校留学生作为预调查研究对象。同时，在线下收集纸质版调查问卷的过程中，研究征集了留学生对预调查问卷及各变量测量题项的建议。基于留学生预调查的有效问卷数据，研究依次进行项目分析和探索性因子分析，综合数据分析指标结果和留学生填写反馈的建议，研究对留学生预调查问卷的测量题项进行精简和优化，形成留学生正式调查问卷。

一　留学生预调查的样本概况

参照留学生中医药文化认同的整体研究设计，在中医药院校留学生中医药文化认同预调查阶段，在南京中医药大学、湖北中医药大学和江西中医药大学3所中医药院校共计发放纸质调查问卷300份，其中南京中医药大学发放50份、湖北中医药大学发放100份、江西中医药大学发放150份。剔除漏答超过5题或规律性作答等无效问卷后，留学生预调查获得有效问卷257份，留学生预调查问卷有效回收率为85.67%，其中南京中医药大学留学生预调查问卷有效回收率为100%，湖北中医药大学留学生预调查问卷有效回收率为78.00%，江西中医药大学留学生预调查问卷有效回收率为86.00%。

表4—4集中显示了留学生预调查257位被调查对象的基本信息情况。在留学生预调查样本的性别分布上，男性被调查对象为141人，占比54.86%，女性被调查对象为116人，占比45.14%。在留学生预调查样本的年龄分布上，被调查对象的年龄主要集中在20—29岁，共计222人，占比86.38%，其次是19岁及以下27人，占比10.51%，在30—39岁和40岁及以上两个区间的被调查对象各有4人，各占比1.56%。从所有被调查对象的性别和年龄的分布情况看，留学生预调查的被调查对象性别分布相对均匀，年龄切合中医药院校在校留学生的实际情况。

表 4—4 留学生预调查样本的基本信息（N = 257）

类别		频数	百分比（%）
性别	男	141	54. 86
	女	116	45. 14
年龄	19 岁及以下	27	10. 51
	20—29 岁	222	86. 38
	30—39 岁	4	1. 56
	40 岁及以上	4	1. 56
学习阶段	本科生	217	84. 44
	硕士研究生	4	1. 56
	博士研究生	17	6. 61
	其他	19	7. 39
学校	南京中医药大学	50	19. 46
	湖北中医药大学	78	30. 35
	江西中医药大学	129	50. 19
是否华裔	否	209	81. 32
	是	48	18. 68
来华时间	1 年及以下	11	4. 28
	2—3 年	94	36. 58
	4—5 年	127	49. 42
	6 年以上	25	9. 73
汉语水平	HSK－3 级及以下	83	32. 30
	HSK－4 级	29	11. 28
	HSK－5 级	7	2. 72
	HSK－6 级及以上	8	3. 11
	未参加过等级考试	130	50. 58

在留学生预调查样本的学习阶段分布上，被调查对象当前的学习阶段主要为本科阶段，共计 217 人，占比 84. 44%；在硕士研究生阶段的共有 4 人，占比 1. 56%；在博士研究生阶段的共有 17 人，占比 6. 61%；其他阶段（如专科、短期进修等）的共计 19 人，占比 7. 39%，可见参与预调查的中医药院校留学生主要为本科生。

在留学生预调查样本的学校分布上，南京中医药大学参与预调查的留学生共计 50 人，占比 19.46%；湖北中医药大学参与预调查的留学生共计 78 人，占比 30.35%；江西中医药大学参与预调查的留学生共计 129 人，占比 50.19%。

在留学生预调查样本的是否为华裔分布上，华裔留学生共计 48 人，占比 18.68%；非华裔留学生共计 209 人，占比 81.32%，可见参与预调查的中医药院校留学生主要为非华裔留学生。

在留学生预调查样本的来华时间上，被调查对象来华学习时间主要为4—5 年，共计 127 人，占比 49.42%；其次为 2—3 年，共计 94 人，占比 36.58%；来华时间在 1 年及以下和 6 年及以上的留学生相对较少，分别有 11 人和 25 人，由此可以推测，参与预调查的中医药院校留学生主要为高年级的本科生。

在留学生预调查样本的汉语水平分布上，被调查对象的汉语水平在 HSK－3 级及以下的共有 83 人，占比 32.30%；在 HSK－4 级和 HSK－5 级的留学生分别有 29 人和 7 人；在 HSK－6 级及以上的仅有 8 人，占比 3.11%。值得注意的是，在 257 位被调查对象中，有 130 人未参加汉语等级考试（含参加考试而未通过），占比超过 50%。

从留学生预调查的被调查对象的基本情况看，男女性别分布相对均匀，表明预调查抽样合适，可以有效体现中医药院校留学生的基本情况。同时，根据参与留学生预调查的 257 位被调查对象的基本信息，可以推测出参与本次留学生的预调查的被调查对象是 20—29 岁的接受本科教育的高年级留学生，这些参与预调查的留学生中华裔人数较少，汉语水平整体不高，但因来华时间相对较长可以进行简单的日常中文交流。

二　留学生预调查的数据分析

在实证研究中，预调查实施测试完成后，需要对无效问卷进行排除，并对预调查问卷中量表部分的测量题项进行数据分析，其分析内容主要包括项目分析和探索性因子分析两个部分。结合相关指标对预调查问卷量表部分的测量题项删减或者调整，优化问卷量表质量，作为编制正式调查问卷的参考依据，因此形成正式调查问卷。

根据 257 份留学生预调查的有效问卷数据结果，研究依据预调查问卷中量表的内容，对各影响因素、中医药文化认同各维度和作用结果分别进行了项目分析与探索性因子分析，结合相关指标判断留学生预调查问卷量表部分的测量题项是否需要优化调整，形成留学生正式调查问卷。同时对修订完成的调查问卷各测量题项进行编码，为留学生正式调查数据分析奠定基础。

（一）留学生预调查数据的项目分析

项目分析的主要目的在于检验量表或者测量题项的可靠程度，具体而言就是研究高分和低分两组被调查对象在每个测量题项上的差异或者对测量题项进行同质性检验，项目分析的结果可以作为个别测量题项的删减依据。

项目分析主要采取同质性检验法和极端值法两种形式。极端值法又称为临界比值法，其计算过程复杂，因此在实际项目分析中多采用同质性检验法。

同质性检验法主要包括测量题项与量表总分的相关、测量题项在量表共同因素的因素负荷量和量表整体的内部一致性信度检验值三个部分。测量题项的删减主要参考三个指标：

第一，修正后的项目总相关值小于0.4。修正后的项目总相关是指某一变量内该测量题项与其余题项加总后的积差相关，若修正后的项目总相关值小于0.4，则表明该测量题项与其余题项的相关为低度相关，同质性不高，则可以考虑删除该测量题项。

第二，删除项后的克隆巴赫系数明显增大。克隆巴赫系数又称为内部一致性 α 系数（简称 α 系数），是社会科学领域中李克特量表信度分析的重要评价指标。删除项后的克隆巴赫系数值是指删除该测量题项后，整个量表的 α 系数值改变的情况，一般而言，删除某一个测量题项以后，该量表的 α 系数会减小，如果预调查问卷某部分量表删除某个测量题项后，该量表的 α 系数反而明显增大，则可以考虑删除该测量题项。

第三，共同性值小于0.2。共同性是指测量题项能够解释共同变量属性或者特质的变异量，是各测量题项在共同因素的因素负荷量的平方加总，共同性越高，表明该测量题项与其他测量题项的共同特质越多，一般而言，如果某个测量题项的共同性值低于0.2，表示该测量题项与共同因素的关系不密切，则可以考虑删除该测量题项。

1. 影响因素的项目分析

留学生预调查个人因素，即传统哲学基础变量共计 10 个测量题项，该部分量表的整体克隆巴赫系数为 0.843，符合大于 0.7 的标准。由表 4—5 可知，在修正后项与总计相关性系数中，10 个测量题项的修正后项与总计相关性系数均大于 0.4（最小值为 0.428）；删除项后的克隆巴赫系数没有明显增加整体的克隆巴赫 Alpha 系数；在共同性系数上，各测量题项的初始共同性为 1，使用主成分分析法提取的共同性均大于 0.2（最小值为 0.277）。综合上述结果，研究认为留学生预调查个人因素（传统哲学基础变量）具有较好的信度，10 个测量题项无须删减，可以保留进行后续分析。

表 4—5　　　　留学生预调查个人因素的项目分析

测量题项	修正后的项与总计相关性	删除项后的克隆巴赫系数	共同性
所有事物之间是有着相互联系的	0.428	0.839	0.277
世界应当被看作一个整体，而不是各个分离的部分	0.578	0.825	0.473
一件事物或细节的变化会最终影响整体和全局	0.526	0.830	0.412
事物的好坏是可以相互转换的	0.500	0.832	0.369
事物不应朝着一个方向无限度地发展，需要寻找一个适中的平衡点	0.620	0.822	0.528
再好的事情，当向着一个方面无限度的发展时，就可能成为不好的事情	0.515	0.832	0.382
好坏交替和循环转换是事物发展的一般特征	0.620	0.822	0.529
事物的好坏是相对而论的	0.624	0.821	0.516
一般很难判断一件事物是绝对的好或者坏	0.507	0.833	0.370
一件事物在某种条件下是好的，可能在另一种条件下就是不好的	0.510	0.832	0.372

留学生预调查家庭因素，即传统医药背景变量共3个测量题项，该部分量表的整体克隆巴赫系数为0.740，符合大于0.7的标准。由表4—6可知，在修正后的项与总计相关性系数中，3个题项的修正后项与总计相关性系数均大于0.4（最小值为0.535）；删除项后的克隆巴赫系数没有明显增加整体的克隆巴赫系数；在共同性系数上，各测量题项的初始共同性为1，使用主成分分析法提取的共同性均大于0.2（最小值为0.622）。综合上述分析结果，研究认为留学生预调查家庭因素（传统医药背景变量）具有较好的信度，3个测量题项无须删减，可以保留进行后续分析。

表4—6　留学生预调查家庭因素的项目分析

测量题项	修正后的项与总计相关性	删除项后的克隆巴赫系数	共同性
我在来华之前接受过有关传统医药文化的教育或培训	0.586	0.629	0.681
我曾阅读过传统医药文化类的书籍	0.535	0.689	0.622
我的家人或亲戚朋友中有人从事传统医药方面的工作	0.579	0.641	0.674

留学生预调查国家因素，即医药文化相似性变量共3个测量题项，该部分量表的整体克隆巴赫系数为0.798，符合大于0.7的标准。由表4—7可知，在修正后的项与总计相关性系数中，3个题项的修正后项与总计相关性系数均大于0.4（最小值为0.519）；删除项后的克隆巴赫系数没有明显增加整体的克隆巴赫系数；在共同性系数上，各测量题项的初始共同性为1，使用主成分分析法提取的共同性均大于0.2（最小值为0.562）。综合上述分析结果，研究认为留学生预调查国家因素（医药文化相似性变量）具有较好的信度，3个测量题项无须删减，可以保留进行后续分析。

表 4—7　　留学生预调查国家因素的项目分析

测量题项	修正后的项与总计相关性	删除项后的克隆巴赫系数	共同性
我的母国有和中国相似的传统医药/草药	0.711	0.650	0.799
我的母国有和中国相似的医药文化	0.712	0.655	0.797
我的母国有和中国相似的医药体系和制度	0.519	0.857	0.562

留学生预调查学校因素，即校园文化建设变量共 5 个测量题项，该部分量表的整体克隆巴赫系数为 0.883，符合大于 0.7 的标准。由表 4—8 可知，在修正后的项与总计相关性系数中，5 个题项的修正后项与总计相关性系数均大于 0.4（最小值为 0.635）；删除项后的克隆巴赫系数没有明显增加整体的克隆巴赫系数；在共同性系数上，各测量题项的初始共同性为 1，使用主成分分析法提取的共同性均大于 0.2（最小值为 0.579）。综合上述分析结果，研究认为留学生预调查学校因素（校园文化建设变量）具有较好的信度，5 个测量题项无须删减，可以保留进行后续分析。

表 4—8　　留学生预调查学校因素的项目分析

测量题项	修正后的项与总计相关性	删除项后的克隆巴赫系数	共同性
学校的外观和内饰都含有中医药文化元素	0.635	0.876	0.579
学校为学生教育提供了充分的实践教学基地保障	0.753	0.850	0.726
学校为学生提供了大量的中医药文化类的课程	0.808	0.836	0.790
学校组建了中医药文化相关的学生社团	0.761	0.848	0.733
学校经常提供中医药文化的讲座或培训	0.643	0.875	0.585

留学生预调查社会因素，即医药媒介接触变量共 4 个测量题项，该

部分量表的整体克隆巴赫系数为0.841，符合大于0.7的标准。由表4—9可知，在修正后的项与总计相关性系数中，4个题项的修正后项与总计相关性系数均大于0.4（最小值为0.617）；删除项后的克隆巴赫系数没有明显增加整体的克隆巴赫系数；在共同性系数上，各测量题项的初始共同性为1，使用主成分分析法提取的共同性均大于0.2（最小值为0.605）。综合上述分析结果，研究认为留学生预调查社会因素（医药媒介接触变量）具有较好的信度，4个测量题项无须删减，可以保留进行后续分析。

表4—9　　留学生预调查社会因素的项目分析

测量题项	修正后的项与总计相关性	删除项后的克隆巴赫系数	共同性
我接触到的中医药相关影视作品越来越多	0.755	0.762	0.774
我接触到的中医药相关直播活动越来越多	0.707	0.784	0.722
我经常在报纸、电视等传统媒体看到中医药相关报道	0.617	0.822	0.605
我经常在微信、微博等社交网络看到中医药相关报道	0.624	0.822	0.615

2. 中医药文化认同的项目分析

留学生预调查中医药文化认同中的中医药文化认知维度共4个测量题项，该部分量表的整体克隆巴赫系数为0.859，符合大于0.7的标准。由表4—10可知，在修正后的项与总计相关性系数中，4个题项的修正后项与总计相关性系数均大于0.4（最小值为0.629）；删除项后的克隆巴赫系数没有明显增加整体的克隆巴赫系数；在共同性系数上，各测量题项的初始共同性为1，使用主成分分析法提取的共同性均大于0.2（最小值为0.606）。综合上述分析结果，研究认为留学生预调查中医药文化认同中的中医药文化认知维度具有较好的信度，4个测量题项无须删减，可以保留进行后续分析。

表 4—10　　　　留学生预调查中医药文化认知的项目分析

测量题项	修正后的项与总计相关性	删除项后的克隆巴赫系数	共同性
中医药文化代表着人与自然的和谐，符合自然规律	0.745	0.804	0.759
我认为中医药文化是传统优秀文化重要组成部分	0.753	0.804	0.765
我认为相对西医而言，中医的诊治也是很有效的	0.710	0.821	0.709
我认为中医诊疗副作用小，不易复发	0.629	0.851	0.606

留学生预调查中医药文化认同中的中医药文化情感维度共 4 个测量题项，该部分量表的整体克隆巴赫系数为 0.876，符合大于 0.7 的标准。由表 4—11 可知，在修正后的项与总计相关性系数中，4 个题项的修正后项与总计相关性系数均大于 0.4（最小值为 0.702）；删除项后的克隆巴赫系数没有明显增加整体的克隆巴赫系数；在共同性系数上，各测量题项的初始共同性为 1，使用主成分分析法提取的共同性均大于 0.2（最小值为 0.692）。综合上述分析结果，研究认为留学生预调查中医药文化认同中的中医药文化情感维度具有较好的信度，4 个测量题项无须删减，可以保留进行后续分析。

表 4—11　　　　留学生预调查中医药文化情感的项目分析

测量题项	修正后的项与总计相关性	删除项后的克隆巴赫系数	共同性
我认为中医药文化很有魅力	0.733	0.841	0.732
我认为中医药文化在国际上的影响力越来越大	0.755	0.833	0.755
我在意别人对待中医药的态度	0.750	0.835	0.748
我认为在高校中设置中医药专业是有必要的	0.702	0.856	0.692

留学生预调查中医药文化认同中的中医药文化行为维度共6个测量题项，该部分量表的整体克隆巴赫系数为0.896，符合大于0.7的标准。由表4—12可知，在修正后的项与总计相关性系数中，6个题项的修正后项与总计相关性系数均大于0.4（最小值为0.623）；删除项后的克隆巴赫系数没有明显增加整体的克隆巴赫系数；在共同性系数上，各测量题项的初始共同性为1，使用主成分分析法提取的共同性均大于0.2（最小值为0.533）。综合上述分析结果，研究认为留学生预调查中医药文化认同中的中医药文化行为维度具有较好的信度，6个测量题项无须删减，可以保留进行后续分析。

表4—12　　留学生预调查中医药文化行为的项目分析

测量题项	修正后的项与总计相关性	删除项后的克隆巴赫系数	共同性
我愿意用中医养生理念指导日常饮食生活	0.733	0.875	0.685
我平时有通过各种途径来关注和了解中医食疗、中医养生知识	0.738	0.875	0.689
我倾向于购买中医药元素的产品	0.773	0.869	0.725
如果生病了，我会选择去看中医	0.762	0.870	0.709
毕业后我会从事与中医药文化相关的工作	0.694	0.882	0.621
如果有机会，我会学习一些中医推拿、针灸技术	0.623	0.891	0.533

3. 作用结果的项目分析

留学生预调查作用结果，即中医药传承与传播变量共7个测量题项，该部分量表的整体克隆巴赫系数为0.931，符合大于0.7的标准。由表4—13可知，在修正后的项与总计相关性系数中，7个题项的修正后项与总计相关性系数均大于0.4（最小值为0.746）；删除项后的克隆巴赫系数没有明显增加整体的克隆巴赫系数；在共同性系数上，各测量题项的初始共同性为1，使用主成分分析法提取的共同性均大于0.2（最小值为

0.665)。综合上述分析结果，研究认为留学生预调查作用结果（中医药传承与传播变量）具有较好的信度，7个测量题项无须删减，可以保留进行后续分析。

表4—13　　　　留学生预调查作用结果的项目分析

测量题项	修正后的项与总计相关性	删除项后的克隆巴赫系数	共同性
我认为继承和发扬中医药文化很有必要	0.759	0.923	0.682
我认为中医药传承是优秀传统文化复兴的重要途径	0.802	0.919	0.738
我愿意继续支持中医药文化的发展	0.746	0.924	0.665
我认为中医药的影响力越来越大了	0.779	0.921	0.708
我认为中医药文化是架起中国和世界联通的重要桥梁	0.770	0.922	0.698
我希望为中医药文化的传播贡献自己的力量	0.849	0.914	0.798
我会主动向身边的人介绍中医药文化	0.763	0.922	0.687

综上所述，研究针对留学生预调查问卷影响因素、中医药文化认同和作用结果三个部分9个方面依次进行了项目分析，综合参考项目分析的三项标准（测量题目的修正后的项与总计相关性系数均大于0.4；量表整体克隆巴赫系数均大于0.7且删除项后的克隆巴赫系数没有明显增加整体的克隆巴赫系数；各测量题项使用主成分分析法提取的共同性均大于0.2），研究认为留学生预调查问卷三个部分共计46个测量题目，所有题项均保留进行探索性因子分析。

（二）留学生预调查数据的探索性因子分析

探索性因子分析的目的在于找出量表的潜在结构，减少量表的测量题项，使之成为一个测量题项精简但彼此相互关联较大的变量。在人文社会科学领域的研究主要采取主成分分析法和共同因素分析两种方法对研究的变量进行精简优化，其中使用较为广泛的是主成分分析法。

主成分分析法的前提假设是所有分析的变量不含误差，样本的相关系数矩阵即为总体的相关系数矩阵，其重点在于解释研究数据的变异量。主成分分析法是以线性方程式将所有的研究变量加以合并，计算所有研究变量共同解释的变异量，该线性组合则称为主要成分。

需要注意的是，探索性因子分析需要满足两个条件：

第一，KMO 值大于 0.6。KMO 是 Kaiser-Meyer-Olkin 的简称，是用于比较变量间简单相关系数和偏相关系数的指标，其取值范围介于 0 与 1 之间，KMO 值越接近 1 时，表明研究变量间的共同因素越多，变量间的净相关系数越小，越适合进行因子分析。当 KMO 值大于 0.6 时，表明研究变量之间存在共同因素，可以进行因子分析。

第二，Bartlett's 球形检验的卡方值达到 0.05 的显著水平。Bartlett's 球形检验也称作巴特利特球形检验，当巴特利特球形检验的卡方值达到 0.05 的显著性水平，可以拒绝虚无假设，即拒绝研究变量之间的净相关系数矩阵不是单元矩阵，接受净相关系数矩阵是单元矩阵的假设，表明总体的相关系数矩阵间存在共同因素，可以进行因子分析。

在正式进行探索性因素分析时，需要经历以下三个主要步骤：首先，计算研究变量间的相关系数矩阵；其次，因素负荷量的估计；最后，转轴方法的确定。

1. 影响因素的探索性因子分析

留学生预调查个人因素（传统哲学基础变量）的 10 个测量题项的 KMO 值为 0.887，符合大于 0.6 的参考标准；同时，巴特利特球形检验的卡方值为 743.575，自由度为 45，满足 0.05 的显著性水平，表明代表总体的相关系数矩阵间存在共同因素。综上，个人因素的 10 个测量题项可以进行因子分析。

留学生预调查个人因素的因子分析结果表明：传统哲学基础变量的 10 个测量题项提取出 1 个特征值大于 1 的共同因素，该因素的特征值为 4.228，可以解释 42.277% 的变异量。由表 4—14 个人因素的因子载荷排序情况可知，测量题项“好坏交替和循环转换是事物发展的一般特征”的因子载荷值最大（值为 0.728），测量题项“所有事物之间是有着相互联系的”的因子载荷值最小（值为 0.526），各测量题项的因子载荷均大于 0.5，因此 10 个测量题项均保留。

表 4—14　　留学生预调查个人因素的因子载荷

测量题项	因子载荷
好坏交替和循环转换是事物发展的一般特征	0.728
事物不应朝着一个方向无限度地发展，需要寻找一个适中的平衡点	0.726
事物的好坏是相对而论的	0.718
世界应当被看作一个整体，而不是各个分离的部分	0.688
一件事物或细节的变化会最终影响到整体和全局	0.642
再好的事情，当向着一个方面无限度的发展时，就可能成为不好的事情	0.618
一件事物在某种条件下是好的，可能在另一种条件下就是不好的	0.610
一般很难判断一件事物是绝对的好或者坏	0.608
事物的好坏是可以相互转换的	0.608
所有事物之间是有着相互联系的	0.526

留学生预调查家庭因素（传统医药背景变量）的 3 个测量题项的 KMO 值为0.685，符合大于0.6 的参考标准；同时，巴特利特球形检验的卡方值为 168.833，自由度为 3，满足 0.05 的显著性水平，表明代表总体的相关系数矩阵间存在共同因素。综上，家庭因素的 3 个测量题项可以进行因子分析。

留学生预调查家庭因素的因子分析结果表明：传统医药背景变量的 3 个测量题项提取出 1 个特征值大于 1 的共同因素，该因素的特征值为 1.976，可以解释 65.872% 的变异量。由表 4—15 家庭因素的因子载荷排序情况可知，测量题项“我在来华之前接受过有关传统医药文化的教育或培训”的因子载荷值最大（值为 0.825），测量题项“我曾阅读过传统医药文化类的书籍”的因子载荷值最小（值为 0.788），各测量题项的因子载荷均大于 0.5，因此 3 个测量题项均保留。

表 4—15　　留学生预调查家庭因素的因子载荷

测量题项	因子载荷
我在来华之前接受过有关传统医药文化的教育或培训	0.825
我的家人或亲戚朋友中有人从事传统医药方面的工作	0.821
我曾阅读过传统医药文化类的书籍	0.788

留学生预调查国家因素（医药文化相似性变量）的 3 个测量题项的KMO 值为 0.657，符合大于 0.6 的参考标准；同时，巴特利特球形检验的卡方值为 290.146，自由度为 3，满足 0.05 的显著性水平，表明代表总体的相关系数矩阵间存在共同因素。综上，国家因素的 3 个测量题项可以进行因子分析。

留学生预调查国家因素的因子分析结果表明：医药文化相似性变量的 3 个测量题项提取出 1 个特征值大于 1 的共同因素，该因素的特征值为 2.158，可以解释 71.923% 的变异量。由表 4—16 国家因素的因子载荷排序情况可知，测量题项“我的母国有和中国相似的传统医药/草药”的因子载荷值最大（值为 0.894），测量题项“我的母国有和中国相似的医药体系和制度”的因子载荷值最小（值为 0.749），各测量题项的因子载荷均大于 0.5，因此 3 个测量题项均保留。

表 4—16　　　　留学生预调查国家因素的因子载荷

测量题项	因子载荷
我的母国有和中国相似的传统医药/草药	0.894
我的母国有和中国相似的医药文化	0.893
我的母国有和中国相似的医药体系和制度	0.749

留学生预调查学校因素（校园文化建设变量）的 5 个测量题项的KMO 值为 0.860，符合大于 0.6 的参考标准；同时，巴特利特球形检验的卡方值为 680.190，自由度为 10，满足 0.05 的显著性水平，表明代表总体的相关系数矩阵间存在共同因素。综上，学校因素的 5 个测量题项可以进行因子分析。

留学生预调查学校因素的因子分析结果表明：校园文化建设变量的 5 个测量题项提取出 1 个特征值大于 1 的共同因素，该因素的特征值为 3.412，可以解释 68.247% 的变异量。由表 4—17 学校因素的因子载荷排序情况可知，测量题项“学校为学生提供了大量的中医药文化类的课程”的因子载荷值最大（值为 0.889），测量题项“学校的外观和内饰都含有中医药文化元素”的因子载荷值最小（值为 0.761），各测量题项的因子载荷均大于 0.5，因此 5 个测量题项均保留。

表 4—17　　留学生预调查学校因素的因子载荷

测量题项	因子载荷
学校为学生提供了大量的中医药文化类的课程	0.889
学校组建了中医药文化相关的学生社团	0.856
学校为学生教育提供了充分的实践教学基地保障	0.852
学校经常提供中医药文化的讲座或培训	0.765
学校的外观和内饰都含有中医药文化元素	0.761

留学生预调查社会因素（医药媒介接触变量）的 4 个测量题项的 KMO 值为 0.783，符合大于 0.6 的参考标准；同时，巴特利特球形检验的卡方值为 430.979，自由度为 6，满足 0.05 的显著性水平，表明代表总体的相关系数矩阵间存在共同因素。综上，社会因素的 4 个测量题项可以进行因子分析。

留学生预调查社会因素的因子分析结果表明：医药媒介接触变量的 4 个测量题项提取出 1 个特征值大于 1 的共同因素，该因素的特征值为 2.716，可以解释 67.910% 的变异量。由表 4—18 社会因素的因子载荷排序情况可知，测量题项“我接触到的中医药相关影视作品越来越多”的因子载荷值最大（值为 0.880），测量题项“我经常在微信、微博等社交网络看到中医药相关报道”的因子载荷值最小（值为 0.778），各测量题项的因子载荷均大于 0.5，因此 4 个测量题项均保留。

表 4—18　　留学生预调查社会因素的因子载荷

测量题项	因子载荷
我接触到的中医药相关影视作品越来越多	0.880
我接触到的中医药相关直播活动越来越多	0.850
我经常在报纸、电视等传统媒体看到中医药相关报道	0.784
我经常在微信、微博等社交网络看到中医药相关报道	0.778

2. 中医药文化认同的探索性因子分析

留学生预调查中医药文化认同的中医药文化认知维度的 4 个测量题项的 KMO 值为 0.808，符合大于 0.6 的参考标准；同时，巴特利特球形检验的卡方值为487.868，自由度为6，满足0.05的显著性水平，表明代表总体的相关系数矩阵间存在共同因素。综上，中医药文化认知维度的4个测量题项可以进行因子分析。

留学生预调查中医药文化认同的中医药文化认知维度的因子分析结果表明：中医药文化认知维度的4个测量题项提取出1个特征值大于1的共同因素，该因素的特征值为2.840，可以解释70.988%的变异量。由表4—19中医药文化认知维度的因子载荷排序情况可知，测量题项“我认为中医药文化是传统优秀文化重要组成部分”的因子载荷值最大（值为0.875），测量题项“我认为中医诊疗副作用小，不易复发”的因子载荷值最小（值为0.779），各测量题项的因子载荷均大于0.5，因此4个测量题项均保留。

表4—19　留学生预调查中医药文化认知的因子载荷

测量题项	因子载荷
我认为中医药文化是传统优秀文化重要组成部分	0.875
中医药文化代表着人与自然的和谐，符合自然规律	0.871
我认为相对西医而言，中医的诊治也是很有效的	0.842
我认为中医诊疗副作用小，不易复发	0.779

留学生预调查中医药文化认同的中医药文化情感维度的4个测量题项的KMO值为0.835，符合大于0.6的参考标准；同时，巴特利特球形检验的卡方值为514.989，自由度为6，满足0.05的显著性水平，表明代表总体的相关系数矩阵间存在共同因素。综上，中医药文化情感维度的4个测量题项可以进行因子分析。

留学生预调查中医药文化认同的中医药文化情感维度的因子分析结果表明：中医药文化情感维度的4个测量题项提取出1个特征值大于1的共同因素，该因素的特征值为2.927，可以解释73.169%的变异量。由表4—20中医药文化情感维度的因子载荷排序情况可知，测量题项“我认为中医药文化在国际上的影响力越来越大”的因子载荷值最大（值为0.869），测量题项“我认为在高校中设置中医药专业是有必要的”的因子载荷值最小（值为0.832），各测量题项的因子载荷均大于0.5，因此4

个测量题项均保留。

表 4—20　　　　留学生预调查中医药文化情感的因子载荷

测量题项	因子载荷
我认为中医药文化在国际上的影响力越来越大	0.869
我在意别人对待中医药的态度	0.865
我认为中医药文化很有魅力	0.856
我认为在高校中设置中医药专业是有必要的	0.832

留学生预调查中医药文化认同的中医药文化行为维度的 6 个测量题项的 KMO 值为 0.848，符合大于 0.6 的参考标准；同时，巴特利特球形检验的卡方值为 910.595，自由度为 15，满足 0.05 的显著性水平，表明代表总体的相关系数矩阵间存在共同因素。综上，中医药文化行为维度的 6 个测量题项可以进行因子分析。

留学生预调查中医药文化认同的中医药文化行为维度的因子分析结果表明：中医药文化行为维度的 6 个测量题项提取出 1 个特征值大于 1 的共同因素，该因素的特征值为 3.962，可以解释 66.030% 的变异量。由表 4—21 中医药文化行为维度的因子载荷排序情况可知，测量题项“我倾向于购买中医药元素的产品”的因子载荷值最大（值为 0.851），测量题项“如果有机会，我会学习一些中医推拿、针灸技术”的因子载荷值最小（值为 0.730），各测量题项的因子载荷均大于 0.5，因此 6 个测量题项均保留。

表 4—21　　　　留学生预调查中医药文化行为的因子载荷

测量题项	因子载荷
我倾向于购买中医药元素的产品	0.851
如果生病了，我会选择去看中医	0.842
我平时有通过各种途径来关注和了解中医食疗、中医养生知识	0.830
我愿意用中医养生理念指导日常饮食生活	0.828
毕业后我会从事与中医药文化相关的工作	0.788
如果有机会，我会学习一些中医推拿、针灸技术	0.730

3. 作用结果的探索性因子分析

留学生预调查作用结果（中医药传承与传播变量）的 7 个测量题项的 KMO 值为 0. 917，符合大于 0. 6 的参考标准；同时，巴特利特球形检验的卡方值为 1328. 361，自由度为 21，满足 0. 05 的显著性水平，表明代表总体的相关系数矩阵间存在共同因素。综上，作用结果的 7 个测量题项可以进行因子分析。

留学生预调查作用结果的因子分析结果表明：中医药传承与传播变量的 7 个测量题项提取出 1 个特征值大于 1 的共同因素，该因素的特征值为 4. 976，可以解释 71. 079% 的变异量。由表 4—22 作用结果的因子载荷排序情况可知，测量题项“我希望为中医药文化的传播贡献自己的力量”的因子载荷值最大（值为 0. 893），测量题项“我愿意继续支持中医药文化的发展”的因子载荷值最小（值为 0. 815），各测量题项的因子载荷均大于 0. 5，因此 7 个测量题项均保留。

表 4—22　　　　留学生预调查作用结果的因子载荷

测量题项	因子载荷
我希望为中医药文化的传播贡献自己的力量	0. 893
我认为中医药传承是优秀传统文化复兴的重要途径	0. 859
我认为中医药的影响力越来越大了	0. 841
我认为中医药文化是架起中国和世界联通的重要桥梁	0. 835
我会主动向身边的人介绍中医药文化	0. 829
我认为继承和发扬中医药文化很有必要	0. 826
我愿意继续支持中医药文化的发展	0. 815

综上所述，研究针对留学生预调查问卷影响因素、中医药文化认同和作用结果三个部分 9 个方面依次进行了探索性因子分析，综合参考探索性因子分析的标准（测量题目的因子载荷均大于 0. 5），研究认为留学生预调查问卷三个部分共计 46 个测量题目均可以保留。

（三）留学生正式调查测量题项编码

研究对留学生预调查 257 份有效问卷的测量题项进行项目分析和探索性因子分析，结合克隆巴赫系数、删除项后的克隆巴赫系数、修正后的项与总计相关性、使用主成分分析法提取的共同性、因子载荷等指标，综合对研究设计的留学生预调查问卷量表进行优化，数据分析结果表明，原始预调查问卷量表三个部分共计46个测量题项具有较好的信度和效度，无测量题项需要删减，因此46个测量题项全部保留，形成留学生中医药文化认同的正式调查问卷量表部分。

为方便正式调查研究的数据分析工作，研究对量表各测量题项进行问卷编码，以便后续研究，具体见表4—23、表4—24和表4—25。

表4—23　留学生中医药文化认同影响因素各变量测量题项及编码

影响因素	变量名称	编码	测量题项
个人因素	传统哲学基础	A101	所有事物之间是有着相互联系的
		A102	世界应当被看作一个整体，而不是各个分离的部分
		A103	一件事物或细节的变化会最终影响整体和全局
		A104	事物的好坏是可以相互转换的
		A105	事物不应朝着一个方向无限度地发展，需要寻找一个适中的平衡点
		A106	再好的事情，当向着一个方面无限度的发展时，就可能成为不好的事情
		A107	好坏交替和循环转换是事物发展的一般特征
		A108	事物的好坏是相对而论的
		A109	一般很难判断一件事物是绝对的好或者坏
		A110	一件事物在某种条件下是好的，可能在另一种条件下就是不好的
家庭因素	传统医药背景	B101	我在来华之前接受过有关传统医药文化的教育或培训
		B102	我曾阅读过传统医药文化类的书籍
		B103	我的家人或亲戚朋友中有人从事传统医药方面的工作
国家因素	医药文化相似性	C101	我的母国有和中国相似的传统医药/草药
		C102	我的母国有和中国相似的医药文化
		C103	我的母国有和中国相似的医药体系和制度

续表

影响因素	变量名称	编码	测量题项
学校因素	校园文化建设	D101	学校的外观和内饰都含有中医药文化元素
		D102	学校为学生教育提供了充分的实践教学基地保障
		D103	学校为学生提供了大量的中医药文化类的课程
		D104	学校组建了中医药文化相关的学生社团
		D105	学校经常提供中医药文化的讲座或培训
社会因素	医药媒介接触	E101	我接触到的中医药相关影视作品越来越多
		E102	我接触到的中医药相关直播活动越来越多
		E103	我经常在报纸、电视等传统媒体看到中医药相关报道
		E104	我经常在微信、微博等社交网络看到中医药相关报道

表 4—24　　留学生中医药文化认同各维度测量题项及编码

变量名称	编码	测量题项
中医药文化认知	CC1	中医药文化代表着人与自然的和谐，符合自然规律
	CC2	我认为中医药文化是传统优秀文化重要组成部分
	CC3	我认为相对西医而言，中医的诊治也是很有效的
	CC4	我认为中医诊疗副作用小，不易复发
中医药文化情感	CE1	我认为中医药文化很有魅力
	CE2	我认为中医药文化在国际上的影响力越来越大
	CE3	我在意别人对待中医药的态度
	CE4	我认为在高校中设置中医药专业是有必要的
中医药文化行为	CB1	我愿意用中医养生理念指导日常饮食生活
	CB2	我平时有通过各种途径来关注和了解中医食疗、中医养生知识
	CB3	我倾向于购买中医药元素的产品
	CB4	如果生病了，我会选择去看中医
	CB5	毕业后我会从事与中医药文化相关的工作
	CB6	如果有机会，我会学习一些中医推拿、针灸技术

表 4—25　　留学生中医药文化认同作用结果变量测量题项及编码

变量名称	编码	测量题项
中医药传承与传播	ID1	我认为继承和发扬中医药文化很有必要
	ID2	我认为中医药传承是优秀传统文化复兴的重要途径
	ID3	我愿意继续支持中医药文化的发展
	ID4	我认为中医药的影响力越来越大了
	ID5	我认为中医药文化是架起中国和世界联通的重要桥梁
	ID6	我希望为中医药文化的传播贡献自己的力量
	ID7	我会主动向身边的人介绍中医药文化

第五章

留学生中医药文化认同的正式调查

中医药院校留学生中医药文化认同的现状、影响因素和作用结果分析主要是基于留学生正式调查的数据结果。首先，根据本书对中医药文化认同概念的界定，从中医药文化认知、中医药文化情感和中医药文化行为3个维度对中医药院校留学生的中医药文化认同现状进行描述，并进一步检验中医药文化认同及3个维度在留学生不同人口统计学特征分类下（如性别、国籍等）的差异情况。其次，研究依托文化认同理论等相关理论分别从个人因素、家庭因素、国家因素、学校因素和社会因素五个方面梳理总结留学生中医药文化认同主要的前置影响变量（包括传统哲学基础、传统医药背景、医药文化相似性、校园文化建设和医药媒介接触五个变量）。基于留学生正式调查数据对五个变量进行描述性统计分析，采用Person积差相关分析和分层回归分析对五个变量与中医药文化认同及3个维度的关系深入量化研究，进一步论证五个变量对中医药文化认同的影响程度，根据数据分析结果对本研究提出的研究假设进行检验。最后，研究从中医药传承与传播的视角探讨中医药文化认同的作用结果，客观描述中医药院校留学生中医药传承与传播行为意愿，论证留学生中医药文化认同与中医药传承与传播行为意愿的关系。

第一节　留学生正式调查的样本概况与数据预处理

中医药院校留学生中医药文化认同的现状、影响因素和作用结果分析主要是基于留学生正式调查的数据结果，因此，获取一批具有较高准确性和真实性的调查数据极为重要。

为此，本研究在对中医药院校留学生中医药文化认同进行正式调查前，先在小范围内进行预调查，以便对研究设计的调查问卷进行调整。经由257位被调查对象收集的留学生预调查有效数据，本研究针对调查问卷中的量表部分依次进行项目分析和探索性因子分析，结果显示，本研究初次编制的调查问卷量表部分具有较好的信度和效度，无测量题项需要删减或合并。同时，在预调查的现场问卷过程中，留学生对量表部分的中英文测量题项翻译均表示可以理解题意，不存在明显的语义理解偏差。综合数据分析和填写意见反馈，研究确认形成中医药院校留学生中医药文化认同正式调查问卷中的量表部分。

在实施正式调查之前，将经由预调查检验的调查问卷再一次提交给5位专家进行集中讨论（中医教师1位、国际教育学院留学生专职辅导员1位、管理学教师2位和英语教师1位），确保正式调查问卷有效性的同时不涉及政治、宗教信仰等敏感性问题。经专家反馈，研究细化正式调查问卷中留学生个人基本信息的调查问题，具体包括：

①增加单选式作答调查问题：您的专业类别是________？［A. 哲学　B. 经济学　C. 法学　D. 教育学　E. 文学　F. 历史学　G. 理学　H. 工学　I. 农学　J. 医学（中医医学类）　K. 医学（西方医学类）　M. 军事学　N. 管理学　O. 艺术学］

②增加单选式作答调查问题：您的宗教信仰是？（A. 儒教　B. 道教　C. 佛教　D. 基督教　E. 伊斯兰教　F. 其他________　G. 无宗教信仰）

③增加开放式作答调查问题：您的国籍是________？

④增加延续补充性单选式作答调查问题：如果是华裔，是第几代？（A. 第一代　B. 第二代　C. 第三代　D. 第四代　E. 第五代及以上）

由此，研究将中医药院校留学生中医药文化认同研究量表部分和个人基本信息部分内容全部修订完成，问卷各部分语句、选项翻译均严格依照双向互译进行整理，最终形成中英文双语版的《中医药院校留学生中医药文化认同调查问卷（中英双语版）》，完整调查问卷见附件1。

一　留学生正式调查的样本概况

中医药院校留学生中医药文化认同的正式调查于2018年12月开始进

行，历时1个月，参照留学生中医药文化认同研究的整体研究设计，研究对四大地区的剩余九所中医药院校进行第二轮调查。由于各中医药院校开展留学生教育的规模存在差异，在校留学生人数差异较大，本研究根据在校留学生的人数，对在校留学生人数较少的中医药院校（山西中医药大学和福建中医药大学）和已经开展过预调查的南京中医药大学这三所中医药院校以50份为标准分发纸质版调查问卷；对在校留学生人数较多的中医药院校以100份为标准分发纸质版调查问卷，如北京中医药大学、黑龙江中医药大学、湖南中医药大学、山东中医药大学、云南中医药大学、辽宁中医药大学六所中医药院校。

留学生正式调查在九所中医药院校累计发放纸质调查问卷750份，剔除填写明显呈现规律性、少答漏答超过三题等无效问卷后，最终有效调查问卷为615份，整体有效问卷回收率为82.00%。

由表5—1可知，北京中医药大学回收有效问卷94份，问卷有效回收率为94.00%，有效问卷占比15.28%；湖南中医药大学回收有效问卷90份，问卷有效回收率为90.00%，有效问卷占比14.63%；山东中医药大学回收有效问卷82份，问卷有效回收率为82.00%，有效问卷占比13.33%；云南中医药大学和辽宁中医药大学回收有效问卷均为76份，问卷有效回收率为76.00%，有效问卷占比12.36%；黑龙江中医药大学回收有效问卷73份，问卷有效回收率为73.00%，有效问卷占比11.87%；南京中医药大学回收有效问卷44份，问卷有效回收率为88.00%，有效问卷占比7.15%；山西中医药大学回收有效问卷41份，问卷有效回收率为82.00%，有效问卷占比6.67%；福建中医药大学回收有效问卷39份，问卷有效回收率为78.00%，有效问卷占比6.34%。

表5—1　　留学生正式调查样本的学校分布情况

学校	频数	百分比	有效回收率
北京中医药大学	94	15.28	94.00
湖南中医药大学	90	14.63	90.00
山东中医药大学	82	13.33	82.00
云南中医药大学	76	12.36	76.00

续表

学校	频数	百分比	有效回收率
辽宁中医药大学	76	12.36	76.00
黑龙江中医药大学	73	11.87	73.00
南京中医药大学	44	7.15	88.00
山西中医药大学	41	6.67	82.00
福建中医药大学	39	6.34	78.00

由表5—2可知，在留学生正式调查的615份有效样本数据中，男性被调查对象有359位，占比58.37%，女性被调查对象有256位，占比41.63%。所有被调查对象的年龄集中分布在20—29岁，共计458人，占比74.47%，其次集中在19岁及以下，共计133人，占比21.63%。从被调查对象的性别和年龄分布情况可以发现，研究抽样的中医药院校的留学生男女性别分布相对均衡，男性略多于女性，群体年轻化，符合中医药院校在校留学生的实际情况。

表5—2　　留学生正式调查样本的性别与年龄分布情况

类别		频数	百分比
性别	男	359	58.37
	女	256	41.63
年龄	19岁及以下	133	21.63
	20—29岁	458	74.47
	30—39岁	19	3.09
	40岁及以上	5	0.81

由表5—3可知，在留学生正式调查的615份有效样本数据中，被调查对象的学习阶段主要为本科阶段，共计560人，占比91.05%。相对而言，硕士研究生和博士研究生样本的人数较少，分别为33人和10人，分别占比5.37%和1.63%。此外，参与调查的留学生中还有如短期进修、专科等其他类型留学生12人，占比1.95%。这一数据符合《中国中医药统计摘编》汇总公布的中医药院校留学生学历教育层次分布情况，侧面

验证研究样本抽取合适，研究数据具有一定的代表性。

表5—3 留学生正式调查样本的学习阶段分布情况

类别	频数	百分比
本科生	560	91.05
硕士研究生	33	5.37
博士研究生	10	1.63
其他	12	1.95

由表5—4可知，在留学生正式调查的615份有效样本数据中，被调查对象的专业主要分布在医学专业，结合预调查的反馈结果，研究在正式调查中对医学专业进行了区分，将医学专业划分为以中医学科为主导中医医学类专业和以主流医学（西方医学）为主导的西方医学类专业，可以发现中医医学类专业人数有325人，占比52.85%，西方医学类专业人数有239人，占比38.86%。从两种类型的医学专业人数分布上可以发现，在中医药院校学习的留学生较多地选择中医医学类专业，如中医学、针灸推拿学等明显具有中医药特点的专业；同时在医学教育的发展过程中，中医药院校并没有故步自封，仍然鼓励和推崇多种医学共同进步，这就体现在中医药院校的留学生是可以学习西方医学类专业的，如临床医学、MBBS（Bachelor of Medicine/ Bachelor of Surgery）等具有主流医学特点的专业。

表5—4 留学生正式调查样本的专业类别分布情况

类别	频数	百分比
经济学	7	1.14
教育学	7	1.14
文学	1	0.16
理学	6	0.98
工学	1	0.16
管理学	1	0.16
中医医学类	325	52.85

续表

类别	频数	百分比
西方医学类	239	38.86
其他	28	4.55

由表5—5可知，在留学生正式调查的615份有效样本数据中，被调查对象参加汉语等级考试获得HSK－4级的共计253人，占比41.14%，其次为HSK－3级及以下，共计113人，占比18.37%，获得汉语等级考试HSK－5级和HSK－6级及以上的留学生相对较少，分别有56人和40人。中医药院校留学生参加汉语等级考试取得的汉语等级相对较低，同时我们也注意到被调查对象中有153位留学生没有参加汉语等级考试（含参加考试而未通过）。汉语是留学生深度学习中医药的重要基础也是关键性制约因素，中医药大量经典常以古汉语流传，这对中医药院校的中国学生都是难关，对母语非汉语的留学生更是巨大考验。

表5—5　　留学生正式调查样本的汉语等级分布情况

类别	频数	百分比
HSK－3级及以下	113	18.37
HSK－4级	253	41.14
HSK－5级	56	9.11
HSK－6级及以上	40	6.50
未参加等级考试	153	24.88

由表5—6可知，在留学生正式调查的615份有效样本数据中，被调查对象的宗教信仰主要是伊斯兰教、佛教和基督教三种。其中信仰伊斯兰教的留学生共计308人，占比50.08%，信仰佛教的留学生共计90人，占比14.63%，信仰基督教的留学生共计70人，占比11.38%。信仰儒教和道家的留学生相对较少，分别有6人和7人；此外，还有63位留学生没有宗教信仰。宗教信仰与生活态度、就医倾向、文化概念等内容密切相关，中医药学中的部分观点与思维方式和道教等宗教推行的观念存在一定相似性，因此对留学生的宗教信仰进行分析也是留学生中医药文化

认同研究的重要内容之一。

表5—6　　留学生正式调查样本的宗教信仰分布情况

类别	频数	百分比
儒教	6	0.98
道教	7	1.14
佛教	90	14.63
基督教	70	11.38
伊斯兰教	308	50.08
其他	71	11.54
无宗教信仰	63	10.24

由表5—7可知，在留学生正式调查的615份有效样本数据中，参与调查的中医药院校留学生的国籍主要分布在亚洲地区，累计530人，分布国家前六位分别是巴基斯坦（229人）、印度（94人）、泰国（59人）、马来西亚（40人）、土库曼斯坦（31人）和韩国（27人）。其次在欧洲的俄罗斯（21人）、非洲的苏丹（26人）和北美洲的美国（13人）也有较多的留学生。整体上看，参与调查的中医药院校留学生主要分布在亚洲地区，距离中国地理位置较近，这一分布情况符合《中国中医药统计摘编》汇总公布的历年中医药院校留学生生源国籍分布情况。

表5—7　　留学生正式调查样本的部分国籍分布情况

类别		频数	百分比
亚洲	巴基斯坦	229	37.20
	印度	94	15.30
	泰国	59	9.60
	马来西亚	40	6.50
	土库曼斯坦	31	5.00
	韩国	27	4.40
	阿富汗	9	1.50
	日本	7	1.10

续表

类别		频数	百分比
欧洲	俄罗斯	21	3.40
南美洲	巴西	2	0.30
非洲	苏丹	26	4.20
	赞比亚	7	1.10
大洋洲	澳大利亚	2	0.30
北美洲	美国	13	2.10

注：百分比为该类别人数占正式调查615位调查对象总人数的比例。

由表5—8可知，在留学生正式调查的615份有效样本数据中，被调查对象的绝大多数为非华裔留学生，共计536人，占比87.15%。在79名华裔留学生中也主要分布在第三代华裔留学生。

表5—8　　　　留学生正式调查样本的是否华裔分布情况

类别		频数	百分比
否		536	87.15
是	第一代	17	2.76
	第二代	13	2.11
	第三代	26	4.23
	第四代	15	2.44
	第五代及以上	8	1.30

由表5—9可知，在留学生正式调查的615份有效样本数据中，被调查对象的来华学习时间主要是2—3年，共计325人，占比52.85%，其次是1年及以下，共计150人，占比24.39%。从来华学习时间上看，中医药院校的留学生到中国学习的时间整体上偏短，这与前述留学生的学习阶段结论一致，可见参与调查的留学生主要为本科高年级学生。

表5—9　　留学生正式调查样本的来华学习时间分布情况

类别	频数	百分比
1年及以下	150	24.39
2—3年	325	52.85
4—5年	76	12.36
6年及以上	64	10.41

二　留学生正式调查的数据预处理

规范、科学的数据分析方法是中医药院校留学生中医药文化认同研究的重点，是系列研究结论与观点的关键参考依据。在本研究中，留学生中医药文化认同正式调查的数据分析主要包含两个紧密衔接的步骤。

首先，整体对《中医药院校留学生中医药文化认同调查问卷（中英双语版）》中的量表部分的数据进行检验，综合判断数据的有效性和可靠性，即通过信度分析、效度分析和共同方法偏差检验对量表测量题项数据进行检验，以判断研究正式调查收集的数据是否可以进行后续研究。

其次，本研究根据研究设计，将依次对中医药文化认同的影响因素、中医药文化认同的现状和中医药文化认同的作用结果三个部分进行系统分析，即采用描述性统计分析对变量（或维度）及具体测量题项的得分进行描述、采用相关分析对各变量（或维度）之间的相关性进行检验、采用分层回归分析对各变量之间的回归系数进行检验，从而综合地对中医药院校留学生中医药文化认同研究中的研究假设进行判断。

本节中，研究将重点对留学生正式调查量表部分测量题项的信度、效度及共同方法偏差进行检验。

（一）留学生正式调查的信度与效度分析

在科学研究尤其是社会科学研究中，研究者往往需要通过线上、线下等渠道收集研究数据进行系列研究。在进行研究数据有效分析前必须保证研究模型及其包含的潜变量、测量题项等数据收集是可靠的，因而研究数据的信度和效度是数据系统分析前的两个关键点，只有同时满足了信度和效度的要求，研究后续的论证才能有依据、让人信服。

信度是用来反映调查问卷测量结果的一致性和稳定性的指标，即测量的调查问卷的结果是否可以反映研究对象的本质特征。在社会科学研究中，克隆巴赫α系数（后文简称为α系数）是最为普遍的标准，当α系数大于0.9时，表示调查问卷信度很高；当α系数介于0.8与0.9之间时，表示调查问卷信度良好；当α系数介于0.7与0.8之间时，表示调查问卷信度尚可接受；当α系数小于0.7时，表示调查问卷的信度较差，其测量题项可能需要调整和优化。在中医药院校留学生中医药文化认同的正式调查中，研究采用SPSS 25.0对在收调查问卷的各变量（或维度）进行计算α系数以评价其信度。

效度是用来反映调查问卷测量的有效性的指标，即问卷准确地测量出它所要测量指标特性的程度，效度越高，表示测量的结果与要观察的内容越吻合。一般而言，调查问卷的效度包括内容效度和结构效度两个方面的内容。内容效度作为事前指标，是对问卷的逻辑性和合理性进行判断，此次留学生正式调查研究是建立在严谨的文献综述基础之上，再结合专家学者、预调查被调查对象的相关建议和预调查数据分析结果，对问卷进行严格的调整修改，所以本研究设计的留学生正式调查问卷具有较好的内容效度。结构效度是指调查问卷能够测量出相关理论的特质或者某一概念的程度，结构效度以严谨的逻辑分析为基础，同时结合实际调查所得的数据和资料对资料的正确性进行检验，在社会科学领域，通常采用验证性因子分析来检验正式调查问卷的结构效度。

在留学生正式调查问卷测量题项进行信度和效度分析前，本研究借助结构方程模型软件Mplus 7.4根据各测量题项所属的变量（或维度）分别建立与之对应的测量模型，从而获取该变量（或维度）的标准化因子载荷及相关数值。

1. 影响因素的信度与效度分析

由表5—10可知，个人因素中的变量传统哲学基础包含“所有事物之间是有着相互联系的”等10个测量题项，10个测量题项的标准化因子载荷最大值为0.686，最小值为0.453，除测量题项“一般很难判断一件事物是绝对的好或者坏”的标准化因子载荷略小于0.5的标准外，其余题项的标准化因子载荷均大于0.5的标准；当显著性水平为0.05时，相应的P值均小于0.05。经可靠性分析，该变量的克隆巴赫α系数值为0.840，大于0.7的参考标准；同时，该变量的组成信度值为0.848，大于0.7的参考标准。综合上述指标，可以认为个人因素中的变量传统哲学基础具有较好的信度和效度，可进行后续分析。

表5—10　　变量传统哲学基础的信度与效度分析

题号	测量题项	标准化因子载荷	标准误	T值
A101	所有事物之间是有着相互联系的	0.558	0.031	17.843***
A102	世界应当被看作一个整体，而不是各个分离的部分	0.663	0.026	25.178***
A103	一件事物或细节的变化会最终影响整体和全局	0.686	0.025	27.332***
A104	事物的好坏是可以相互转换的	0.607	0.029	20.921***
A105	事物不应朝着一个方向无限度地发展，需要寻找一个适中的平衡点	0.651	0.027	24.206***
A106	再好的事情，当向着一个方面无限度的发展时，就可能成为不好的事情	0.542	0.032	16.972***
A107	好坏交替和循环转换是事物发展的一般特征	0.629	0.028	22.524***
A108	事物的好坏是相对而论的	0.650	0.027	24.060***
A109	一般很难判断一件事物是绝对的好或者坏	0.453	0.035	12.791***
A110	一件事物在某种条件下是好的，可能在另一种条件下就是不好的	0.536	0.032	16.654***

注：*** 表示 $P<0.001$。

由表5—11可知，家庭因素中的变量传统医药背景包含“我在来华之前接受过有关传统医药文化的教育或培训”等3个测量题项，3个测量题项的标准化因子载荷最大值为0.810，最小值为0.762，均大于0.5的标准；当显著性水平为0.05时，相应的P值均小于0.05。经可靠性分析，该变量的克隆巴赫α系数值为0.828，大于0.7的参考标准；同时，该变量的组成信度值为0.829，大于0.7的参考标准。综合上述指标，可以认为家庭因素中的变量传统医药背景具有较好的信度和效度，可进行后续分析。

表 5—11　　变量传统医药背景的信度与效度分析

题项	测量题项	标准化因子载荷	标准误	T 值
B101	我在来华之前接受过有关传统医药文化的教育或培训	0.810	0.021	39.100 ***
B102	我曾阅读过传统医药文化类的书籍	0.762	0.023	33.646 ***
B103	我的家人或亲戚朋友中有人从事传统医药方面的工作	0.786	0.022	36.263 ***

注：*** 表示 $P < 0.001$。

由表 5—12 可知，国家因素中的变量医药文化相似性包含“我的母国有和中国相似的传统医药/草药”等 3 个测量题项，3 个测量题项的标准化因子载荷最大值为 0.866，最小值为 0.708，均大于 0.5 的标准；当显著性水平为 0.05 时，相应的 P 值均小于 0.05。经可靠性分析，该变量的克隆巴赫 α 系数值为 0.811，大于 0.7 的参考标准；同时，该变量的组成信度值为 0.815，大于 0.7 的参考标准。综合上述指标，可以认为国家因素中的变量医药文化相似性具有较好的信度和效度，可进行后续分析。

表 5—12　　变量医药文化相似性的信度与效度分析

题项	测量题项	标准化因子载荷	标准误	T 值
C101	我的母国有和中国相似的传统医药/草药	0.734	0.025	29.002 ***
C102	我的母国有和中国相似的医药文化	0.866	0.022	38.873 ***
C103	我的母国有和中国相似的医药体系和制度	0.708	0.026	27.058 ***

注：*** 表示 $P < 0.001$。

由表 5—13 可知，学校因素中的变量校园文化建设包含“学校的外观和内饰都含有中医药文化元素”等 5 个测量题项，5 个测量题项的标准化因子载荷最大值为 0.802，最小值为 0.661，均大于 0.5 的标准；当显著性水平为 0.05 时，相应的 P 值均小于 0.05。经可靠性分析，该变量的克隆巴赫 α 系数值为 0.849，大于 0.7 的参考标准；同时，该变量的组成信度值为 0.851，大于 0.7 的参考标准。综合上述指标，可以认为学校因素中的变量校园文化建设具有较好的信度和效度，可进行后续分析。

表 5—13　　变量校园文化建设的信度与效度分析

题项	测量题项	标准化因子载荷	标准误	T 值
D101	学校的外观和内饰都含有中医药文化元素	0.661	0.026	25.498 ***
D102	学校为学生教育提供了充分的实践教学基地保障	0.750	0.021	35.453 ***
D103	学校为学生提供了大量的中医药文化类的课程	0.802	0.019	43.304 ***
D104	学校组建了中医药文化相关的学生社团	0.727	0.023	32.103 ***
D105	学校经常提供中医药文化的讲座或培训	0.707	0.024	29.992 ***

注：*** 表示 P<0.001。

由表 5—14 可知，社会因素中的变量医药媒介接触包含“我接触到的中医药相关影视作品越来越多”等 4 个测量题项，4 个测量题项的标准化因子载荷最大值为 0.749，最小值为 0.634，均大于 0.5 的标准；当显著性水平为 0.05 时，相应的 P 值均小于 0.05。经可靠性分析，该变量的克隆巴赫 α 系数值为 0.781，大于 0.7 的参考标准；同时，该变量的组成信度值为 0.782，大于 0.7 的参考标准。综合上述指标，可以认为社会因素中的变量医药媒介接触具有较好的信度和效度，可进行后续分析。

表 5—14　　变量医药媒介接触的信度与效度分析

题项	测量题项	标准化因子载荷	标准误	T 值
E101	我接触到的中医药相关影视作品越来越多	0.711	0.025	28.352 ***
E102	我接触到的中医药相关直播活动越来越多	0.749	0.023	32.091 ***
E103	我经常在报纸、电视等传统媒体看到中医药相关报道	0.634	0.029	21.790 ***
E104	我经常在微信、微博等社交网络看到中医药相关报道	0.652	0.028	23.464 ***

注：*** 表示 P<0.001。

2. 中医药文化认同的信度与效度分析

由表5—15可知，中医药文化认同中的中医药文化认知维度包含“中医药文化代表着人与自然的和谐，符合自然规律”等4个测量题项，4个测量题项的标准化因子载荷最大值为0.769，最小值为0.582，均大于0.5的标准；当显著性水平为0.05时，相应的P值均小于0.05。经可靠性分析，该维度的克隆巴赫α系数值为0.758，大于0.7的参考标准；同时，该维度的组成信度值为0.762，大于0.7的参考标准。综合上述指标，可以认为中医药文化认知维度信度和效度较好，可进行后续分析。

表5—15　　　　中医药文化认知维度的信度与效度分析

题项	测量题项	标准化因子载荷	标准误	T值
CC1	中医药文化代表着人与自然的和谐，符合自然规律	0.649	0.027	24.007***
CC2	我认为中医药文化是传统优秀文化重要组成部分	0.661	0.026	25.103***
CC3	我认为相对西医而言，中医的诊治也是很有效的	0.769	0.020	38.059***
CC4	我认为中医诊疗副作用小，不易复发	0.582	0.030	19.686***

注：***表示P<0.001。

由表5—16可知，中医药文化认同中的中医药文化情感维度包含“我认为中医药文化很有魅力”等4个测量题项，4个测量题项的标准化因子载荷最大值为0.767，最小值为0.727，均大于0.5的标准；当显著性水平为0.05时，相应的P值均小于0.05。经可靠性分析，该维度的克隆巴赫α系数值为0.832，大于0.7的参考标准；同时，该维度的组成信度值为0.834，大于0.7的参考标准。综合上述指标，可以认为中医药文化情感维度信度和效度较好，可进行后续分析。

表 5—16　　中医药文化情感维度的信度与效度分析

题项	测量题项	标准化因子载荷	标准误	T 值
CE1	我认为中医药文化很有魅力	0.767	0.019	39.750***
CE2	我认为中医药文化在国际上的影响力越来越大	0.754	0.020	37.599***
CE3	我在意别人对待中医药的态度	0.727	0.021	33.847***
CE4	我认为在高校中设置中医药专业是有必要的	0.737	0.021	34.913***

注：*** 表示 $P<0.001$。

由表 5—17 可知，中医药文化认同中的中医药文化行为维度包含“我愿意用中医养生理念指导日常饮食生活”等 6 个测量题项，6 个测量题项的标准化因子载荷最大值为 0.769，最小值为 0.675，均大于 0.5 的标准；当显著性水平为 0.05 时，相应的 P 值均小于 0.05。经可靠性分析，该维度的克隆巴赫 α 系数值为 0.877，大于 0.7 的参考标准；同时，该维度的组成信度值为 0.879，大于 0.7 的参考标准。综合上述指标，可以认为中医药文化行为维度信度和效度较好，可进行后续分析。

表 5—17　　中医药文化行为维度的信度与效度分析

题项	测量题项	标准化因子载荷	标准误	T 值
CB1	我愿意用中医养生理念指导日常饮食生活	0.768	0.019	41.202***
CB2	我平时有通过各种途径来关注和了解中医食疗、中医养生知识	0.765	0.019	40.584***
CB3	我倾向于购买中医药元素的产品	0.709	0.022	32.193***
CB4	如果生病了，我会选择去看中医	0.753	0.020	38.311***
CB5	毕业后我会从事与中医药文化相关的工作	0.769	0.019	41.249***
CB6	如果有机会，我会学习一些中医推拿、针灸技术	0.675	0.024	28.103***

注：*** 表示 $P<0.001$。

3. 作用结果的信度与效度分析

由表5—18 可知，作用结果中的变量中医药传承与传播包含“我认为继承和发扬中医药文化很有必要”等7 个测量题项，7 个测量题项的标准化因子载荷最大值为0. 842，最小值为0. 735，均大于0. 5 的标准；当显著性水平为0. 05 时，相应的P 值均小于0. 05。经可靠性分析，该变量的克隆巴赫 α 系数值为0. 916，大于0. 7 的参考标准；同时，该变量的组成信度值为0. 917，大于0. 7 的参考标准。综合上述指标，可以认为作用结果中的变量中医药传承与传播具有较好的信度和效度，可进行后续分析。

表5—18　　变量中医药传承与传播的信度与效度分析

题项	测量题项	标准化因子载荷	标准误	T 值
ID1	我认为继承和发扬中医药文化很有必要	0. 819	0. 015	54. 493 ***
ID2	我认为中医药传承是优秀传统文化复兴的重要途径	0. 800	0. 016	49. 211 ***
ID3	我愿意继续支持中医药文化的发展	0. 842	0. 014	62. 179 ***
ID4	我认为中医药的影响力越来越大了	0. 767	0. 018	42. 136 ***
ID5	我认为中医药文化是架起中国和世界联通的重要桥梁	0. 739	0. 020	37. 038 ***
ID6	我希望为中医药文化的传播贡献自己的力量	0. 770	0. 018	42. 557 ***
ID7	我会主动向身边的人介绍中医药文化	0. 735	0. 020	36. 412 ***

注：*** 表示 P＜0. 001。

综上所述，研究分别从中医药文化认同的五个影响因素、中医药文化认同的3 个维度和中医药文化认同的作用结果共三个方面对留学生正式调查的数据进行信度和效度分析，参考标准化因子载荷、克隆巴赫 α 系数和组成信度等信效度指标，研究认为，留学生正式调查的615 份有效问卷数据具有较好的信度和效度，可以进行下一步分析。

（二）留学生正式调查的共同方法偏差分析

研究采用Harman 单因素检验法对留学生正式调查的研究数据进行共

同方法偏差检验。

首先，采用最大方差法对研究46个测量题项进行未旋转的探索性因子分析，结果显示，46个测量题项总共提取出9个特征值大于1的因子，累积解释了总方差的61.412%，其中特征值最大为15.311，该因子解释了19.348%的总方差，所占比例未超过50%的临界标准，表明研究不存在一个能解释大部分方差的因子。

其次，对单因子模型进行验证性因子分析，由拟合指标可知：卡方/自由度值为5.510，不满足小于5的参考标准；渐进残差均方和平方根值为0.091，不满足小于0.08的参考标准；标准化残差均方的平方根值为0.084，不满足小于0.08的参考标准；比较适配指数值为0.655，不满足大于0.90的参考标准；非规准适配指数值为0.639，不满足大于0.90的参考标准。综合五项拟合指标结果，由46个测量题项建立的单因子结构模型拟合效果较差。

综合探索性因子分析和验证性因子分析结果，研究认为中医药院校留学生正式调查的数据不存在明显的共同方法偏差问题。

第二节　留学生中医药文化认同的现状分析

了解中医药院校留学生中医药文化认同的现状是分析问题并构建中医药文化认同教育引导策略的核心所在。

首先，根据本研究对中医药文化认同概念的界定，研究从中医药文化认知、中医药文化情感和中医药文化行为3个维度对中医药院校留学生的中医药文化认同现状进行描述。其次，研究针对中医药文化认知、中医药文化情感和中医药文化行为3个维度进行相关性分析。最后，研究进一步检验中医药文化认同及3个维度在留学生不同人口统计学特征分类下（如性别、国籍等）的差异情况。

一　留学生中医药文化认同的描述性统计分析

由表5—19可知，在留学生正式调查的615份有效调查问卷中，留学生的中医药文化认同的得分均值为3.79（标准差为0.70），可见，留学生的中医药文化认同的整体水平较高，但是还有进一步增强的空间。具体到中医药文化认同的中医药文化认知、中医药文化情感和中医药文化行为3个维度的得分，留学生的中医药文化认知得分均值最高（均值为3.91，标准差为0.69）；中医药文化行为得分相对最低（均值为3.69，标准差为0.83），可见留学生在中医药文化认同3个维度的得分存在一定的差异。

表5—19　　　　留学生中医药文化认同的描述性分析

变量	最小值	最大值	均值	标准差
中医药文化认知	1	5	3.91	0.69
中医药文化情感	1	5	3.82	0.78
中医药文化行为	1	5	3.69	0.83
中医药文化认同	1	5	3.79	0.70

为了更清晰地比较中医药文化认知、中医药文化情感和中医药文化行为3个维度内的各测量题项的得分差异情况，研究选取最小值、最大值、均值和标准差四个指标对各测量题项的得分进行描述，同时以频数和百分比两个指标对各测量题项的选项分布情况进行了比较。

由表5—20可知，中医药文化认知维度中，各测量题项的最小值均为1、最大值均为5；测量题项“我认为中医药文化是传统优秀文化重要组成部分”的得分均值最高（均值为4.04，标准差为0.87）；测量题项“我认为中医诊疗副作用小，不易复发”的得分均值相对最低（均值为3.79，标准差为0.96）。此外，研究发现测量题项“我认为相对西医而言，中医的诊治也是很有效的”的得分均值也相对较低（均值为3.82，标准差为0.96）。可见，中医药院校的留学生对中医药的疗效及其副作用的认知还有待进一步的提升。

表5—20　　留学生中医药文化认知维度的描述性分析

题号	测量题项	最小值	最大值	均值	标准差
CC1	中医药文化代表着人与自然的和谐，符合自然规律	1	5	4.01	0.85
CC2	我认为中医药文化是传统优秀文化重要组成部分	1	5	4.04	0.87
CC3	我认为相对西医而言，中医的诊治也是很有效的	1	5	3.82	0.96
CC4	我认为中医诊疗副作用小，不易复发	1	5	3.79	0.96

为了进一步地分析留学生在中医药文化认知维度4个测量题项的作答情况，研究将各测量题项的各选项的选择频数和百分比情况进行了集中的对比，研究发现（见表5—21），4个测量题项的作答主要集中在比较同意选项，其次是分布在非常同意选项。值得注意的是，题号CC1和CC2的作答选择非常同意选项的要明显高于选择一般选项的占比，而在题号CC3和CC4的作答选择非常同意和一般选项的占比差异相对更小，尤其是题号CC4作答选择一般选项的有154人，占比25.0%，表明四分之一的留学生对中医诊疗的副作用仍存在模糊态度，侧面反映这些留学生对中医药的副作用认知还不够。

表5—21　　留学生中医药文化认知维度的选项分析

题号	非常不同意		比较不同意		一般		比较同意		非常同意	
	频数	百分比	频数	百分比	频数	百分比	频数	百分比	频数	百分比
CC1	7	1.1	24	3.9	102	16.6	304	49.4	178	28.9
CC2	16	2.6	12	2.0	91	14.8	308	50.1	188	30.6
CC3	24	3.9	27	4.4	127	20.7	297	48.3	140	22.8
CC4	19	3.1	31	5.0	154	25.0	269	43.7	142	23.1

由表5—22可知，中医药文化情感维度中，各测量题项的最小值均为

1、最大值均为 5；测量题项“我认为中医药文化很有魅力”的得分均值最高（均值为 3.95，标准差为 0.89），可见，参与正式调查的留学生对中医药文化总体上是积极的情感态度；测量题项“我认为在高校中设置中医药专业是有必要的”的得分均值相对最低（均值为 3.68，标准差为 1.06），这可能是与参与正式调查的留学生的专业类型存在一定的关联，在前述的留学生基本信息中，研究将医学专业细分为以中医药为主的中医医学类和以现代医学为主的西方医学类两个类别，因专业类别存在差异，其对中医药接触的机会和深度也是不同的，因而在学校开设中医药课程的情感态度也是存在差异的，同时，数据结果中标准差为 1.06，也侧面说明留学生群体内部对此测量题项的观点存在差异。

表 5—22　　　　留学生中医药文化情感维度的描述性分析

题号	测量题项	最小值	最大值	均值	标准差
CE1	我认为中医药文化很有魅力	1	5	3.95	0.89
CE2	我认为中医药文化在国际上的影响力越来越大	1	5	3.90	0.89
CE3	我在意别人对待中医药的态度	1	5	3.76	0.97
CE4	我认为在高校中设置中医药专业是有必要的	1	5	3.68	1.06

为了进一步地分析留学生在中医药文化情感维度 4 个测量题项的作答情况，研究将各测量题项的各选项的选择频数和百分比情况进行了集中的对比，研究发现（见表 5—23），4 个测量题项的作答主要集中在比较同意选项，其次是分布在非常同意选项；纵向对比来看，4 个测量题项作答选择比较不同意选项的人数越来越多，可见，参与调查的留学生对于高校设置中医药专业的必要性与重要性的理解还存在一定的不足。

表5—23　　留学生中医药文化情感维度的选项分析

题号	非常不同意		比较不同意		一般		比较同意		非常同意	
	频数	百分比	频数	百分比	频数	百分比	频数	百分比	频数	百分比
CE1	17	2.8	15	2.4	112	18.2	310	50.4	161	26.2
CE2	10	1.6	37	6.0	108	17.6	308	50.1	152	24.7
CE3	16	2.6	47	7.6	145	23.6	270	43.9	137	22.3
CE4	27	4.4	54	8.8	149	24.2	244	39.7	141	22.9

由表5—24可知，中医药文化行为维度中，各测量题项的最小值均为1、最大值均为5；测量题项“如果有机会，我会学习一些中医推拿、针灸技术”的得分均值最高（均值为4.05，标准差为1.03），可见，留学生想要学习中医药技术的想法是比较强烈的；测量题项“毕业后我会从事与中医药文化相关的工作”的得分均值相对最低（均值为3.53，标准差为1.20），这表明参与调查的留学生毕业后对于从事中医药文化相关工作的意愿有待进一步的提升，一方面，这可能是留学生当前学习的内容与中医药文化的关联度不强，对于中医药文化相关知识的掌握不够而无法胜任中医药文化相关工作，导致毕业后不愿意从事中医药文化相关工作；另一方面，也有可能是因为留学生母国中医药文化相关工作开展的范围有限、群众对中医药服务需求较低，导致大部分留学生毕业后回到母国开展中医药文化相关的工作无法满足基本需求，最终选择不从事中医药文化相关的工作。

表5—24　　留学生中医药文化行为维度的描述性分析

题号	测量题项	最小值	最大值	均值	标准差
CB1	我愿意用中医养生理念指导日常饮食生活	1	5	3.70	0.99
CB2	我平时有通过各种途径来关注和了解中医食疗、中医养生知识	1	5	3.68	0.98
CB3	我倾向于购买中医药元素的产品	1	5	3.58	1.03

续表

题号	测量题项	最小值	最大值	均值	标准差
CB4	如果生病了，我会选择去看中医	1	5	3.60	1.08
CB5	毕业后我会从事与中医药文化相关的工作	1	5	3.53	1.20
CB6	如果有机会，我会学习一些中医推拿、针灸技术	1	5	4.05	1.03

为了进一步地分析留学生在中医药文化行为维度 6 个测量题项的作答情况，研究将各测量题项的各选项的选择频数和百分比情况进行了集中的对比，研究发现（见表 5—25），6 个测量题项的作答选项分布相对分散，主要还是集中在比较同意这个选项；纵向对比来看，6 个测量题项作答选择比较不同意和非常不同意两个选项的频数变大，尤其是题项 CB5 选择非常不同意和比较不同意的共有 124 人，超过五分之一，可见对于留学生职业规划的分析值得进一步关注。

表 5—25　　留学生中医药文化行为维度的选项分析

题号	非常不同意		比较不同意		一般		比较同意		非常同意	
	频数	百分比	频数	百分比	频数	百分比	频数	百分比	频数	百分比
CB1	20	3.3	54	8.8	139	22.6	281	45.7	121	19.7
CB2	23	3.7	48	7.8	147	23.9	283	46.0	114	18.5
CB3	24	3.9	60	9.8	186	30.2	224	36.4	121	19.7
CB4	32	5.2	57	9.3	165	26.8	229	37.2	132	21.5
CB5	43	7.0	81	13.2	150	24.4	188	30.6	153	24.9
CB6	20	3.3	39	6.3	72	11.7	242	39.3	242	39.3

二　留学生中医药文化认同的相关性分析

研究采用 Person 相关性分析对中医药文化认知、中医药文化情感和中医药文化行为 3 个维度之间的相关性进行分析，结果表明，在显著性为 0.01 的水平上，中医药文化认知维度与中医药文化情感维度的相关系数为 0. 745，中医药文化认知维度与中医药文化行为维度的相关系数为 0. 676，中医药文化情感维度与中医药文化行为维度的相关系数为 0. 751。可见，中医药文化认同的 3 个维度之间都存在较强的关联性，相对而言，中医药文化情感维度与中医药文化行为维度的关联性更大。

三 留学生中医药文化认同的单因素分析

为了进一步探讨中医药文化认同得分情况在中医药院校留学生不同的人口统计学特征上的差异，研究主要采用独立样本 T 检验和方差分析对中医药文化认知、中医药文化情感和中医药文化行为 3 个维度，以及中医药文化认同整体的均值进行了比较分析。

（一）不同性别留学生的单因素分析

表 5—26 集中给出了不同性别的留学生在中医药文化认同及中医药文化认知、中医药文化情感与中医药文化行为 3 个维度的得分均值及标准差情况，可知：①从中医药文化认同整体得分均值来看，女性留学生的中医药文化认同得分均值要高于男性留学生的得分均值；具体到中医药文化认同的 3 个维度，女性留学生的中医药文化认知、中医药文化情感和中医药文化行为 3 个维度的得分均值也是高于男性留学生的得分均值。②从同一性别留学生的在中医药文化认同 3 个维度的得分均值来看，男性留学生在中医药文化认知维度的得分均值较高、在中医药文化行为维度的得分均值较低；女性留学生在中医药文化认知维度的得分均值较高、在中医药文化行为维度的得分均值较低。

表 5—26　　不同性别留学生的得分情况

类别	频数	中医药文化认知		中医药文化情感		中医药文化行为		中医药文化认同	
		均值	标准差	均值	标准差	均值	标准差	均值	标准差
男	359	3. 870	0. 696	3. 769	0. 788	3. 605	0. 875	3. 727	0. 730
女	256	3. 976	0. 689	3. 896	0. 760	3. 813	0. 746	3. 883	0. 656

为进一步检验不同性别的留学生在中医药文化认同及 3 个维度的得分均值的差异是否具有统计学意义，研究以性别为分组依据，分别进行

独立样本 T 检验，结果显示（见表 5—27）：

①在中医药文化认同整体得分上，方差齐性检验表明两组数据方差相等（F = 1.702，P = 0.192 > 0.05），独立样本 T 检验的 T 值为 −2.718（P = 0.007 < 0.05），表明女性留学生和男性留学生在中医药文化认同得分均值差异具有统计学意义，女性得分显著高于男性。

②在中医药文化认知维度，方差齐性检验表明两组数据方差相等（F = 2.298，P = 0.130 > 0.05），独立样本 T 检验的 T 值为 −1.866（P = 0.062 > 0.05），表明女性留学生和男性留学生在中医药文化认知维度得分均值差异无统计学意义。

③在中医药文化情感维度，方差齐性检验表明两组数据方差相等（F = 0.203，P = 0.653 > 0.05），独立样本 T 检验的 T 值为 −1.994（P = 0.047 < 0.05），表明女性留学生和男性留学生在中医药文化情感维度得分均值差异具有统计学意义，女性得分显著高于男性。

④在中医药文化行为维度，方差齐性检验表明两组数据方差相等（F = 3.422，P = 0.065 > 0.05），独立样本 T 检验的 T 值为 −3.088（P = 0.002 < 0.05），表明女性留学生和男性留学生在中医药文化行为维度得分均值差异具有统计学意义，女性得分显著高于男性。

表 5—27　　不同性别留学生得分的单因素分析

类别	方差齐性检验		独立样本 T 检验	
	F 值	P 值	T 值	P 值
中医药文化认知	2.298	0.130	−1.866	0.062
中医药文化情感	0.203	0.653	−1.994	0.047
中医药文化行为	3.422	0.065	−3.088	0.002
中医药文化认同	1.702	0.192	−2.718	0.007

（二）不同年龄留学生的单因素分析

表 5—28 集中给出了不同年龄的留学生在中医药文化认同及中医药文化认知、中医药文化情感与中医药文化行为 3 个维度的得分均值及标准差情况，可知：①从中医药文化认同整体得分均值来看，40 岁及以上的留学生的中医药文化认同得分均值要高于其他年龄段留学生的得分均值；

具体到中医药文化认同的 3 个维度，40 岁及以上的留学生的中医药文化认知和中医药文化行为两个维度的得分均值高于其他年龄段留学生的得分均值，30—39 岁的留学生的中医药文化情感维度得分高于其他年龄段留学生的得分均值。②从同一年龄段的留学生在中医药文化认同 3 个维度的得分均值来看，四个年龄段的留学生均是在中医药文化认知维度的得分均值较高、在中医药文化行为维度的得分均值较低。

表 5—28 不同年龄留学生的得分情况

类别	频数	中医药文化认知		中医药文化情感		中医药文化行为		中医药文化认同	
		均值	标准差	均值	标准差	均值	标准差	均值	标准差
19 岁及以下	133	3.940	0.798	3.784	0.871	3.658	0.906	3.774	0.783
20—29 岁	458	3.883	0.662	3.808	0.750	3.671	0.803	3.771	0.676
30—39 岁	19	4.342	0.522	4.290	0.668	4.263	0.708	4.293	0.597
40 岁及以上	5	4.450	0.570	4.250	0.612	4.267	0.713	4.314	0.628

为进一步检验不同年龄的留学生在中医药文化认同及 3 个维度的得分均值的差异是否具有统计学意义，研究以年龄为分组依据，分别进行单因素方差分析，结果显示（见表 5—29）：

①在中医药文化认同整体得分上，方差齐性检验表明多组数据方差相等（F = 1.601，P = 0.188 > 0.05），方差分析的 F 值为 4.373（P = 0.005 < 0.05），表明不同年龄阶段留学生的中医药文化认同得分均值差异具有统计学意义。进一步采用 Tukey HSD 方法进行事后分析，两两比较结果显示，30—39 岁留学生的中医药文化认同的得分显著高于 19 岁及以下（P = 0.013 < 0.05）和 20—29 岁（P = 0.008 < 0.05）两个年龄段的留学生。

②在中医药文化认知维度，方差齐性检验表明多组数据方差相等（F = 2.284，P = 0.078 > 0.05），方差分析的 F 值为 3.825（P = 0.010 < 0.05），表明不同年龄阶段留学生的中医药文化认知维度得分均值差异具

有统计学意义。进一步采用 Tukey HSD 方法进行事后分析，两两比较结果显示，30—39 岁留学生的中医药文化认知维度得分显著高于 20—29 岁的留学生（P =0. 024 <0. 05）。

③在中医药文化情感维度，方差齐性检验表明多组数据方差相等（F =1. 085，P =0. 355 >0. 05），方差分析的 F 值为 2. 996（P =0. 031 <0. 05），表明不同年龄阶段留学生的中医药文化情感维度得分均值差异具有统计学意义。进一步采用 Tukey HSD 方法进行事后分析，两两比较结果显示，30—39 岁留学生的中医药文化情感维度得分显著高于 19 岁及以下（P =0. 040 <0. 05）和 20—29 岁（P =0. 041 <0. 05）两个年龄段的留学生。

④在中医药文化行为维度，方差齐性检验表明多组数据方差相等（F =1. 090，P =0. 353 >0. 05），方差分析的 F 值为 4. 039（P =0. 007 <0. 05），表明不同年龄阶段留学生的中医药文化行为维度得分均值差异具有统计学意义。进一步采用 Tukey HSD 方法进行事后分析，两两比较结果显示，30—39 岁留学生的中医药文化行为维度得分显著高于 19 岁及以下（P =0. 015 <0. 05）和 20—29 岁（P =0. 012 <0. 05）两个年龄段的留学生。

表 5—29　　不同年龄留学生得分的单因素分析

类别	方差齐性检验		单因素方差分析	
	F 值	P 值	F 值	P 值
中医药文化认知	2. 284	0. 078	3. 825	0. 010
中医药文化情感	1. 085	0. 355	2. 996	0. 031
中医药文化行为	1. 090	0. 353	4. 039	0. 007
中医药文化认同	1. 601	0. 188	4. 373	0. 005

（三）不同学习阶段留学生的得分比较

表 5—30 集中给出了不同学习阶段的留学生在中医药文化认同及中医药文化认知、中医药文化情感与中医药文化行为 3 个维度的得分均值及标准差情况，可知：①从中医药文化认同整体得分均值来看，硕士研究生阶段的留学生的中医药文化认同得分均值要高于其他学习阶段的留学

生的得分均值；具体到中医药文化认同的3个维度，博士研究生阶段的留学生的中医药文化情感和中医药文化行为两个维度的得分均值高于其他学习阶段留学生的得分均值，硕士研究生阶段的留学生的中医药文化认知维度得分高于其他学习阶段留学生的得分均值。②从同一学习阶段的留学生在中医药文化认同3个维度的得分均值来看，本科阶段和硕士研究生阶段的留学生均是在中医药文化认知维度的得分均值较高、在中医药文化行为维度的得分均值较低；博士研究生阶段的留学生在中医药文化情感维度得分最高、在中医药文化认知维度得分最低。

表5—30　　不同学习阶段留学生的得分情况

类别	频数	中医药文化认知		中医药文化情感		中医药文化行为		中医药文化认同	
		均值	标准差	均值	标准差	均值	标准差	均值	标准差
本科生	560	3.917	0.691	3.818	0.770	3.687	0.826	3.790	0.698
硕士研究生	33	3.955	0.557	3.879	0.583	3.803	0.628	3.868	0.546
博士研究生	10	3.775	1.077	3.950	1.327	3.833	1.139	3.850	1.042

为进一步检验不同学习阶段的留学生在中医药文化认同及3个维度的得分均值的差异是否具有统计学意义，研究以学习阶段为分组依据，分别进行单因素方差分析，结果显示（见表5—31）：

①在中医药文化认同整体得分上，方差齐性检验表明多组数据方差相等（$F=2.869$，$P=0.058>0.05$），方差分析的F值为0.224（$P=0.799>0.05$），表明不同学习阶段留学生的中医药文化认同得分均值差异不具有统计学意义。

②在中医药文化认知维度，方差齐性检验表明多组数据方差相等（$F=2.194$，$P=0.112>0.05$），方差分析的F值为0.259（$P=0.772>0.05$），表明不同学习阶段留学生的中医药文化认知维度得分均值差异不具有统计学意义。

③在中医药文化情感维度，方差齐性检验表明多组数据方差不等（$F=4.949$，$P=0.007<0.05$），故采用Welch检验判断各组均值是否存

在差异，结果表明，Welch 检验的 F 值为 0. 199（P = 0. 821 > 0. 05），表明不同学习阶段留学生的中医药文化情感维度得分均值差异不具有统计学意义。

④在中医药文化行为维度，方差齐性检验表明多组数据方差不等（F = 3. 043，P = 0. 048 < 0. 05），故采用 Welch 检验判断各组均值是否存在差异，结果表明，Welch 检验的 F 值为 0. 560（P = 0. 058 > 0. 05），表明不同学习阶段留学生的中医药文化行为维度得分均值差异不具有统计学意义。

表 5—31　　不同学习阶段留学生得分的单因素分析

类别	方差齐性检验		单因素方差分析	
	F 值	P 值	F 值	P 值
中医药文化认知	2. 194	0. 112	0. 259	0. 772
中医药文化情感	4. 949	0. 007	0. 199	0. 821
中医药文化行为	3. 043	0. 048	0. 560	0. 058
中医药文化认同	2. 869	0. 058	0. 224	0. 799

（四）不同学校留学生的得分比较

表5—32 集中给出了不同学校的留学生在中医药文化认同及中医药文化认知、中医药文化情感与中医药文化行为 3 个维度的得分均值及标准差情况，可知：①从中医药文化认同整体得分均值来看，黑龙江中医药大学的留学生的中医药文化认同得分均值要高于其他学校的留学生的得分均值；具体到中医药文化认同的 3 个维度，黑龙江中医药大学的留学生的中医药文化认知、中医药文化情感和中医药文化行为 3 个维度的得分均值也是高于其他学校留学生的得分均值。②从同一学校的留学生在中医药文化认同 3 个维度的得分均值来看，九所中医药大学的留学生均是在中医药文化认知维度的得分均值较高、在中医药文化行为维度的得分均值较低。

表 5—32　　不同学校留学生的得分情况

类别	频数	中医药文化认知		中医药文化情感		中医药文化行为		中医药文化认同	
		均值	标准差	均值	标准差	均值	标准差	均值	标准差
北京中医药大学	94	4. 133	0. 728	4. 035	0. 706	4. 020	0. 728	4. 056	0. 647
黑龙江中医药大学	73	4. 134	0. 371	4. 106	0. 395	4. 066	0. 408	4. 097	0. 315
湖南中医药大学	90	3. 569	0. 737	3. 558	0. 906	3. 217	0. 895	3. 415	0. 777
山东中医药大学	82	4. 012	0. 631	3. 753	0. 856	3. 685	0. 827	3. 798	0. 707
云南中医药大学	76	4. 016	0. 507	3. 859	0. 568	3. 553	0. 876	3. 773	0. 604
辽宁中医药大学	76	3. 997	0. 663	3. 924	0. 640	3. 888	0. 669	3. 930	0. 604
山西中医药大学	41	3. 524	0. 670	3. 518	0. 815	3. 358	0. 773	3. 451	0. 659
福建中医药大学	39	3. 955	0. 633	3. 930	0. 772	3. 816	0. 784	3. 888	0. 695
南京中医药大学	44	3. 608	0. 959	3. 506	1. 098	3. 447	1. 002	3. 510	0. 927

为进一步检验不同学校的留学生在中医药文化认同及 3 个维度的得分均值的差异是否具有统计学意义，研究以学校为分组依据，分别进行单因素方差分析，结果显示（见表 5—33）：

①在中医药文化认同整体得分上，方差齐性检验表明多组数据方差不等（F = 6. 039，P < 0. 001），故采用 Welch 检验判断各组均值是否存在差异，结果表明，Welch 检验的 F 值为 12. 384（P < 0. 001），表明不同学校留学生的中医药文化认同得分均值差异具有统计学意义。进一步采用 Games-Howell 方法进行事后分析，两两比较的部分结果显示，湖南中医药大学的留学生的中医药文化认同得分显著低于北京中医药大学、黑龙

江中医药大学、山东中医药大学、云南中医药大学、辽宁中医药大学和福建中医药大学六所中医药院校的留学生（P<0.05）。

②在中医药文化认知维度，方差齐性检验表明多组数据方差不等（F=5.126，P<0.001），故采用Welch检验判断各组均值是否存在差异，结果表明，Welch检验的F值为8.672（P<0.001），表明不同学校留学生的中医药文化认知维度得分均值差异具有统计学意义。进一步采用Games-Howell方法进行事后分析，两两比较的部分结果显示，湖南中医药大学的留学生的中医药文化认知维度得分显著低于北京中医药大学、黑龙江中医药大学、山东中医药大学、云南中医药大学、辽宁中医药大学和福建中医药大学六所中医药院校的留学生（P<0.05）。

③在中医药文化情感维度，方差齐性检验表明多组数据方差不等（F=6.982，P<0.001），故采用Welch检验判断各组均值是否存在差异，结果表明，Welch检验的F值为6.520（P<0.001），表明不同学校留学生的中医药文化情感维度得分均值差异具有统计学意义。进一步采用Games-Howell方法进行事后分析，两两比较的结果显示，北京中医药大学的留学生的中医药文化情感维度得分显著高于湖南中医药大学和山西中医药大学两所中医药院校的留学生（P<0.05），黑龙江中医药大学的留学生的中医药文化情感维度得分显著高于湖南中医药大学、山东中医药大学、山西中医药大学和南京中医药大学四所中医药院校的留学生（P<0.05）。

④在中医药文化行为维度，方差齐性检验表明多组数据方差不等（F=4.736，P<0.001），故采用Welch检验判断各组均值是否存在差异，结果表明，Welch检验的F值为12.893（P<0.001），表明不同学校留学生的中医药文化行为维度得分均值差异具有统计学意义。进一步采用Games-Howell方法进行事后分析，两两比较的部分结果显示，湖南中医药大学的留学生的中医药文化行为维度得分显著低于北京中医药大学、黑龙江中医药大学、山东中医药大学、辽宁中医药大学和福建中医药大学五所中医药院校的留学生（P<0.05）。

表5—33　　不同学校留学生得分的单因素分析

类别	方差齐性检验		方差分析	
	F值	P值	F值	P值
中医药文化认知	5.126	<0.001	8.672	<0.001
中医药文化情感	6.982	<0.001	6.520	<0.001
中医药文化行为	4.736	<0.001	12.893	<0.001
中医药文化认同	6.039	<0.001	12.384	<0.001

（五）不同医学专业留学生的得分比较

表5—34集中给出了不同医学专业的留学生在中医药文化认同及中医药文化认知、中医药文化情感与中医药文化行为3个维度的得分均值及标准差情况，可知：①从中医药文化认同整体得分均值来看，中医医学类专业的留学生的中医药文化认同得分均值要高于西方医学类专业留学生的得分均值；具体到中医药文化认同的3个维度，中医医学类专业的留学生的中医药文化认知、中医药文化情感和中医药文化行为3个维度的得分均值也是高于西方医学类专业留学生的得分均值。②从同一专业的留学生在中医药文化认同3个维度的得分均值来看，西方医学类专业和中医医学类专业的留学生均是在中医药文化认知维度的得分均值较高，在中医药文化行为维度的得分均值较低。

表5—34　　不同医学专业留学生的得分情况

类别	频数	中医药文化认知		中医药文化情感		中医药文化行为		中医药文化认同	
		均值	标准差	均值	标准差	均值	标准差	均值	标准差
西方医学类	325	3.796	0.649	3.668	0.794	3.487	0.834	3.627	0.693
中医医学类	239	4.085	0.703	4.025	0.712	4.006	0.711	4.034	0.639

为进一步检验不同医学专业的留学生在中医药文化认同及3个维度的得分均值的差异是否具有统计学意义，研究以医学专业类型为分组依据，分别进行独立样本T检验，结果显示（见表5—35）：

①在中医药文化认同整体得分上，方差齐性检验表明两组数据方差

相等（F=0.438，P=0.508>0.05），独立样本T检验的T值为-7.126（P<0.001），表明西方医学类专业留学生和中医医学类专业留学生的中医药文化认同得分均值差异具有统计学意义，中医医学类专业留学生得分显著高于西方医学类专业留学生。

②在中医药文化认知维度，方差齐性检验表明两组数据方差相等（F=3.694，P=0.055>0.05），独立样本T检验的T值为-5.037（P<0.001），表明西方医学类专业留学生和中医医学类专业留学生的中医药文化认知维度得分均值差异具有统计学意义，中医医学类专业留学生得分显著高于西方医学类专业留学生。

③在中医药文化情感维度，方差齐性检验表明两组数据方差相等（F=0.878，P=0.349>0.05），独立样本T检验的T值为-5.517（P<0.001），表明西方医学类专业留学生和中医医学类专业留学生的中医药文化情感维度得分均值差异具有统计学意义，中医医学类专业留学生得分显著高于西方医学类专业留学生。

④在中医药文化行为维度，方差齐性检验表明两组数据方差相等（F=2.239，P=0.135>0.05），独立样本T检验的T值为-7.779（P<0.001），表明西方医学类专业留学生和中医医学类专业留学生的中医药文化行为维度得分均值差异具有统计学意义，中医医学类专业留学生得分显著高于西方医学类专业留学生。

表5—35　　　　不同医学专业留学生得分的单因素分析

类别	方差齐性检验		独立样本T检验	
	F值	P值	T值	P值
中医药文化认知	3.694	0.055	-5.037	<0.001
中医药文化情感	0.878	0.349	-5.517	<0.001
中医药文化行为	2.239	0.135	-7.779	<0.001
中医药文化认同	0.438	0.508	-7.126	<0.001

（六）是否华裔留学生的得分比较

表5—36集中给出了华裔和非华裔留学生在中医药文化认同及中医药文化认知、中医药文化情感与中医药文化行为3个维度的得分均值及标

准差情况，可知：①从中医药文化认同整体得分均值来看，华裔留学生的中医药文化认同得分均值要高于非华裔留学生的得分均值；具体到中医药文化认同的3个维度，华裔留学生的中医药文化认知、中医药文化情感和中医药文化行为3个维度的得分均值也是高于非华裔留学生的得分均值。②华裔和非华裔留学生均是在中医药文化认知维度的得分均值较高、在中医药文化行为维度的得分均值较低。

表5—36　　是否华裔留学生的得分情况

类别	频数	中医药文化认知		中医药文化情感		中医药文化行为		中医药文化认同	
		均值	标准差	均值	标准差	均值	标准差	均值	标准差
是	79	4.427	0.579	4.279	0.606	4.200	0.628	4.288	0.527
否	536	3.838	0.678	3.754	0.779	3.616	0.829	3.719	0.697

为进一步检验华裔与非华裔留学生在中医药文化认同及3个维度的得分均值的差异是否具有统计学意义，研究是否华裔为分组依据，分别进行独立样本T检验，结果显示（见表5—37）：

①在中医药文化认同整体得分上，方差齐性检验表明两组数据方差不等（$F = 4.384$，$P = 0.037 < 0.05$），独立样本T检验的T值为8.550（$P < 0.001$），表明华裔留学生和非华裔留学生的中医药文化认同得分均值差异具有统计学意义，华裔留学生得分显著高于非华裔留学生。

②在中医药文化认知维度，方差齐性检验表明两组数据方差相等（$F = 0.647$，$P = 0.422 > 0.05$），独立样本T检验的T值为7.336（$P < 0.001$），表明华裔留学生和非华裔留学生的中医药文化认知维度得分均值差异具有统计学意义，华裔留学生得分显著高于非华裔留学生。

③在中医药文化情感维度，方差齐性检验表明两组数据方差相等（$F = 0.938$，$P = 0.333 > 0.05$），独立样本T检验的T值为5.731（$P < 0.001$），表明华裔留学生和非华裔留学生的中医药文化情感维度得分均值差异具有统计学意义，华裔留学生得分显著高于非华裔留学生。

④在中医药文化行为维度，方差齐性检验表明两组数据方差不等（$F = 4.193$，$P = 0.041 < 0.05$），独立样本T检验的T值为7.374（$P <$

0.001)，表明华裔留学生和非华裔留学生的中医药文化行为维度得分均值差异具有统计学意义，华裔留学生得分显著高于非华裔留学生。

表 5—37　　是否华裔留学生得分的单因素分析

类别	方差齐性检验		独立样本 T 检验	
	F 值	P 值	T 值	P 值
中医药文化认知	0.647	0.422	7.336	<0.001
中医药文化情感	0.938	0.333	5.731	<0.001
中医药文化行为	4.193	0.041	7.374	<0.001
中医药文化认同	4.384	0.037	8.550	<0.001

考虑到华裔留学生群体之间存在不同华裔代数的差别，研究对不同华裔代数留学生的中医药文化认同及中医药文化认知、中医药文化情感与中医药文化行为 3 个维度的得分均值及标准差情况，由表 5—38 可知：从中医药文化认同整体得分均值来看，第四代华裔留学生的中医药文化认同得分均值要高于其他代数的华裔留学生的得分均值；具体到中医药文化认同的 3 个维度，第四代华裔留学生的中医药文化认知和中医药文化情感两个维度的得分均值高于其他代数华裔留学生的得分均值，第五代以上华裔留学生的中医药文化行为维度得分均值高于其他代数华裔留学生的得分均值。

表 5—38　　不同华裔代数留学生的得分情况

类别	频数	中医药文化认知		中医药文化情感		中医药文化行为		中医药文化认同	
		均值	标准差	均值	标准差	均值	标准差	均值	标准差
第一代	17	4.368	0.751	4.147	0.685	3.990	0.785	4.143	0.613
第二代	13	4.519	0.657	4.481	0.633	4.385	0.554	4.451	0.547
第三代	26	4.337	0.505	4.135	0.584	4.115	0.661	4.184	0.533
第四代	15	4.550	0.519	4.567	0.427	4.322	0.452	4.457	0.412
第五代及以上	8	4.469	0.411	4.156	0.597	4.396	0.471	4.348	0.403

为进一步检验不同代数的华裔留学生在中医药文化认同及3个维度的得分均值的差异是否具有统计学意义，研究以华裔代数为分组依据，分别进行单因素方差分析，结果显示（见表5—39）：

①在中医药文化认同整体得分上，方差齐性检验表明多组数据方差相等（F=0.554，P=0.697>0.05），方差分析的F值为1.318（P=0.271>0.05），表明不同华裔代数留学生的中医药文化认同得分均值差异不具有统计学意义。

②在中医药文化认知维度，方差齐性检验表明多组数据方差相等（F=1.077，P=0.374>0.05），方差分析的F值为0.452（P=0.770>0.05），表明不同华裔代数留学生的中医药文化认知维度得分均值差异具有统计学意义。

③在中医药文化情感维度，方差齐性检验表明多组数据方差相等（F=1.574，P=0.190>0.05），方差分析的F值为0.950（P=0.111>0.05），表明不同华裔代数留学生的中医药文化情感维度得分均值差异具有统计学意义。

④在中医药文化行为维度，方差齐性检验表明多组数据方差相等（F=2.466，P=0.052>0.05），方差分析的F值为1.222（P=0.309>0.05），表明不同华裔代数留学生的中医药文化行为维度得分均值差异具有统计学意义。

表5—39　　　　不同华裔代数留学生得分的单因素分析

类别	方差齐性检验		单因素方差分析	
	F值	P值	F值	P值
中医药文化认知	1.077	0.374	0.452	0.770
中医药文化情感	1.574	0.190	0.950	0.111
中医药文化行为	2.466	0.052	1.222	0.309
中医药文化认同	0.554	0.697	1.318	0.271

（七）不同来华时间留学生的得分比较

表5—40集中给出了不同来华时间的留学生在中医药文化认同及中医药文化认知、中医药文化情感与中医药文化行为3个维度的得分均值及

标准差情况，可知：①从中医药文化认同整体得分均值来看，来华时间为6年及以上的留学生的中医药文化认同得分均值要高于其他来华时间的留学生的得分均值；具体到中医药文化认同的3个维度，来华时间为6年及以上的留学生的中医药文化认知、中医药文化情感和中医药文化行为3个维度的得分均值也是高于其他来华时间的留学生的得分均值。②从同一来华时间的留学生在中医药文化认同3个维度的得分均值来看，留学生均是在中医药文化认知维度的得分均值较高、在中医药文化行为维度的得分均值较低。

表5—40　　不同来华时间留学生的得分情况

类别	频数	中医药文化认知		中医药文化情感		中医药文化行为		中医药文化认同	
		均值	标准差	均值	标准差	均值	标准差	均值	标准差
1年及以下	150	3.982	0.706	3.873	0.819	3.702	0.835	3.831	0.700
2—3年	325	3.881	0.647	3.783	0.731	3.649	0.826	3.753	0.678
4—5年	76	3.770	0.796	3.760	0.842	3.643	0.858	3.712	0.786
6年及以上	64	4.094	0.737	3.969	0.827	3.938	0.772	3.991	0.711

为进一步检验不同来华时间的留学生在中医药文化认同及3个维度的得分均值的差异是否具有统计学意义，研究以来华时间为分组依据，分别进行单因素方差分析，结果显示（见表5—41）：

①在中医药文化认同整体得分上，方差齐性检验表明多组数据方差相等（$F=1.208$，$P=0.306>0.05$），方差分析的F值为2.530（$P=0.056>0.05$），表明不同来华时间留学生的中医药文化认同得分均值差异不具有统计学意义。

②在中医药文化认知维度，方差齐性检验表明多组数据方差相等（$F=1.261$，$P=0.287>0.05$），方差分析的F值为3.282（$P=0.021<0.05$），表明不同来华时间留学生的中医药文化认知维度得分均值差异具有统计学意义。进一步采用Tukey HSD方法进行事后分析，两两比较结

果显示，来华时间为 6 年及以上的留学生的中医药文化认知维度得分显著高于来华时间为 4—5 年的留学生（P = 0.030 < 0.05）。

③在中医药文化情感维度，方差齐性检验表明多组数据方差相等（F = 1.285，P = 0.278 > 0.05），方差分析的 F 值为 1.410（P = 0.239 > 0.05），表明不同来华时间留学生的中医药文化情感维度得分均值差异不具有统计学意义。

④在中医药文化行为维度，方差齐性检验表明多组数据方差相等（F = 0.294，P = 0.830 > 0.05），方差分析的 F 值为 2.276（P = 0.079 > 0.05），表明不同来华时间留学生的中医药文化行为维度得分均值差异不具有统计学意义。

表 5—41　　　　不同来华时间留学生得分的单因素分析

类别	方差齐性检验		单因素方差分析	
	F 值	P 值	F 值	P 值
中医药文化认知	1.261	0.287	3.282	0.021
中医药文化情感	1.285	0.278	1.410	0.239
中医药文化行为	0.294	0.830	2.276	0.079
中医药文化认同	1.208	0.306	2.530	0.056

（八）不同汉语等级留学生的得分比较

表 5—42 集中给出了不同汉语等级的留学生在中医药文化认同及中医药文化认知、中医药文化情感与中医药文化行为 3 个维度的得分均值及标准差情况，可知：①从中医药文化认同整体得分均值来看，汉语等级为 HSK－6 级及以上的留学生的中医药文化认同得分均值要高于其他汉语等级的留学生的得分均值；具体到中医药文化认同的 3 个维度，汉语等级为 HSK－6 级及以上的留学生的中医药文化认知、中医药文化情感和中医药文化行为 3 个维度的得分均值也是高于其他汉语等级的留学生的得分均值。②从同一汉语等级的留学生在中医药文化认同 3 个维度的得分均值来看，汉语等级为 HSK－3 级及以下和 HSK－4 级的留学生均是在中医药文化认知维度的得分均值较高、在中医药文化行为维度的得分均值较低，汉语等级为 HSK－5 级的留学生在中医药文化情感维度的得分均值

较高、在中医药文化认知维度的得分均值较低，汉语等级为 HSK-6 级及以上的留学生在中医药文化认知维度的得分均值较高、在中医药文化情感维度的得分均值较低。

表 5—42　　　　不同汉语等级留学生的得分情况

类别	频数	中医药文化认知		中医药文化情感		中医药文化行为		中医药文化认同	
		均值	标准差	均值	标准差	均值	标准差	均值	标准差
HSK-3 级及以下	113	3.688	0.703	3.608	0.874	3.243	0.900	3.475	0.758
HSK-4 级	253	3.882	0.646	3.796	0.731	3.741	0.724	3.797	0.641
HSK-5 级	56	3.911	0.596	3.955	0.607	3.932	0.703	3.932	0.566
HSK-6 级及以上	40	4.181	0.799	4.044	0.788	4.096	0.697	4.105	0.691
未参加等级考试	153	4.064	0.720	3.915	0.803	3.745	0.888	3.885	0.735

为了进一步比较参加汉语等级考试并取得汉语等级的留学生与未参加汉语等级考试的留学生的中医药文化认同及 3 个维度的得分均值的差异是否具有统计学意义，研究以是否取得汉语等级为分组依据，分别进行单因素方差分析，结果显示（见表 5—43）：

①在中医药文化认同整体得分上，方差齐性检验表明两组数据方差相等（$F=2.210$，$P=0.138>0.05$），独立样本 T 检验的 T 值为 -1.884（$P=0.060>0.05$），表明已取得汉语等级考试成绩的留学生和未参加汉语等级考试的留学生的中医药文化认同得分均值差异不具有统计学意义。

②在中医药文化认知维度，方差齐性检验表明两组数据方差相等（$F=0.790$，$P=0.374>0.05$），独立样本 T 检验的 T 值为 -3.102（$P=0.002<0.05$），表明已取得汉语等级考试成绩的留学生和未参加汉语等级考试的留学生的中医药文化认知维度得分均值差异具有统计学意义，已取得汉语等级考试成绩的留学生得分（均值为 3.864、标准差为 0.679）显著低于未参加汉语等级考试的留学生（均值为 4.064，标准差

为 0.720)。

③在中医药文化情感维度，方差齐性检验表明两组数据方差相等（F = 2.003，P = 0.158 > 0.05），独立样本 T 检验的 T 值为 -1.717（P = 0.087 > 0.05），表明已取得汉语等级考试成绩的留学生和未参加汉语等级考试的留学生的中医药文化情感维度得分均值差异不具有统计学意义。

④在中医药文化行为维度，方差齐性检验表明两组数据方差相等（F = 2.075，P = 0.150 > 0.05），独立样本 T 检验的 T 值为 -0.930（P = 0.353 > 0.05），表明已取得汉语等级考试成绩的留学生和未参加汉语等级考试的留学生的中医药文化行为维度得分均值差异不具有统计学意义。

表 5—43　　不同汉语等级留学生得分的单因素分析

类别	方差齐性检验		单因素方差分析	
	F 值	P 值	T 值	T 值
中医药文化认知	0.790	0.374	-3.102	0.002
中医药文化情感	2.003	0.158	-1.717	0.087
中医药文化行为	2.075	0.150	-0.930	0.353
中医药文化认同	2.210	0.138	-1.884	0.060

（九）不同宗教信仰留学生的得分比较

表 5—44 集中给出了不同宗教信仰的留学生在中医药文化认同及中医药文化认知、中医药文化情感与中医药文化行为 3 个维度的得分均值及标准差情况，可知：①从中医药文化认同整体得分均值来看，信仰道教的留学生的中医药文化认同得分均值要高于其他宗教信仰的留学生的得分均值；具体到中医药文化认同的 3 个维度，信仰道教的留学生的中医药文化认知、中医药文化情感和中医药文化行为 3 个维度的得分均值也是高于其他宗教信仰的留学生的得分均值。②从同一宗教信仰的留学生在中医药文化认同 3 个维度的得分均值来看，宗教信仰为儒教和佛教的留学生均是在中医药文化认知维度的得分均值较高、在中医药文化情感维度的得分均值较低，宗教信仰为道教、基督教和伊斯兰教的留学生在中医药文化认知维度的得分均值较高、在中医药文化行为维度的得分均值较低。

表 5—44　　不同宗教信仰留学生的得分情况

类别	频数	中医药文化认知		中医药文化情感		中医药文化行为		中医药文化认同	
		均值	标准差	均值	标准差	均值	标准差	均值	标准差
儒教	6	4.167	0.665	3.750	0.524	4.056	0.807	4.000	0.592
道教	7	4.571	0.345	4.321	0.535	4.095	0.781	4.296	0.542
佛教	90	4.153	0.618	4.036	0.638	4.056	0.651	4.078	0.580
基督教	70	4.039	0.522	4.014	0.519	3.824	0.641	3.940	0.492
伊斯兰教	308	3.776	0.686	3.693	0.839	3.539	0.840	3.651	0.722
其他	71	3.732	0.776	3.606	0.820	3.359	0.970	3.536	0.772
无宗教信仰	63	4.214	0.695	4.123	0.676	4.061	0.676	4.122	0.613

为了进一步比较有宗教信仰的留学生与无宗教信仰的留学生的中医药文化认同及3个维度的得分均值的差异是否具有统计学意义，研究以有无宗教信仰为分组依据，分别进行单因素方差分析，结果显示（见表5—45）：

①在中医药文化认同整体得分上，方差齐性检验表明两组数据方差相等（$F=0.784$，$P=0.376>0.05$），独立样本T检验的T值为3.983（$P<0.001$），表明有宗教信仰的留学生和无宗教信仰的留学生的中医药文化认同得分均值差异具有统计学意义，有宗教信仰的留学生得分（均值为3.754，标准差为0.704）显著低于无宗教信仰的留学生（均值为4.122，标准差为0.612）。

②在中医药文化认知维度，方差齐性检验表明两组数据方差相等（$F=0.004$，$P=0.947>0.05$），独立样本T检验的T值为3.662（$P<0.001$），表明有宗教信仰的留学生和无宗教信仰的留学生的中医药文化认同得分均值差异具有统计学意义，有宗教信仰的留学生得分（均值为3.879，标准差为0.687）显著低于无宗教信仰的留学生（均值为4.214，标准差为0.695）。

③在中医药文化情感维度，方差齐性检验表明两组数据方差相等（$F=0.488$，$P=0.485>0.05$），独立样本T检验的T值为-3.270（$P=0.001<0.05$），表明有宗教信仰的留学生和无宗教信仰的留学生的中医

药文化认同得分均值差异具有统计学意义，有宗教信仰的留学生得分（均值为3.787，标准差为0.782）显著低于无宗教信仰的留学生（均值为4.123，标准差为0.676）。

④在中医药文化行为维度，方差齐性检验表明两组数据方差相等（F=2.942，P=0.087>0.05），独立样本T检验的T值为3.776（P<0.001），表明有宗教信仰的留学生和无宗教信仰的留学生的中医药文化认同得分均值差异具有统计学意义，有宗教信仰的留学生得分（均值为3.649，标准差为0.835）显著低于无宗教信仰的留学生（均值为4.061，标准差为0.676）。

表5—45　　有无宗教信仰留学生得分的单因素分析

类别	方差齐性检验		独立样本T检验	
	F值	T值	T值	P值
中医药文化认知	0.004	0.947	3.662	<0.001
中医药文化情感	0.488	0.485	3.270	0.001
中医药文化行为	2.942	0.087	3.776	<0.001
中医药文化认同	0.784	0.376	3.983	<0.001

说明：表明P值等于0.001，见本页第三段第2—3行。

综上所述，研究根据参与正式调查的留学生的人口统计学特征分类（如性别、年龄等），对中医药文化认同及中医药文化认知、中医药文化情感和中医药文化行为3个维度的得分均值进行了单因素分析。

在不同人口统计学特征留学生的中医药文化认同及3个维度的得分均值结果上：

第一，女性留学生，或40岁及以上的留学生，或黑龙江中医药大学的留学生，或学习阶段为硕士研究生的留学生，或中医医学类专业的留学生，或汉语等级为HSK-6级及以上的留学生，或来华时间在5年及以上的留学生，或华裔留学生，或宗教信仰为道教的留学生的中医药文化认同得分均值更高。

第二，具体到中医药文化认同3个维度的得分均值结果，女性留学生，或黑龙江中医药大学的留学生，或中医医学类专业的留学生，或汉语等级为 HSK－6 级及以上的留学生，或来华时间在 5 年及以上的留学生，或华裔留学生，或宗教信仰为道教的留学生的在中医药文化认知、中医药文化情感和中医药文化行为 3 个维度的得分均值均更高；40 岁及以上的留学生在中医文化认知和中医药文化行为两个维度的得分均值更高，而 30—39 岁的留学生在中医药文化情感维度的得分均值更高；学习阶段为硕士研究生的留学生在中医药文化情感维度的得分均值更高，而学习阶段为博士研究生的留学生在中医药文化情感和中医药文化行为两个维度的得分均值更高。

在不同人口统计学特征留学生的中医药文化认同及 3 个维度的得分均值的单因素分析结果上：

第一，中医药文化认同得分均值在留学生的不同性别、年龄、学校、医学专业类别和有无宗教信仰五个方面的差异具有统计学意义。

第二，具体到中医药文化认同的 3 个维度得分差异结果，中医药文化认知维度得分均值在留学生的不同年龄、学校、医学专业类别、汉语等级、来华时间、是否华裔和有无宗教信仰七个方面的差异具有统计学意义；中医药文化情感维度得分均值在留学生不同性别、年龄、学校、医学专业类别、是否华裔和有无宗教信仰六个方面的差异具有统计学意义；中医药文化行为维度得分均值在留学生的不同性别、年龄、学校、医学专业类别、是否华裔和有无宗教信仰六个方面的差异具有统计学意义。

第三节 留学生中医药文化认同的影响因素分析

在留学生中医药文化认同的影响因素分析部分，研究依托文化认同理论、教育生态系统理论等相关理论分别从个人因素、家庭因素、国家因素、学校因素和社会因素五个方面梳理总结留学生中医药文化认同的五个前置影响变量，即传统哲学基础、传统医药背景、医药文化相似性、校园文化建设和医药媒介接触。基于615 份正式调查数据，研究对调查问卷量表部分的信度与效度进行检验。首先，研究对各变量各测量题项的得分均值与选项分布进行了描述性统计分析。其次，研究采用 Person 积差相关对各变量与中医药文化认同及 3 个维度的相关性进行分析。最后，研究分别将中医药文化认同、中医药文化认知、中医药文化情感和中医药文化行为作为因变量，依次进行分层回归分析，进一步论证五方面影响因素对中医药文化认同及 3 个维度的影响程度，以衡量各影响因素对中医药文化认同及 3 个维度的解释程度，同时对研究假设进行检验。

一　留学生中医药文化认同影响因素的描述性统计分析

个人因素中的变量传统哲学基础由“所有事物之间是有着相互联系的”“世界应当被看作一个整体，而不是各个分离的部分”“一件事物或细节的变化会最终影响到整体和全局”等十个测量题项组成，十个测量题项的最小值为 1. 20，最大值为 5，均值为 3. 79，标准差为 0. 60。由表 5—46 可知，在变量传统哲学基础的十个测量题项中，各测量题项的最小值均为 1，最大值均为 5；测量题项“世界应当被看作一个整体，而不是各个分离的部分”的得分均值最高（均值为 3. 96，标准差为 0. 94）；测量题项“再好的事情，当向着一个方面无限度的发展时，就可能成为不好的事情”的得分均值相对最低（均值为 3. 54，标准差为 1. 02）。

整体而言，变量传统哲学基础的得分均值较高，可见，中医药院校留学生对中国古代哲学的价值观念的基本认可，能够认可中国古代哲学的思维方式，这为中医药院校的留学生学好中医药文化相关知识奠定了基础。中医药学是对中国古代传统哲学的衍生和具体化，依托中国古代传统哲学等内容而建立起了关于疾病治疗、预防、康复等领域的系统理论，因此，留学生能否从根本上接受和认可中国古代传统哲学关系到其能否学好中医药。

表 5—46　　个人因素变量传统哲学基础的描述性分析

题号	测量题项	最小值	最大值	均值	标准差
A101	所有事物之间是有着相互联系的	1	5	3. 76	0. 91
A102	世界应当被看作一个整体，而不是各个分离的部分	1	5	3. 96	0. 94
A103	一件事物或细节的变化会最终影响整体和全局	1	5	3. 85	0. 91
A104	事物的好坏是可以相互转换的	1	5	3. 74	0. 90

续表

题号	测量题项	最小值	最大值	均值	标准差
A105	事物不应朝着一个方向无限度地发展，需要寻找一个适中的平衡点	1	5	3.92	0.86
A106	再好的事情，当向着一个方面无限度的发展时，就可能成为不好的事情	1	5	3.54	1.02
A107	好坏交替和循环转换是事物发展的一般特征	1	5	3.81	0.86
A108	事物的好坏是相对而论的	1	5	3.80	0.90
A109	一般很难判断一件事物是绝对的好或者坏	1	5	3.68	1.06
A110	一件事物在某种条件下是好的，可能在另一种条件下就是不好的	1	5	3.80	0.91

为了进一步地分析留学生在变量传统哲学基础十个测量题项的作答情况，研究将各测量题项的各选项的选择频数和百分比情况进行了集中的对比，研究发现（见表5—47），十个测量题项的作答选项分布相对集中在比较同意选项，占比接近50%。纵向对比来看，题号A106（测量题项为“再好的事情，当向着一个方面无限度的发展时，就可能成为不好的事情”）和题号A109（测量题项为“一般很难判断一件事物是绝对的好或者坏”）选择比较不同意的人数较多，前者有30人，后者25人，表明参与调查的留学生中有小部分留学生对此观点的理解存在异议或者不认可此观点，这两个测量题项涉及传统哲学中转换的思想，即同一个事物在不同的情境下会发生性质的改变。

表5—47　　个人因素变量传统哲学基础的选项分析

题号	非常不同意		比较不同意		一般		比较同意		非常同意	
	频数	百分比	频数	百分比	频数	百分比	频数	百分比	频数	百分比
A101	15	2.4	34	5.5	152	24.7	296	48.1	118	19.2
A102	14	2.3	23	3.7	133	21.6	249	40.5	196	31.9
A103	11	1.8	38	6.2	130	21.1	289	47.0	147	23.9

续表

题号	非常不同意		比较不同意		一般		比较同意		非常同意	
	频数	百分比	频数	百分比	频数	百分比	频数	百分比	频数	百分比
A104	12	2.0	39	6.3	160	26.0	288	46.8	116	18.9
A105	7	1.1	24	3.9	143	23.3	281	45.7	160	26.0
A106	30	4.9	54	8.8	180	29.3	253	41.1	98	15.9
A107	9	1.5	37	6.0	134	21.8	318	51.7	117	19.0
A108	11	1.8	31	5.0	162	26.3	277	45.0	134	21.8
A109	25	4.1	62	10.1	138	22.4	248	40.3	142	23.1
A110	14	2.3	38	6.2	131	21.3	309	50.2	123	20.0

家庭因素中的变量传统医药背景由“我在来华之前接受过有关传统医药文化的教育或培训”“我曾阅读过传统医药文化类的书籍”“我的家人或亲戚朋友中有人从事传统医药方面的工作”3个测量题项组成，3个测量题项的最小值为1，最大值为5，均值为2.72，标准差为1.16。由表5—48可知，在变量传统医药背景的3个测量题项中，各测量题项的最小值均为1，最大值均为5；测量题项“我曾阅读过传统医药文化类的书籍”的得分均值最高（均值为2.88，标准差为1.28）；测量题项“我在来华之前接受过有关传统医药文化的教育或培训”的得分均值相对最低（均值为2.60，标准差为1.33）。

整体而言，变量传统医药背景的得分均值较低，可见，中医药院校留学生的传统医药背景存在较大的差异，大部分留学生未能在家庭环境中感受到较好的传统医药尤其是中医药的影响，整个家庭环境给予的传统医药支持较低。

表5—48　　家庭因素变量传统医药背景的描述性分析

题号	测量题项	最小值	最大值	均值	标准差
B101	我在来华之前接受过有关传统医药文化的教育或培训	1	5	2.60	1.33
B102	我曾阅读过传统医药文化类的书籍	1	5	2.88	1.28
B103	我的家人或亲戚朋友中有人从事传统医药方面的工作	1	5	2.69	1.41

为了进一步地分析留学生在变量传统医药基础 3 个测量题项的作答情况，研究将各测量题项的各选项的选择频数和百分比情况进行了集中的对比，研究发现（见表 5—49），3 个测量题项的作答选项分布相对较分散，选择非常不同意、比较不同意、一般和比较同意的留学生人数相差不大。纵向对比来看，题号 B101（测量题项为“我在来华之前接受过有关传统医药文化的教育或培训”）和题号 B103（测量题项为“我的家人或亲戚朋友中有人从事传统医药方面的工作”）选择比较不同意的人数较多，前者有 173 人，后者 176 人，表明参与调查的留学生中有大部分留学生在正式来华留学前接触或阅读到的传统医药知识较少、家中从事传统医药工作的人数也偏少，这些都会导致留学生在入学后学习中医药文化知识缺乏前期基础，在后续的学习过程，学习中医药文化相关知识的进度也会相对较慢。

表 5—49　　家庭因素变量传统医药背景的选项分析

题号	非常不同意		比较不同意		一般		比较同意		非常同意	
	频数	百分比	频数	百分比	频数	百分比	频数	百分比	频数	百分比
B101	173	28.1	144	23.4	112	18.2	131	21.3	55	8.9
B102	123	20.0	122	19.8	137	22.3	174	28.3	59	9.6
B103	176	28.6	133	21.6	90	14.6	139	22.6	77	12.5

国家因素中的变量医药文化相似性由“我的母国有和中国相似的传统医药/草药”“我的母国有和中国相似的医药文化”“我的母国有和中国相似的医药体系和制度”3 个测量题项组成，3 个测量题项的最小值为 1，最大值为 5，均值为 3.50，标准差为 0.95。由表 5—50 可知，在变量医药文化相似性的 3 个测量题项中，各测量题项的最小值均为 1，最大值均为 5；测量题项“我的母国有和中国相似的传统医药/草药”的得分均值最高（均值为 3.64，标准差为 1.08）；测量题项“我的母国有和中国相似的医药体系和制度”的得分均值相对最低（均值为 3.36，标准差为 1.15）。

整体而言，变量医药文化相似性的得分均值较低，可见，中医药院校留学生感知到的医药文化相似性较低，即留学生生源地的医药文化与中医药文化之间的差异较大。

表 5—50　　国家因素变量医药文化相似性的描述性分析

题号	测量题项	最小值	最大值	均值	标准差
C101	我的母国有和中国相似的传统医药/草药	1	5	3.64	1.08
C102	我的母国有和中国相似的医药文化	1	5	3.49	1.13
C103	我的母国有和中国相似的医药体系和制度	1	5	3.36	1.15

为了进一步地分析留学生在变量医药文化相似性 3 个测量题项的作答情况，研究将各测量题项的各选项的选择频数和百分比情况进行了集中的对比，研究发现（见表 5—51），3 个测量题项的作答选项分布相对集中在比较同意选项，占比接近 40%，其次在非常同意、一般两个选项分布较多。纵向对比来看，题号 C101（测量题项为“我的母国有和中国相似的传统医药/草药”）选择比较同意和非常同意共计 391 人，超过 60%，可见大部分留学生认为母国有和中国相似的传统医药或者草药，这对于留学生毕业后返回母国从事中医药相关工作有较大的优势；另外题号 C103（测量题项为“我的母国有和中国相似的医药体系和制度”）选择非常不同意和比较不同意选项的共计有 146 人，占比 23.8%，可见有部分留学生认为母国的医药体系与制度与中国的医药体系与制度差异较大。

表 5—51　　国家因素变量医药文化相似性的选项分析

题号	非常不同意		比较不同意		一般		比较同意		非常同意	
	频数	百分比	频数	百分比	频数	百分比	频数	百分比	频数	百分比
C101	30	4.9	65	10.6	129	21.0	261	42.4	130	21.1
C102	41	6.7	82	13.3	139	22.6	241	39.2	112	18.2
C103	44	7.2	102	16.6	160	26.0	209	34.0	100	16.3

学校因素中变量校园文化建设由“学校的外观和内饰都含有中医药文化元素”“学校为学生教育提供了充分的实践教学基地保障”“学校为学生提供了大量的中医药文化类的课程”等五个测量题项组成，五个测量题项的最小值为1，最大值为5，均值为3.76，标准差为0.77。由表5—52可知，在变量校园文化建设的五个测量题项中，各测量题项的最小值均为1，最大值均为5；测量题项“学校的外观和内饰都含有中医药文化元素”的得分均值最高（均值为3.88，标准差为0.88）；测量题项“学校组建了中医药文化相关的学生社团”的得分均值相对最低（均值为3.59，标准差为1.00）。

整体而言，变量校园文化建设的得分均值较高，可见，留学生认为中医药院校校园文化建设整体状况较好，校园文化中的中医药文化氛围较好。

表5—52　　学校因素变量校园文化建设的描述性分析

题号	测量题项	最小值	最大值	均值	标准差
D101	学校的外观和内饰都含有中医药文化元素	1	5	3.88	0.88
D102	学校为学生教育提供了充分的实践教学基地保障	1	5	3.73	1.06
D103	学校为学生提供了大量的中医药文化类的课程	1	5	3.82	0.94
D104	学校组建了中医药文化相关的学生社团	1	5	3.59	1.00
D105	学校经常提供中医药文化的讲座或培训	1	5	3.76	0.97

为了进一步地分析留学生在变量校园文化建设五个测量题项的作答情况，研究将各测量题项的各选项的选择频数和百分比情况进行了集中的对比，研究发现（见表5—53），五个测量题项的作答选项分布相对集中在比较同意选项、占比超过40%。纵向对比来看，题号D101（测量题

项为“学校的外观和内饰都含有中医药文化元素”）、题号 D102（测量题项为“学校为学生教育提供了充分的实践教学基地保障”）、题号 D103（测量题项为“学校为学生提供了大量的中医药文化类的课程”）和题号 D105（测量题项为“学校经常提供中医药文化的讲座或培训”）4 个测量题项选择比较同意和非常同意的人数较多，占比接近 70%，表明参与调查的留学生大部分认为学校在物质环境建设、课程建设等情况较好。另外，研究发现题号 D104（测量题项为“学校组建了中医药文化相关的学生社团”）选择非常不同意和比较不同意选择的共计 77 人，可见小部分留学生认为中医药院校在中医药文化相关的学生社团建设上存在一定的不足。

表 5—53　　学校因素变量校园文化建设的选项分析

题号	非常不同意		比较不同意		一般		比较同意		非常同意	
	频数	百分比	频数	百分比	频数	百分比	频数	百分比	频数	百分比
D101	9	1. 5	30	4. 9	137	22. 3	289	47. 0	150	24. 4
D102	33	5. 4	48	7. 8	106	17. 2	292	47. 5	136	22. 1
D103	17	2. 8	33	5. 4	134	21. 8	290	47. 2	141	22. 9
D104	28	4. 6	49	8. 0	172	28. 0	267	43. 4	99	16. 1
D105	17	2. 8	49	8. 0	130	21. 1	287	46. 7	132	21. 5

社会因素中变量医药媒介接触由“我接触到的中医药相关影视作品越来越多”“我接触到的中医药相关直播活动越来越多”“我经常在报纸、电视等传统媒体看到中医药相关报道”等 4 个测量题项组成，4 个测量题项的最小值为 1，最大值为 5，均值为 3. 55，标准差为 0. 79。由表 5—54 可知，在变量医药媒介接触的 4 个测量题项中，各测量题项的最小值均为 1，最大值均为 5；测量题项“我经常在报纸、电视等传统媒体看到中医药相关报道”的得分均值最高（均值为 3. 79，标准差为 0. 99）；测量题项“我接触到的中医药相关影视作品越来越多（均值为 3. 40，标准差为 1. 02）”和测量题项“我接触到的中医药相关直播活动越来越多（均值为 3. 40，标准差为 1. 04）”的得分均值相对最低。

整体而言，变量医药媒介接触的得分均值较低，可见，中医药院校留学生对于日常学习与生活中接触中医药文化相关的媒介内容相对较少，中医药文化相关的媒介接触水平低。

表 5—54　　　　社会因素变量医药媒介接触的描述性分析

题号	测量题项	最小值	最大值	均值	标准差
E101	我接触到的中医药相关影视作品越来越多	1	5	3. 40	1. 02
E102	我接触到的中医药相关直播活动越来越多	1	5	3. 40	1. 04
E103	我经常在报纸、电视等传统媒体看到中医药相关报道	1	5	3. 79	0. 99
E104	我经常在微信、微博等社交网络看到中医药相关报道	1	5	3. 61	1. 03

为了进一步地分析留学生在变量医药媒介接触 4 个测量题项的作答情况，研究将各测量题项的各选项的选择频数和百分比情况进行了集中的对比，研究发现（见表 5—55），4 个测量题项的作答选项分布相对集中在比较同意选项。纵向对比来看，题号 E103（测量题项为“我经常在报纸、电视等传统媒体看到中医药相关报道”）和题号 E104（测量题项为“我经常在微信、微博等社交网络看到中医药相关报道”）选择比较同意和非常同意的人数较多，表明留学生在传统媒介和互联网媒介中接触中医药相关内容较多。另外，研究发现题号 E101（测量题项为“我接触到的中医药相关影视作品越来越多”）和题号 E102（测量题项为“我接触到的中医药相关直播活动越来越多”）选择非常不同意和比较不同意的人数较多。

表 5—55　　　　社会因素变量医药媒介接触的选项分析

题号	非常不同意		比较不同意		一般		比较同意		非常同意	
	频数	百分比	频数	百分比	频数	百分比	频数	百分比	频数	百分比
E101	28	4. 6	84	13. 7	193	31. 4	232	37. 7	78	12. 7
E102	31	5. 0	86	14	181	29. 4	239	38. 9	78	12. 7

续表

题号	非常不同意		比较不同意		一般		比较同意		非常同意	
	频数	百分比	频数	百分比	频数	百分比	频数	百分比	频数	百分比
E103	19	3.1	45	7.3	129	21.0	274	44.6	148	24.1
E104	31	5.0	58	9.4	134	21.8	290	47.2	102	16.6

二　留学生中医药文化认同影响因素的相关性分析

研究采用Person积差相关分析对中医药文化认同影响因素的五个前置变量与中医药文化认同及其3个维度的相关性进行检验，在显著性为0.01的水平上，结果表明（见表5—56）：

第一，在中医药文化认同整体上，中医药文化认同与变量医药媒介接触的Person相关系数值最大（值为0.633），中医药文化认同与变量医药文化相似性的Person相关系数值最小（值为0.240）。

第二，具体到中医药文化认同的3个维度上，变量医药媒介接触与中医药文化认知维度、中医药文化情感维度和中医药文化行为维度的Person相关系数值均是最大，变量医药文化相似性与中医药文化认知维度、中医药文化情感维度和中医药文化行为维度的Person相关系数均是最小；变量传统哲学基础与中医药文化认知维度的Person相关系数值最大（值为0.481），与中医药文化行为维度的Person相关系数值最小（值为0.390）；变量传统医药背景与中医药文化行为维度的Person相关系数值最大（值为0.436），与中医药文化认知维度的Person相关系数值最小（值为0.297）；变量医药文化相似性与中医药文化情感维度的Person相关系数值最大（值为0.221），与中医药文化行为维度的Person相关系数值最小（值为0.215）；变量校园文化建设与中医药文化情感维度的Person相关系数值最大（值为0.559），与中医药文化认知维度的Person相关系数值最小（值为0.531）；变量医药媒介接触与中医药文化情感维度和中医药文化行为维度的Person相关系数值均最大（值为0.586），与中医药文化认知维度的Person相关系数值最小（值为0.539）。

综合相关系数值，可以发现影响因素各变量与中医药文化认同及3个维度的相关系数值大部分介于0.4—0.6，表明各变量之间是存在较强的相关性；同时，影响因素各变量与中医药文化认同3个维度的相关系数值也存在较大差异，相关系数值得最大值与最小值在中医药文化认同的3个维度分布不完全一致，表明各影响因素与中医药文化认同3个维度的关联强度存在差异，由此，我们可以初步推断各影响因素同时作用于中医药文化认同及其3个维度的影响程度各有所侧重。

表5—56　　留学生中医药文化认同影响因素的相关性分析

变量	中医药文化认同	中医药文化认知	中医药文化情感	中医药文化行为
传统哲学基础	0.475**	0.481**	0.449**	0.390**
传统医药背景	0.411**	0.297**	0.337**	0.436**
医药文化相似性	0.240**	0.217**	0.221**	0.215**
校园文化建设	0.600**	0.531**	0.559**	0.542**
医药媒介接触	0.633**	0.539**	0.586**	0.586**

注：** 表示 $P<0.01$。

三　留学生中医药文化认同影响因素的回归分析

中医药文化认同及3个维度与影响因素的五个变量的Person积差相关分析的结果表明前置影响变量传统哲学基础、传统医药背景、医药文化相似性、校园文化建设、医药媒介接触与中医药文化认同及3个维度存在较强的相关关系。为进一步探讨各影响因素与中医药文化认同及3个维度的关系，研究分别将中医药文化认同、中医药文化认知、中医药文化情感和中医药文化行为作为因变量，依次进行分层回归分析，以衡量各影响因素对中医药文化认同及3个维度的解释程度。

（一）中医药文化认同的分层回归分析

在留学生中医药文化认同整体的分层回归分析中，研究以中医药文化认同为因变量，以传统哲学基础、传统医药背景、医药文化相似性、校园文化建设和医药媒介接触五个变量为自变量进行分层回归分析，其中变量传统哲学基础为第一层、变量传统医药背景为第二层、变量医药文化相似性为第三层、变量校园文化建设为第四层、变量医药媒介接触为第五层。

分层回归分析的结果表明，各自变量之间不存在严重的共线性问题（方差膨胀因子，即 VIF 值介于 1.118—1.905，小于 10）。由表 5—57 可知：

①方程 1 中仅传统哲学基础一个自变量，回归方程的 R^2 值为 0.225，F 值为 178.395（$P<0.001$），表明回归方程 1 具有统计学意义。

②方程 2 中增加了自变量传统医药背景，回归方程的 R^2 值为 0.336，F 值为 154.644（$P<0.001$），表明回归方程 2 具有统计学意义。对比方程 1 可知，回归模型的 R^2 变化量为 0.110，F 值变化量为 101.612（$P<0.001$）。

③方程 3 增加了自变量医药文化相似性，回归方程的 R^2 值为 0.341，F 值为 105.405（$P<0.001$），表明回归方程 3 具有统计学意义。对比方程 2 可知，回归方程的 R^2 变化量为 0.005，F 值变化量为 4.938（$P=0.027<0.05$）。

④方程 4 增加了自变量校园文化建设，回归方程的 R^2 值为 0.477，F 值为 138.880（$P<0.001$），表明回归方程 4 具有统计学意义。对比方程 3 可知，回归模型的 R^2 变化量为 0.136，F 值变化量为 158.034（$P<0.001$）。

⑤最终的分层回归方程中（方程 5）纳入传统哲学基础、传统医药背景、医药文化相似性、校园文化建设和医药媒介接触五个自变量，回归方程的 R^2 值为 0.530，F 值为 137.265（$P<0.001$），表明回归方程 5 具有统计学意义，五个自变量可以解释 53.0% 的因变量的信息量。对比方程 4 可知，回归模型的 R^2 变化量为 0.053，F 值变化量为 68.935（$P<0.001$）。除变量医药文化相似性对中医药文化认同的影响不具有统计学意义（$P=0.283>0.05$），剩余四个自变量对中医药文化认同的影响均具有统计学意义（$P<0.001$），对比四个自变量的标准化回归系数值可以发现，变量医药媒介接触的标准化回归系数值最大（$\beta=0.318$，$P<0.001$），变量传统医药背景的标准化回归系数值最小（$\beta=0.153$，$P<0.001$）。

综上所述，随着五个自变量依次进入回归分层，R^2 值也随之增大，表明新自变量增加了方程对中医药文化认同的解释能力。综合 Person 积差相关分析结果、各方程 R^2 的增加量和最终回归分层中各自变量的标准化回归系数结果，研究可以认为，变量传统哲学基础、传统医药背景、校园文化建设和医药媒介接触对中医药文化认同具有显著正向影响，其中医药媒介接触对中医药文化认同整体的影响最为明显。因此，可以判断研究假设 1、研究假设 2、研究假设 4 和研究假设 5 成立，研究假设 3 不成立。

（二）中医药文化认知的分层回归分析

在留学生中医药文化认知维度的分层回归分析中，研究以中医药文化认知为因变量，以传统哲学基础、传统医药背景、医药文化相似性、校园文化建设和医药媒介接触五个变量为自变量进行分层回归分析，其中变量传统哲学基础为第一层、变量传统医药背景为第二层、变量医药文化相似性为第三层、变量校园文化建设为第四层、变量医药媒介接触为第五层。

分层回归分析的结果表明，自变量之间不存在严重的共线性问题（方差膨胀因子，即 VIF 值介于 1.118—1.905，小于 10）。由表 5—58 可知：

①方程 1 中仅传统哲学基础一个自变量，回归方程的 R^2 值为 0.232，F 值为 184.942（$P<0.001$），表明回归方程 1 具有统计学意义。

②方程 2 中增加了自变量传统医药背景，回归方程的 R^2 值为 0.278，F 值为 117.848（$P<0.001$），表明回归方程 2 具有统计学意义；对比方程 1 可知，回归模型的 R^2 变化量为 0.046，F 值变化量为 39.222（$P<0.001$）。

③方程 3 增加了自变量医药文化相似性，回归方程的 R^2 值为 0.284，F 值为 80.834（$P<0.001$），表明回归方程 3 具有统计学意义。对比方程 2 可知，回归方程的 R^2 变化量为 0.006，F 值变化量为 5.192（$P=0.023<0.05$）。

④方程 4 增加了自变量校园文化建设，回归方程的 R^2 值为 0.386，F 值为 95.750（$P<0.001$），表明回归方程 4 具有统计学意义。对比方程 3 可知，回归模型的 R^2 变化量为 0.102，F 值变化量为 100.864（$P<0.001$）。

⑤最终的分层回归方程中（方程 5）纳入传统哲学基础、传统医药背景、医药文化相似性、校园文化建设和医药媒介接触五个自变量，回归

方程的 R^2 值为 0.420，F 值为 88.020（$P<0.001$），表明回归方程 5 具有统计学意义，五个自变量可以解释 42.0% 的因变量的信息量。对比方程 4 可知，回归模型的 R^2 变化量为 0.034，F 值变化量为 35.462（$P<0.001$）。除变量传统医药背景和变量医药文化相似性对中医药文化认知的影响不具有统计学意义（$P>0.05$），剩余三个自变量对中医药文化认知的影响均具有统计学意义（$P<0.001$），对比三个自变量的标准化回归系数值可以发现，变量传统哲学基础的标准化回归系数值最大（$\beta=0.276$，$P<0.001$），变量校园文化建设的标准化回归系数值最小（$\beta=0.230$，$P<0.001$）。

综上所述，随着五个自变量依次进入回归分层，R^2 值也随之增大，表明新自变量增加了方程对中医药文化认知维度的解释能力。综合 Person 积差相关分析结果、各方程 R^2 的增加量和最终回归分层中各自变量的标准化回归系数结果，研究可以认为，变量传统哲学基础、校园文化建设和医药媒介接触对中医药文化认知维度具有显著正向影响，其中传统哲学基础对中医药文化认知维度的影响最为明显。因此，可以判断研究假设 1a、研究假设 4a 和研究假设 5a 成立，研究假设 2a 和研究假设 3a 不成立。

（三）中医药文化情感的分层回归分析

在留学生中医药文化情感维度的分层回归分析中，研究以中医药文化情感为因变量，以传统哲学基础、传统医药背景、医药文化相似性、校园文化建设和医药媒介接触五个变量为自变量进行分层回归分析，其中变量传统哲学基础为第一层、变量传统医药背景为第二层、变量医药文化相似性为第三层、变量校园文化建设为第四层、变量医药媒介接触为第五层。

分层回归分析的结果表明，自变量之间不存在严重的共线性问题（方差膨胀因子，即 VIF 值介于 1.118—1.905，小于 10）。由表 5—59 可知：

①方程 1 中仅传统哲学基础一个自变量，回归方程的 R^2 值为 0.202，F 值为 155.063（$P<0.001$），表明回归方程 1 具有统计学意义。

②方程 2 中增加了自变量传统医药背景，回归方程的 R^2 值为 0.270，F 值为 113.439（$P<0.001$），表明回归方程 2 具有统计学意义。对比方

程1可知，回归模型的 R^2 变化量为0.069，F值变化量为57.518（$P<0.001$）。

③方程3增加了自变量医药文化相似性，回归方程的 R^2 值为0.276，F值为77.748（$P<0.001$），表明回归方程3具有统计学意义。对比方程2可知，回归方程的 R^2 变化量为0.006，F值变化量为4.916（$P=0.027<0.05$）。

④方程4增加了自变量校园文化建设，回归方程的 R^2 值为0.400，F值为101.756（$P<0.001$），表明回归方程4具有统计学意义。对比方程3可知，回归模型的 R^2 变化量为0.124，F值变化量为126.044（$P<0.001$）。

⑤最终的分层回归方程中（方程5）纳入了传统哲学基础、传统医药背景、医药文化相似性、校园文化建设和医药媒介接触五个自变量，回归方程的 R^2 值为0.450，F值为99.491（$P<0.001$），表明回归方程5具有统计学意义，五个自变量可以解释45.0%的因变量的信息量。对比方程4可知，回归模型的 R^2 变化量为0.049，F值变化量为54.640（$P<0.001$）。除变量医药文化相似性对中医药文化情感的影响不具有统计学意义（$P=0.246>0.05$），剩余四个自变量对中医药文化情感的影响均具有统计学意义（$P<0.01$），对比四个自变量的标准化回归系数值可以发现，变量医药媒介接触的标准化回归系数值最大（$\beta=0.307$，$P<0.001$），变量传统医药背景的标准化回归系数值最小（$\beta=0.088$，$P<0.001$）。

综上所述，随着五个自变量依次进入回归分层，R^2 值也随之增大，表明新自变量增加了方程对中医药文化情感维度的解释能力。综合 Person 积差相关分析结果、各方程 R^2 的增加量和最终回归分层中各自变量的标准化回归系数结果，研究可以认为，变量传统哲学基础、传统医药背景、校园文化建设和医药媒介接触对中医药文化情感维度具有显著正向影响，其中医药媒介接触对中医药文化情感维度的影响最为明显。因此，可以判断研究假设1b、研究假设2b、研究假设4b和研究假设5b成立，研究假设3b不成立。

（四）中医药文化行为的分层回归分析

在留学生中医药文化行为维度的分层回归分析中，研究以中医药文化行为为因变量，以传统哲学基础、传统医药背景、医药文化相似性、校园文化建设和医药媒介接触五个变量为自变量进行分层回归分析，其中变量传统哲学基础为第一层、变量传统医药背景为第二层、变量医药文化相似性为第三层、变量校园文化建设为第四层、变量医药媒介接触为第五层。

分层回归分析的结果表明，自变量之间不存在严重的共线性问题(方差膨胀因子，即 VIF 值介于 1.118—1.905，小于 10)。由表 5—60 可知：

①方程 1 中仅传统哲学基础一个自变量，回归方程的 R^2 值为 0.152，F 值为 109.879（$P<0.001$），表明回归方程 1 具有统计学意义。

②方程 2 中增加了自变量传统医药背景，回归方程的 R^2 值为 0.291，F 值为 125.873（$P<0.001$），表明回归方程 2 具有统计学意义。对比方程 1 可知，回归模型的 R^2 变化量为 0.139，F 值变化量为 120.455（$P<0.001$）。

③方程 3 增加了自变量医药文化相似性，回归方程的 R^2 值为 0.294，F 值为 84.930（$P<0.001$），表明回归方程 3 具有统计学意义，对比方程 2 可知，回归方程的 R^2 变化量为 0.003，F 值变化量为 2.447（$P=0118>0.05$）。

④方程 4 增加了自变量校园文化建设，回归方程的 R^2 值为 0.404，F 值为 103.211（$P<0.001$），表明回归方程 4 具有统计学意义。对比方程 3 可知，回归模型的 R^2 变化量为 0.109，F 值变化量为 111.836（$P<0.001$）。

⑤最终的分层回归方程中（方程 5）纳入了传统哲学基础、传统医药背景、医药文化相似性、校园文化建设和医药媒介接触五个自变量，回归方程的 R^2 值为 0.450，F 值为 99.583（$P<0.001$），表明回归方程 5 具有统计学意义，五个自变量可以解释 45.0% 的因变量的信息量。对比方程 4 可知，回归模型的 R^2 变化量为 0.046，F 值变化量为 51.138（$P<0.001$）。除变量医药文化相似性对中医药文化行为的影响不具有统计学意义（$P=0.645>0.05$），剩余四个自变量对中医药文化认知的影响均具有统计学意义（$P<0.001$），对比四个自变量的标准化回归系数值可以发现，变量医药媒介接触的标准化回归系数值最大（$\beta=0.297$，$P<$

0.001)，变量传统哲学基础的标准化回归系数值最小（β =0.150，P < 0.001）。

综上所述，随着五个自变量依次进入回归分层，R^2 值也随之增大，表明新自变量增加了对中医药文化行为维度的解释能力，综合 Person 积差相关分析结果、各方程 R^2 的增加量和最终回归分层中各自变量的标准化回归系数结果，研究可以认为，变量传统哲学基础、传统医药背景、校园文化建设和医药媒介接触对中医药文化行为维度具有显著正向影响，其中医药媒介接触对中医药文化行为维度的影响最为明显。因此，可以判断研究假设 1c、研究假设 2c、研究假设 4c 和研究假设 5c 成立，研究假设 3c 不成立。

表 5—57　　　　中医药文化认同的分层回归分析

变量	方程 1		方程 2		方程 3		方程 4		方程 5	
	β	t	β	t	β	t	β	t	β	t
传统哲学基础	0.475	13.356***	0.415	12.407***	0.404	11.997***	0.258	8.011***	0.222	7.202***
传统医药背景			0.337	10.080***	0.318	9.225***	0.221	6.953***	0.153	4.923***
医药文化相似性					0.077	2.222*	0.052	1.693	0.032	1.075
校园文化建设							0.418	12.571***	0.253	6.795***
医药媒介接触									0.318	8.303***
R^2	0.225		0.336		0.341		0.477		0.530	
F	178.395***		154.644***		105.405***		138.880***		137.265***	

续表

变量	方程1		方程2		方程3		方程4		方程5	
	β	t	β	t	β	t	β	t	β	t
$\triangle R^2$			0.110		0.005		0.136		0.053	
$\triangle F$			101.612 ***		4.938 *		158.034 ***		68.935 ***	

注：因变量为中医药文化认同；* 表示 P<0.05，** 表示 P<0.01，*** 表示 P<0.001。

表5—58　　中医药文化认知维度的分层回归分析

变量	方程1		方程2		方程3		方程4		方程5	
	β	t	β	t	β	t	β	t	β	t
传统哲学基础	0.481	13.599 ***	0.443	12.692 ***	0.431	12.275 ***	0.305	8.727 ***	0.276	8.049 ***
传统医药背景			0.219	6.263 ***	0.198	5.506 ***	0.113	3.301 **	0.060	1.731
医药文化相似性					0.082	2.279 *	0.061	1.819 *	0.044	1.359
校园文化建设							0.362	10.043 ***	0.230	5.566 ***
医药媒介接触									0.254	5.955 ***
R^2	0.232		0.278		0.284		0.386		0.420	
F	184.942 ***		117.848 ***		80.834 ***		95.750 ***		88.020 ***	
$\triangle R^2$			0.046		0.006		0.102		0.034	
$\triangle F$			39.222 ***		5.192 *		100.864 ***		35.462 ***	

注：因变量为中医药文化认知；* 表示 P<0.05，** 表示 P<0.01，*** 表示 P<0.001。

表 5—59　　中医药文化情感维度的分层回归分析

变量	方程 1		方程 2		方程 3		方程 4		方程 5	
	β	t	β	t	β	t	β	t	β	t
传统哲学基础	0.449	12.452 ***	0.402	11.472 ***	0.391 ***	11.070 ***	0.251	7.283 ***	0.217	6.488 ***
传统医药背景			0.266	7.584 ***	0.246 ***	6.803 ***	0.153	4.493 ***	0.088	2.607 **
医药文化相似性					0.080 ***	2.217 *	0.057	1.720	0.037	1.162
校园文化建设							0.400	11.227 ***	0.241	5.974 ***
医药媒介接触									0.307	7.392 ***
R^2	0.202		0.270		0.276		0.400		0.450	
F	155.063 ***		113.439 ***		77.748 ***		101.756 ***		99.491 ***	
$\triangle R^2$			0.069		0.006		0.124		0.049	
△F			57.518 ***		4.916 *		126.044 ***		54.640 ***	

注：因变量为中医药文化情感；* 表示 $P<0.05$，** 表示 $P<0.01$，*** 表示 $P<0.001$。

表 5—60　　中医药文化行为维度的分层回归分析

变量	方程 1		方程 2		方程 3		方程 4		方程 5	
	β	t	β	t	β	t	β	t	β	t
传统哲学基础	0.390	10.482 ***	0.323	9.342 ***	0.315	9.031 ***	0.184	5.341 ***	0.150	4.502 ***

续表

变量	方程1		方程2		方程3		方程4		方程5	
	β	t	β	t	β	t	β	t	β	t
传统医药背景			0.379	10.975***	0.365	10.238***	0.278	8.203***	0.215	6.384***
医药文化相似性					0.056	1.564	0.034	1.029	0.015	0.462
校园文化建设							0.375	10.575***	0.222	5.503***
医药媒介接触									0.297	7.151***
R^2	0.152		0.291		0.294		0.404		0.450	
F	109.879***		125.873***		84.930***		103.211***		99.583***	
$\triangle R^2$			0.139		0.003		0.109		0.046	
$\triangle F$			120.455***		2.447		111.836***		51.138***	

注：因变量为中医药文化行为；* 表示 P<0.05，** 表示 P<0.01，*** 表示 P<0.001。

第四节　留学生中医药文化认同的作用结果分析

在留学生中医药文化认同的作用结果分析部分，研究从中医药传承与传播的视角探讨了中医药文化认同的作用结果，客观描述中医药院校留学生中医药传承与传播行为意愿，采用 Person 积差相关和分层回归分析论证留学生中医药文化认知、中医药文化情感和中医药文化行为 3 个维度与变量中医药传承与传播行为意愿的关系。

一　留学生中医药文化认同作用结果的描述性分析

变量中医药传承与传播由“我认为继承和发扬中医药文化很有必要”“我认为中医药传承是优秀传统文化复兴的重要途径”等7个测量题项组成，7个测量题项的最小值为1，最大值为5，均值为3.95，标准差为0.76。由表5—61可知，在变量中医药传承与传播的7个测量题项中，各测量题项的最小值均为1，最大值均为5；测量题项“我认为中医药的影响力越来越大了”的得分均值最高（均值为4.04，标准差为0.93）；测量题项“我认为继承和发扬中医药文化很有必要”的得分均值相对最低（均值为3.85，标准差为0.95）。

整体而言，变量中医药传承与传播的得分均值较高，可见，中医药院校留学生的中医药传承与传播行为意愿较为强烈，尤其是在涉及自身的传承与传播行为上，留学生意愿为中医药的传承与传播贡献力量、支持中医药的发展，同时也意愿主动地向身边的人介绍中医药。

表5—61　　作用结果变量中医药传承与传播的描述性分析

题号	测量题项	最小值	最大值	均值	标准差
ID1	我认为继承和发扬中医药文化很有必要	1	5	3.85	0.95
ID2	我认为中医药传承是优秀传统文化复兴的重要途径	1	5	3.89	0.91
ID3	我愿意继续支持中医药文化的发展	1	5	3.95	0.94
ID4	我认为中医药的影响力越来越大了	1	5	4.04	0.93
ID5	我认为中医药文化是架起中国和世界联通的重要桥梁	1	5	4.00	0.87
ID6	我希望为中医药文化的传播贡献自己的力量	1	5	3.97	0.89
ID7	我会主动向身边的人介绍中医药文化	1	5	3.98	1.01

为了进一步地分析留学生在变量中医药传承与传播7个测量题项的作答情况，研究将各测量题项的各选项的选择频数和百分比情况进行了

集中的对比，研究发现（见表5—62），7 个测量题项的作答选项分布相对集中，选择非常同意和比较同意选项的留学生较多，其中选择比较同意的留学生接近半数。纵向对比来看，题号 ID7 的选项分布差异较大，即测量题项“我会主动向身边的人介绍中医药文化”选择非常同意与非常不同意的人数相对较多，该题项的标准差为 1. 01，可见留学生对于是否愿意向周围的人传播中医药文化的态度存在较大差异，既有积极主动的传播者，也有少数不愿意传播中医药文化的留学生。因此，进一步了解和分析这两类留学生的态度差异原因，尤其是不愿意主动向周围人介绍中医药文化的原因，引导不愿意传播中医药文化的留学生主动传播中医药文化，将有助于中医药文化的人际传播。

表 5—62　　作用结果变量中医药传承与传播的选项分析

题号	非常不同意		比较不同意		一般		比较同意		非常同意	
	频数	百分比	频数	百分比	频数	百分比	频数	百分比	频数	百分比
ID1	19	3. 1	33	5. 4	122	19. 8	291	47. 3	150	24. 4
ID2	16	2. 6	23	3. 7	129	21. 0	293	47. 6	154	25. 0
ID3	20	3. 3	24	3. 9	95	15. 4	306	49. 8	170	27. 6
ID4	18	2. 9	17	2. 8	93	15. 1	280	45. 5	207	33. 7
ID5	13	2. 1	19	3. 1	100	16. 3	305	49. 6	178	28. 9
ID6	9	1. 5	28	4. 6	113	18. 4	287	46. 7	178	28. 9
ID7	22	3. 6	30	4. 9	96	15. 6	260	42. 3	207	33. 7

二　留学生中医药文化认同作用结果的相关性分析

研究采用 Person 积差相关分析对中医药传承与传播变量与中医药文化认同及其 3 个维度的相关性进行检验，结果表明，在显著性为 0. 01 的水平上，变量中医药传承与传播与中医药文化认同的 Person 相关系数为 0. 819；在中医药文化认同的 3 个维度上，变量中医药传承与传播与中医药文化认知维度的 Person 相关系数为 0. 674，变量中医药传承与传播与中医药文化情感维度的 Person 相关系数为 0. 720，变量中医药传承与传播与中医药文化行为维度的 Person 相关系数为 0. 794。可见变量中医药传承与传播与中医药文化认同及其 3 个维度之间存在较高的相关性。

三　留学生中医药文化认同作用结果的回归分析

中医药文化认同与变量中医药传承与传播的 Person 积差相关分析的结果表明，中医药传承与传播与中医药文化认同及 3 个维度存在较强的相关关系。为进一步探讨中医药文化认同对中医药传承与传播的影响，研究以中医药传承与传播为因变量，以中医药文化认知、中医药文化情感和中医药文化行为 3 个维度为自变量进行分层回归分析。其中，中医药文化认知为第一层，中医药文化情感为第二层，中医药文化行为为第三层。

分层回归分析的结果表明，各自变量之间不存在严重的共线性问题（方差膨胀因子，即 VIF 值介于 2.415—3.006，小于 10）。由表 5—63 可知：

①方程 1 中仅中医药文化认知一个自变量，回归方程的 R^2 值为 0.454，F 值为 510.445（$P<0.001$），表明回归方程 1 具有统计学意义。

②方程 2 中增加了自变量中医药文化情感，回归方程的 R^2 值为 0.562，F 值为 391.893（$P<0.001$），表明回归方程 2 具有统计学意义。对比方程 1 可知，回归模型的 R^2 变化量为 0.107，F 值变化量为 149.601（$P<0.001$）。

⑤最终的分层回归方程中（方程 3）纳入了中医药文化认知、中医药文化情感和中医药文化行为三个自变量，回归方程的 R^2 值为 0.677，F 值为 427.579（$P<0.001$），表明回归方程 3 具有统计学意义，三个自变量可以解释 67.7% 的因变量的信息量。对比方程 2 可知，回归模型的 R^2 变化量为 0.116，F 值变化量为 219.333（$P<0.001$）。三个自变量对中医药传承与传播的影响均具有统计学意义（$P<0.001$），对比三个自变量的标准化回归系数值可以发现，中医药文化行为的标准化回归系数值最大（$\beta=0.534$，$P<0.001$），中医药文化认知的标准化回归系数值最小（$\beta=0.169$，$P<0.001$）。

综上所述，随着三个自变量依次进入回归分层，R^2 值也随之增大，表明新自变量增加了方程对中医药传承与传播的解释能力。综合 Person 积差相关分析结果、各方程 R^2 的增加量和最终回归分层中各自变量的标准化回归系数结果，研究可以认为，中医药文化认知、中医药文化情感和中医药文化行为对中医药传承与传播具有显著正向影响，其中中医药文化行为对中医药传承与传播的影响最为明显。因此，可以判断研究假设6a、研究假设6b和研究假设6c成立，最终推断研究假设6成立。

表5—63　　　　中医药传承与传播的分层回归分析

变量	方程1		方程2		方程3	
	β	t	β	t	β	t
中医药文化认知	0.674	22.593***	0.309	7.699***	0.169	4.721***
中医药文化情感			0.491	12.231***	0.194	4.858***
中医药文化行为					0.534	14.810***
R^2	0.454		0.562		0.677	
F	510.445***		391.893***		427.579***	
$\triangle R^2$			0.107		0.116	
$\triangle F$			149.601***		219.333***	

注：因变量为中医药传承与传播；* 表示 $P<0.05$，** 表示 $P<0.01$，*** 表示 $P<0.001$。

综合中医药院校留学生中医药文化认同的影响因素分析和作用结果分析，研究对建立的各研究假设情况进行了检验。由表5—64可知，6个研究主假设及衍生的18个研究子假设中，5个研究假设不成立，其中1个研究主假设不成立、4个研究子假设不成立。

表5—64　　　　留学生中医药文化认同的研究假设检验情况

类别	序号	研究假设	检验结果
个人因素	研究假设1	传统哲学基础对中医药文化认同具有显著正向影响	成立
	研究假设1a	传统哲学基础对中医药文化认知具有显著正向影响	成立
	研究假设1b	传统哲学基础对中医药文化情感具有显著正向影响	成立
	研究假设1c	传统哲学基础对中医药文化行为具有显著正向影响	成立
家庭因素	研究假设2	传统医药背景对中医药文化认同具有显著正向影响	成立
	研究假设2a	传统医药背景对中医药文化认知具有显著正向影响	不成立
	研究假设2b	传统医药背景对中医药文化情感具有显著正向影响	成立
	研究假设2c	传统医药背景对中医药文化行为具有显著正向影响	成立

续表

类别	序号	研究假设	检验结果
国家因素	研究假设 3	医药文化相似性对中医药文化认同具有显著正向影响	不成立
	研究假设 3a	医药文化相似性对中医药文化认知具有显著正向影响	不成立
	研究假设 3b	医药文化相似性对中医药文化情感具有显著正向影响	不成立
	研究假设 3c	医药文化相似性对中医药文化行为具有显著正向影响	不成立
学校因素	研究假设 4	校园文化建设对中医药文化认同具有显著正向影响	成立
	研究假设 4a	校园文化建设对中医药文化认知具有显著正向影响	成立
	研究假设 4b	校园文化建设对中医药文化情感具有显著正向影响	成立
	研究假设 4c	校园文化建设对中医药文化行为具有显著正向影响	成立
社会因素	研究假设 5	医药媒介接触对中医药文化认同具有显著正向影响	成立
	研究假设 5a	医药媒介接触对中医药文化认知具有显著正向影响	成立
	研究假设 5b	医药媒介接触对中医药文化情感具有显著正向影响	成立
	研究假设 5c	医药媒介接触对中医药文化行为具有显著正向影响	成立
作用结果	研究假设 6	中医药文化认同对中医药传承与传播具有显著正向影响	成立
	研究假设 6a	中医药文化认知对中医药传承与传播具有显著正向影响	成立
	研究假设 6b	中医药文化情感对中医药传承与传播具有显著正向影响	成立
	研究假设 6c	中医药文化行为对中医药传承与传播具有显著正向影响	成立

第六章

留学生与中国学生中医药文化认同的对比研究

中医药院校作为办学主体，承担着优质中医药人才培养这项基本职能。通过系统规范化教育，培养大量合格甚至优秀的中医药人才，使其成为中医药事业传承与发展的后备军和主力军，是检验中医药院校人才培养最直接的标准，而培养出的大学生的中医药文化认同水平直接影响中医药事业的发展。当前，中医药院校的办学主要涉及本科、硕士、博士生教育，办学类型涵盖国内普通高校全日制教育、海外留学生教育等类型，因此研究中医药院校留学生群体中医药文化认同的过程中，不可回避地要以中国学生群体进行对比研究，进而总结留学生群体的差异性问题。

以中医药院校的中国学生为参照研究对象进行中医药文化认同研究，一方面是为了了解当前中医药院校中国学生的中医药文化认同现状，分析中国学生在中医药文化认同上存在的不足和问题，进而为提升中国学生中医药文化认同感和推动国内普通高校全日制中医药文化教育提供参考性建议；另一方面，客观衡量中医药院校留学生群体和中国学生群体在中医药文化认同及中医药文化认知、中医药文化情感与中医药文化行为3个维度的群体差异，为构建具有差异化和针对性的中医药院校留学生中医药文化认同教育引导策略提供量化依据，以进一步丰富中医药院校留学生中医药文化认同研究内容、完善中医药文化认同的研究体系。

本章中，研究在中医药院校留学生中医药文化认同的实证研究基础上，以中医药院校的中国学生为参照研究对象，依据《中医药院校留学生中医药文化认同调查问卷（中英双语版）》编制《中医药院校中国学生中医药文化认同调查问卷》，与留学生调查研究同步进行中国学生预调查和正式调查两轮调查以收集中医药院校中国学生的中医药文化认同数据。《中医药院校中国学生中医药文化认同研究的调查问卷》由中国学生个人基本信息和中医药文化认同两个部分组成，其中，中国学生的中医药文化认同通过中医药文化认知、中医药文化情感和中医药文化行为 3 个维度的 14 个测量题项进行测量。

参与中国学生中医药文化认同研究的被调查对象共涉及全国范围内的 11 所中医药院校的 1082 位中国学生（其中参与预调查的中国学生 289 人，参与正式调查的中国学生 793 人）。

通过中国学生预调查数据结果和调查过程中被调查对象反馈的建议，研究进一步检验中国学生中医药文化认同 3 个维度的 14 个测量题项是否需要删减或合并，进而形成具有较高准确性的中国学生正式调查的问卷。

中医药院校中国学生中医药文化认同现状的描述与差异分析，以及留学生群体与中国学生群体中医药文化认同的对比分析是基于中国学生正式调查数据和本研究中留学生正式调查数据两份数据结果。首先，研究基于中国学生正式调查数据，采用最大值、最小值、均值和标准差四个指标对中医药院校中国学生中医药文化认同及中医药文化认知、中医药文化情感和中医药文化行为 3 个维度的得分情况进行具体分析，客观报告了当前中医药院校中国学生的中医药文化认同实际水平。同时，研究采用独立样本 T 检验和方差分析等检验了中医药文化认同及其 3 个维度在中国学生不同人口统计学特征分类下（如性别、年龄、民族等）的差异情况。其次，基于中国学生正式调查数据和留学生正式调查数据，研究对中医药文化认同及其 3 个维度在中国学生群体和留学生群体的差异进行比较，重点分析留学生群体在中医药文化认同方面存在的不足与问题，为后续构建中医药院校留学生中医药文化认同的教育引导策略奠定基础。

第一节　中国学生中医药文化认同的研究设计

中国学生中医药文化认同的研究设计主要包含调研设计和问卷设计

两个部分，其目的在于通过前期严谨、系统的规划，收集一批具有较高科学性、可靠性的研究数据，以进行后续的量化研究和相关问题与建议的总结。

一 中国学生中医药文化认同的调研设计

中国学生中医药文化认同的调研设计旨在通过前期的分层随机抽样在全国范围内选择合适的调研院校进行现场调查问卷，参照留学生中医药文化认同研究的调研设计，研究将中国学生的调研院校与留学生调研院校保持一致，即中国学生中医药文化认同的被调查对象来自中部地区（湖北省、湖南省、江西省、山西省）、东部地区（北京市、山东省、江苏省、福建省）、东北地区（黑龙江省、辽宁省）和西部地区（云南省）的共计 11 所中医药院校。

研究计划分批次在每所中医药院校随机选择100 名在籍在校中国学生作为中国学生中医药文化认同研究的被调查对象，预计选择被调查对象 1100 人。在实际调研过程中，考虑到被调查对象的配合程度和数据分析的样本要求，研究对少数院校的被调查对象进行动态的调整，以便研究的顺利进行。

二 中国学生中医药文化认同的问卷设计

结合研究实际和留学生中医药文化认同研究的调查问卷，中医药院校中国学生中医药文化认同调查问卷的初稿主要由中国学生个人基本信息和中医药文化认同两个部分组成，其中，中国学生的中医药文化认同通过中医药文化认知、中医药文化情感和中医药文化行为 3 个维度的 14 个测量题项进行测量，中医药文化认同的 14 个测量题项与留学生中医药文化认同的 14 个测量题项表述一致。调查问卷量表部分均采用李克特五级量表，从“非常不同意”到“非常同意”，分别记为：1. 非常不同意；2. 比较不同意；3. 一般；4. 比较同意；5. 非常同意。得分越高表示认可程度越高。

在此基础上，本研究选择 3 所中医药院校进行第一轮线下调查，即中国学生中医药文化认同研究的预调查，通过提前培训调查人员，以收集高质量有效问卷，根据预调查中各题项测量的信度、效度等量化指标，结合预调查过程中中国学生反馈的问题与建议，对调查问卷初稿进行二次修订，并将二次修订问卷再次提交中医中药学教师、管理学与心理学教师等进行第二轮访谈，根据相关教师、专家反馈的建议进行调查问卷的三次修订，最终形成《中医药院校中国学生中医药文化认同调查问卷》进行正式调查。

第二节　中国学生中医药文化认同的预调查

参照中医药院校留学生中医药文化认同的研究，研究在中国学生中医药文化认同研究中设计了小规模的预调查，中国学生中医药文化认同的预调查涉及湖北中医药大学、南京中医药大学和江西中医药大学三所中医药院校的在籍在校中国学生。研究针对中国学生预调查数据进行项目分析和探索性因子分析，通过中国学生预调查数据结果和调查过程中被调查对象反馈的建议，研究进一步检验中国学生中医药文化认同 3 个维度的 14 个测量题项是否需要删减或合并，进而形成具有较高准确性的中国学生正式调查的问卷。

一　中国学生预调查的样本概况

参照中国学生中医药文化认同的研究设计和留学生中医药文化认同的研究设计，在中医药院校中国学生中医药文化认同预调查阶段，研究在南京中医药大学、湖北中医药大学和江西中医药大学 3 所中医药院校共计发放纸质调查问卷 400 份，其中南京中医药大学发放 100 份、湖北中医药大学发放 100 份、江西中医药大学发放 200 份。剔除漏答超过 5 题或规律性作答等无效问卷后，中国学生预调查获得有效问卷 389 份，中国学生预调查问卷有效回收率为 97.25%，其中南京中医药大学中国学生预调查问卷有效回收率为 100%，湖北中医药大学中国学生预调查问卷有效回收率为 98.0%，江西中医药大学中国学生预调查问卷有效回收率为 95.5%。

表 6—1 集中显示了中国学生预调查 389 位被调查对象的基本信息情况。在中国学生预调查样本的性别分布上，男性被调查对象为 141 人，占比 36.2%，女性被调查对象为 248 人，占比 63.8%。在中国学生预调查

样本的年龄分布上，被调查对象的年龄主要集中在20—29岁，共计268人，占比68.9%，其次是19岁及以下有120人，占比30.8%，在30—39岁区间的被调查对象有1人，占比0.3%。从所有被调查对象的性别和年龄的分布情况看，中国学生预调查的被调查对象性别分布相对均匀，年龄切合中医药院校在校中国学生的实际情况。

表6—1　　中国学生预调查样本的基本信息（N=389）

类别		频数	百分比
性别	男	141	36.2
	女	248	63.8
年龄	19岁及以下	120	30.8
	20—29岁	268	68.9
	30—39岁	1	0.3
学习阶段	专科生	13	3.3
	本科生	305	78.4
	硕士研究生	70	18.0
	博士研究生	1	0.3
学校	南京中医药大学	100	25.7
	湖北中医药大学	98	25.2
	江西中医药大学	191	49.1
专业类型	医学类	173	44.5
	非医学类	216	55.5
宗教信仰	儒教	1	0.3
	道教	8	2.1
	佛教	24	6.2
	基督教	3	0.8
	伊斯兰教	2	0.5
	其他	1	0.3
	无宗教信仰	350	90.0
民族	汉族	364	93.6
	少数民族	25	6.4

在中国学生预调查样本的学习阶段分布上，被调查对象的学习阶段

主要为本科，共计 305 人，占比 78.4%；在硕士研究生阶段的共有 70 人，占比 18.0%；在博士研究生阶段的共有 1 人，占比 0.3%；专科阶段共计 13 人，占比 3.3%，可见参与预调查的中医药院校中国学生主要为本科生。

在中国学生预调查样本的学校分布上，南京中医药大学参与预调查的中国学生共计 100 人，占比 25.7%，湖北中医药大学参与预调查的中国学生共计 98 人，占比 25.2%，江西中医药大学参与预调查的中国学生共计 191 人，占比 49.1%。

在中国学生预调查样本的专业类型分布上，医学类学生共计 173 人，占比 44.5%；非医学类学生共计 216 人，占比 55.5%，可见参与调查的医学类学生和非医学类学生人数分布相对均衡。

在中国学生预调查样本的宗教信仰分布上，绝大多数中国学生无宗教信仰，共计 350 人，占比 90.0%；在少数有宗教信仰的中国学生中，信仰佛教和道教的学生人数较多，前者有 24 人，后者有 8 人。

在中国学生预调查样本的民族分布上，被调查对象的民族主要为汉族，共计 364 人，占比 93.6%，少数民族大学生共 25 人，占比 6.4%。

综合中国学生预调查的被调查对象的基本信息，可知女性被调查对象的人数明显高于男性被调查对象的人数，结合被调查对象的年龄分布情况，可知研究在中国学生预调查选择的被调查对象基本符合中医药院校中国学生的年龄与分布情况。同时，根据参与中国学生预调查的 389 位被调查对象的基本信息，可以推测出参与本次中国学生的预调查的被调查对象大多是 20—29 岁的接受本科教育的高年级女性学生，这些中国学生绝大多数为汉族学生且无宗教信仰。

二　中国学生预调查的数据分析

参照实证研究中调查问卷量表部分的编制要求和前文关于中医药院校留学生中医药文化认同研究的问卷编制过程，研究根据 389 份中国学生预调查的有效问卷数据结果和预调查问卷中量表的内容，对中医药文化认同的 3 个维度分别进行了项目分析与探索性因子分析，结合相关指标判断中国学生中医药文化认同预调查问卷量表部分的测量题项是否需要优化调整，形成中国学生正式调查问卷；同时对修订完成的调查问卷各测量题项进行编码，为中国学生正式调查数据分析奠定基础。

（一）中国学生预调查数据的项目分析

由表6—2可知，中国学生预调查中医药文化认同的中医药文化认知维度共4个测量题项，该部分量表的整体克隆巴赫系数为0.829，符合大于0.7的标准；在修正后的项与总计相关性系数中，4个题项的修正后项与总计相关性系数均大于0.4（最小值为0.539）；删除项后的克隆巴赫系数没有明显增加整体的克隆巴赫系数；在共同性系数上，各测量题项的初始共同性为1，使用主成分分析法提取的共同性均大于0.2（最小值为0.509）。综合上述分析结果，研究认为中国学生预调查中医药文化认同的中医药文化认知维度具有较好的信度，4个测量题项无须删减，可以保留进行后续分析。

表6—2　　中国学生预调查中医药文化认知的项目分析

测量题项	修正后的项与总计相关性	删除项后的克隆巴赫系数	共同性
中医药文化代表着人与自然的和谐，符合自然规律	0.674	0.776	0.692
我认为中医药文化是传统优秀文化重要组成部分	0.728	0.753	0.755
我认为相对西医而言，中医的诊治也是很有效的	0.697	0.764	0.712
我认为中医诊疗副作用小，不易复发	0.539	0.838	0.509

由表6—3可知，中国学生预调查中医药文化认同的中医药文化情感维度共4个测量题项，该部分量表的整体克隆巴赫系数为0.794，符合大于0.7的标准；在修正后的项与总计相关性系数中，4个题项的修正后项与总计相关性系数均大于0.4（最小值为0.507）；删除项后的克隆巴赫系数没有明显增加整体的克隆巴赫系数；在共同性系数上，各测量题项的初始共同性为1，使用主成分分析法提取的共同性均大于0.2（最小值为0.487）。综合上述分析结果，研究认为中国学生预调查中医药文化认同的中医药文化情感维度具有较好的信度，4个测量题项无须删减，可以

保留进行后续分析。

表 6—3　　　　中国学生预调查中医药文化情感的项目分析

测量题项	修正后的项与总计相关性	删除项后的克隆巴赫系数	共同性
我认为中医药文化很有魅力	0.650	0.721	0.689
我认为中医药文化在国际上的影响力越来越大	0.630	0.733	0.660
我在意别人对待中医药的态度	0.507	0.798	0.487
我认为在高校中设置中医药专业是有必要的	0.650	0.720	0.669

由表 6—4 可知，中国学生预调查中医药文化认同的中医药文化行为维度共 6 个测量题项，该部分量表的整体克隆巴赫系数为 0.845，符合大于 0.7 的标准；在修正后的项与总计相关性系数中，6 个题项的修正后项与总计相关性系数均大于 0.4（最小值为 0.573）；删除项后的克隆巴赫系数没有明显增加整体的克隆巴赫系数；在共同性系数上，各测量题项的初始共同性为 1，使用主成分分析法提取的共同性均大于 0.2（最小值为 0.483）。综合上述分析结果，研究认为中国学生预调查中医药文化认同的中医药文化行为维度具有较好的信度，6 个测量题项无须删减，可以保留进行后续分析。

表 6—4　　　　中国学生预调查中医药文化行为的项目分析

测量题项	修正后的项与总计相关性	删除项后的克隆巴赫系数	共同性
我愿意用中医养生理念指导日常饮食生活	0.640	0.818	0.593
我平时有通过各种途径来关注和了解中医食疗、中医养生知识	0.696	0.805	0.668
我倾向于购买中医药元素的产品	0.675	0.810	0.636
如果生病了，我会选择去看中医	0.605	0.823	0.531

续表

测量题项	修正后的项与总计相关性	删除项后的克隆巴赫系数	共同性
毕业后我会从事与中医药文化相关的工作	0.573	0.831	0.483
如果有机会，我会学习一些中医推拿、针灸技术	0.573	0.829	0.493

（二）中国学生预调查数据的探索性因子分析

中国学生预调查中医药文化认同的中医药文化认知维度的4个测量题项的KMO值为0.777，符合大于0.6的参考标准；同时，巴特利特球形检验的卡方值为619.737，自由度为6，满足0.05的显著性水平，表明代表总体的相关系数矩阵间存在共同因素。综上，中国学生中医药文化认知维度的4个测量题项可以进行探索性因子分析。

中国学生预调查中医药文化认同的中医药文化认知维度的探索性因子分析结果表明：中医药文化认知维度的4个测量题项提取出1个特征值大于1的共同因素，该因素的特征值为2.668，可以解释66.705%的变异量。由表6—5中国学生中医药文化认知维度的因子载荷排序情况可知，测量题项“我认为中医药文化是传统优秀文化重要组成部分”的因子载荷值最大（值为0.869），测量题项“我认为中医诊疗副作用小，不易复发”的因子载荷值最小（值为0.713），各测量题项的因子载荷均大于0.5，因此4个测量题项均保留。

表6—5　　中国学生预调查中医药文化认知的因子载荷

测量题项	因子载荷
我认为中医药文化是传统优秀文化重要组成部分	0.869
我认为相对西医而言，中医的诊治也是很有效的	0.844
中医药文化代表着人与自然的和谐，符合自然规律	0.832
我认为中医诊疗副作用小，不易复发	0.713

中国学生预调查中医药文化认同的中医药文化情感维度的4个测量

题项的 KMO 值为 0. 765，符合大于 0. 6 的参考标准；同时，巴特利特球形检验的卡方值为 490. 616，自由度为 6，满足 0. 05 的显著性水平，表明代表总体的相关系数矩阵间存在共同因素。综上，中国学生中医药文化情感维度的 4 个测量题项可以进行探索性因子分析。

中国学生预调查中医药文化认同的中医药文化情感维度的探索性因子分析结果表明：中医药文化情感维度的 4 个测量题项提取出 1 个特征值大于 1 的共同因素，该因素的特征值为 2. 505，可以解释 62. 625% 的变异量。由表 6—6 中国学生中医药文化情感维度的因子载荷排序情况可知，测量题项“我认为中医药文化很有魅力”的因子载荷值最大（值为 0. 830），测量题项“我在意别人对待中医药的态度”的因子载荷值最小（值为 0. 698），各测量题项的因子载荷均大于 0. 5，因此 4 个测量题项均保留。

表 6—6　　中国学生预调查中医药文化情感的因子载荷

测量题项	因子载荷
我认为中医药文化很有魅力	0. 830
我认为在高校中设置中医药专业是有必要的	0. 818
我认为中医药文化在国际上的影响力越来越大	0. 813
我在意别人对待中医药的态度	0. 698

中国学生预调查中医药文化认同的中医药文化行为维度的 6 个测量题项的 KMO 值为 0. 825，符合大于 0. 6 的参考标准；同时，巴特利特球形检验的卡方值为 920. 027，自由度为 15，满足 0. 05 的显著性水平，表明代表总体的相关系数矩阵间存在共同因素。综上，中国学生中医药文化行为维度的 6 个测量题项可以进行探索性因子分析。

中国学生预调查中医药文化认同的中医药文化行为维度的探索性因子分析结果表明：中医药文化行为维度的 6 个测量题项提取出 1 个特征值大于 1 的共同因素，该因素的特征值为 3. 404，可以解释 56. 733% 的变异量。由表 6—7 中国中医药文化行为维度的因子载荷排序情况可知，测量题项“我平时有通过各种途径来关注和了解中医食疗、中医养生知识”的因子载荷值最大（值为 0. 817），测量题项“毕业后我会从事与中医药文化相关的工作”的因子载荷值最小（值为 0.695），各测量题项的因子载荷均大于 0.5，因此 6 个测量题项均保留。

表 6—7　　中国学生预调查中医药文化行为的因子载荷

测量题项	因子载荷
我平时有通过各种途径来关注和了解中医食疗、中医养生知识	0.817
我倾向于购买中医药元素的产品	0.797
我愿意用中医养生理念指导日常饮食生活	0.770
如果生病了，我会选择去看中医	0.729
如果有机会，我会学习一些中医推拿、针灸技术	0.702
毕业后我会从事与中医药文化相关的工作	0.695

（三）中国学生正式调查测量题项编码

本节中，研究对中国学生预调查 389 份有效问卷的测量题项进行项目分析和探索性因子分析，结合克隆巴赫系数、删除项后的克隆巴赫系数、修正后的项与总计相关性、使用主成分分析法提取的共同性、因子载荷等指标，综合对研究设计的中国学生中医药文化认同预调查问卷量表进行优化。数据分析结果表明，原始预调查问卷量表部分共计 14 个测量题项具有较好的信度和效度，无测量题项需要删减，因此 14 个测量题项全部保留，形成中国学生中医药文化认同的正式调查问卷量表部分。

为方便中国学生正式调查研究的数据分析工作，研究对中国学生中医药文化认同量表各测量题项进行问卷编码，以便后续研究，具体见表 6—8。

表 6—8　　中国学生中医药文化认同各维度测量题项及编码

变量名称	编码	测量题项
中医药文化认知	CC01	中医药文化代表着人与自然的和谐，符合自然规律
	CC02	我认为中医药文化是传统优秀文化重要组成部分
	CC03	我认为相对西医而言，中医的诊治也是很有效的
	CC04	我认为中医诊疗副作用小，不易复发

续表

变量名称	编码	测量题项
中医药文化情感	CE01	我认为中医药文化很有魅力
	CE02	我认为中医药文化在国际上的影响力越来越大
	CE03	我在意别人对待中医药的态度
	CE04	我认为在高校中设置中医药专业是有必要的
中医药文化行为	CB01	我愿意用中医养生理念指导日常饮食生活
	CB02	我平时有通过各种途径来关注和了解中医食疗、中医养生知识
	CB03	我倾向于购买中医药元素的产品
	CB04	如果生病了，我会选择去看中医
	CB05	毕业后我会从事与中医药文化相关的工作
	CB06	如果有机会，我会学习一些中医推拿、针灸技术

第三节　中国学生中医药文化认同的正式调查

中医药院校中国学生中医药文化认同现状的描述与差异分析，以及留学生与中国学生中医药文化认同的对比分析是基于中国学生正式调查数据结果。

经由389位被调查对象收集的中国学生预调查有效数据，研究进行了项目分析和探索性因子分析，结果表明中国学生预调查中中医药文化认同3个维度的14个测量题项无须删减或者合并，可全部保留进行正式调查。同时，在中国学生预调查的现场问卷过程中，中国学生对量表部分的测量题项的中文表达均表示可以正常理解题意，不存在明显的理解偏差。综合数据分析和填写意见反馈，研究确认形成中医药院校中国学生中医药文化认同调查问卷中的量表部分。

在实施中国学生正式调查之前，将经由预调查检验的调查问卷再一次提交给3位专家进行集中讨论（中医教师1位、管理学教师1位和心理学教师1位），确保中国学生正式调查问卷有效性的同时不涉及政治、宗教信仰等敏感性问题。经专家反馈，为进一步区分中医医学类学生与西方医学类学生的差异，研究细化了正式调查问卷个人基本信息中专业类型的选项。

调整单选式作答调查问题：您的专业类别是________？［A. 哲学 B. 经济学 C. 法学 D. 教育学 E. 文学 F. 历史学 G. 理学 H. 工学 I. 农学 J. 医学（中医医学类） K. 医学（西方医学类） M. 军事学 N. 管理学 O. 艺术学］

由此，研究将中医药院校中国学生中医药文化认同研究量表部分和个人基本信息部分内容全部修订完成，最终形成《中医药院校中国学生中医药文化认同调查问卷》，完整问卷见附件 2。

一 中国学生正式调查的样本概况

中医药院校中国学生中医药文化认同的正式调查于 2018 年 12 月开始进行，历时 1 个月，参照中国学生和留学生中医药文化认同研究的整体研究设计，研究在留学生正式调查的同时对四大地区的剩余九所中医药院校进行第二轮调查，九所中医药院校以 100 份为标准分发纸质版中国学生中医药文化认同调查问卷。

中国学生正式调查在九所中医药院校累计发放纸质调查问卷 900 份，剔除填写明显呈现规律性、少答漏答超过三题等无效问卷后，最终有效调查问卷为 793 份，整体有效问卷回收率为 88.11%。

由表 6—9 可知，北京中医药大学回收有效问卷 96 份，有效问卷占比 12.1%；湖南中医药大学回收有效问卷 89 份，有效问卷占比 11.2%；山东中医药大学回收有效问卷 77 份，有效问卷占比 9.7%；云南中医药大学回收有效问卷 88 份，有效问卷占比 11.1%；辽宁中医药大学回收有效问卷均为 85 份，有效问卷占比 10.7%；黑龙江中医药大学回收有效问卷 87 份，有效问卷占比 11.0%；南京中医药大学回收有效问卷 93 份，有效问卷占比 11.7%；山西中医药大学回收有效问卷 86 份，有效问卷占比 10.8%；福建中医药大学回收有效问卷 92 份，有效问卷占比 11.6%。

表 6—9　　　　中国学生正式调查样本的学校分布情况

学校	频数	百分比
北京中医药大学	96	12.1
湖南中医药大学	89	11.2
山东中医药大学	77	9.7
云南中医药大学	88	11.1
辽宁中医药大学	85	10.7
黑龙江中医药大学	87	11.0
南京中医药大学	93	11.7
山西中医药大学	86	10.8
福建中医药大学	92	11.6

由表 6—10 可知，在中国学生正式调查的 793 份有效样本数据中，男性被调查对象有 283 位，占比 35.7%，女性被调查对象有 510 位，占比 64.3%。所有被调查对象的年龄集中分布在 20—29 岁，共计 550 人，占比 69.4%，其次集中在 19 岁及以下，共计 242 人，占比 30.5%。从中国学生正式调查被调查对象的性别和年龄分布情况可以发现，研究抽样的中国学生女性明显多于男性，与本研究中国学生预调查样本的性别分布比例基本相似，同时也符合中医药院校中国学生的年龄分布实际。

表 6—10　　　　中国学生正式调查样本的性别与年龄分布情况

类别		频数	百分比
性别	男	283	35.7
	女	510	64.3
年龄	19 岁及以下	242	30.5
	20—29 岁	550	69.4
	30—39 岁	1	0.1

由表 6—11 可知，在中国学生正式调查的 793 份有效样本数据中，被调查对象的学习阶段主要为本科阶段，共计 727 人，占比 91.7%。相对而言，硕士研究生和博士研究生样本的人数较少，分别为 59 人和 1 人，

分别占比7.4%和0.1%。此外，参与调查的中国学生中还有6位专科生，占比0.8%。

表6—11 中国学生正式调查样本的学习阶段分布情况

类别	频数	百分比
专科生	6	0.8
本科生	727	91.7
硕士研究生	59	7.4
博士研究生	1	0.1

由表6—12可知，在中国学生正式调查的793份有效样本数据中，被调查对象的专业主要分布在理学、管理学和医学三个类别。结合中国学生预调查的反馈结果，研究在正式调查中对医学专业进行了区分，将医学专业划分为以中医学科为主导中医医学类专业和以主流医学（西方医学）为主导的西方医学类专业，可以发现中医医学类专业人数达172人，占比21.7%，西方医学类专业人数达10人，占比1.3%。

表6—12 中国学生正式调查样本的专业类别分布情况

类别	频数	百分比
经济学	22	2.8
教育学	1	0.1
文学	3	0.4
理学	267	33.7
工学	30	3.8
管理学	241	30.4
中医医学类	172	21.7
西方医学类	10	1.3
其他	47	5.9

由表6—13可知，在中国学生正式调查的793份有效样本数据中，绝大多数被调查对象无宗教信仰，共计711人，占比89.7%。在少数有宗教

信仰的中国学生中，信仰佛教的中国学生较多，共计 47 人，占比 5. 9%。

表 6—13　　　　中国学生正式调查样本的宗教信仰分布情况

类别	频数	百分比
儒教	6	0. 8
道教	13	1. 6
佛教	47	5. 9
基督教	11	1. 4
伊斯兰教	4	0. 5
其他	1	0. 1
无宗教信仰	711	89. 7

由表 6—14 可知，在中国学生正式调查的 793 份有效样本数据中，被调查对象主要为汉族学生，共计 736 人，占比 92. 8%；此外还有 6 位壮族学生、8 位回族学生和 9 位苗族学生。

表 6—14　　　　中国学生正式调查样本的民族分布情况

类别	频数	百分比
汉族	736	92. 8
壮族	6	0. 8
回族	8	1. 0
苗族	9	1. 1
其他民族	34	4. 3

二　中国学生正式调查的数据预处理

参照留学生中医药文化认同研究正式调查数据分析内容，研究首先对中国学生中医药文化认同正式调查量表测量题项数据进行信度、效度和共同方法偏差检验，以衡量正式调查数据的有效性和可靠性。

（一）中国学生正式调查的信度与效度分析

由表 6—15 可知，中医药文化认同中的中医药文化认知维度包含“中医药文化代表着人与自然的和谐，符合自然规律”等 4 个测量题项，4 个测量题项的标准化因子载荷最大值为0.807，最小值为0.627，均大于0.5的标准，当显著性水平为0.05时，相应的P值均小于0.05。经可靠性分析，该维度的克隆巴赫α系数值为0.835，大于0.7的参考标准；同时，该维度的组成信度值为0.843，大于0.7的参考标准。综合上述指标，可以认为中国学生中医药文化认知维度信度和效度较好，可进行后续分析。

表6—15 中国学生正式调查中医药文化认知维度的信度与效度分析

题项	测量题项	标准化因子载荷	标准误	T值
CC01	中医药文化代表着人与自然的和谐，符合自然规律	0.789	0.016	48.149***
CC02	我认为中医药文化是传统优秀文化重要组成部分	0.798	0.016	49.973***
CC03	我认为相对西医而言，中医的诊治也是很有效的	0.807	0.016	51.947***
CC04	我认为中医诊疗副作用小，不易复发	0.627	0.024	26.148***

注：*** 表示 $P<0.001$。

由表6—16可知，中医药文化认同中的中医药文化情感维度包含“我认为中医药文化很有魅力”等4个测量题项，4个测量题项的标准化因子载荷最大值为0.814，最小值为0.588，均大于0.5的标准，当显著性水平为0.05时，相应的P值均小于0.05。经可靠性分析，该维度的克隆巴赫α系数值为0.776，大于0.7的参考标准；同时，该维度的组成信度值为0.786，大于0.7的参考标准。综合上述指标，可以认为中国学生中医药文化情感维度信度和效度较好，可进行后续分析。

表6—16 中国学生正式调查中医药文化情感维度的信度与效度分析

题项	测量题项	标准化因子载荷	标准误	T值
CE01	我认为中医药文化很有魅力	0.814	0.016	51.818***
CE02	我认为中医药文化在国际上的影响力越来越大	0.759	0.018	41.854***

续表

题项	测量题项	标准化因子载荷	标准误	T值
CE03	我在意别人对待中医药的态度	0.594	0.026	23.176***
CE04	我认为在高校中设置中医药专业是有必要的	0.588	0.026	22.843***

注：*** 表示 $P < 0.001$。

由表6—17可知，中医药文化认同中的中医药文化行为维度包含“我愿意用中医养生理念指导日常饮食生活”等6个测量题项，6个测量题项的标准化因子载荷最大值为0.759，最小值为0.592，均大于0.5的标准，当显著性水平为0.05时，相应的P值均小于0.05。经可靠性分析，该维度的克隆巴赫 α 系数值为0.838，大于0.7的参考标准；同时，该维度的组成信度值为0.841，大于0.7的参考标准。综合上述指标，可以认为中国学生中医药文化行为维度信度和效度较好，可进行后续分析。

表6—17　中国学生正式调查中医药文化行为维度的信度与效度分析

题项	测量题项	标准化因子载荷	标准误	T值
CB01	我愿意用中医养生理念指导日常饮食生活	0.729	0.020	35.964***
CB02	我平时有通过各种途径来关注和了解中医食疗、中医养生知识	0.752	0.019	39.954***
CB03	我倾向于购买中医药元素的产品	0.759	0.019	40.374***
CB04	如果生病了，我会选择去看中医	0.675	0.023	29.702***
CB05	毕业后我会从事与中医药文化相关的工作	0.593	0.026	22.778***
CB06	如果有机会，我会学习一些中医推拿、针灸技术	0.592	0.026	22.678***

注：*** 表示 $P < 0.001$。

（二）中国学生正式调查的共同方法偏差分析

研究采用Harman单因素检验法对中国学生中医药文化认同正式调查的研究数据进行共同方法偏差检验。

首先，采用最大方差法对中医药文化认同14个测量题项进行未旋转的探索性因子分析，结果显示，14 个测量题项总共提取出 2 个特征值大于 1 的因子，累积解释了总方差的 57. 550%，其中特征值最大为 6. 598，该因子解释了 47. 129% 的总方差，所占比例未超过临界标准，表明中国学生正式调查中医药文化认同量表部分不存在一个能解释大部分方差的因子。

其次，对单因子模型进行验证性因子分析，由拟合指标可知：卡方/自由度值为 12. 969，不满足小于 5 的参考标准；渐进残差均方和平方根值为 0. 123，不满足小于 0. 08 的参考标准；标准化残差均方的平方根值为 0. 070，满足小于 0. 08 的参考标准；比较适配指数值为 0. 828，不满足大于 0. 90 的参考标准；非规准适配指数值为 0. 797，不满足大于 0. 90 的参考标准。综合五项拟合指标结果，由 14 个测量题项建立的单因子结构模型拟合效果较差。

综合探索性因子分析和验证性因子分析结果，研究认为中医药院校中国学生中医药文化认同正式调查的数据不存在明显的共同方法偏差问题。

第四节　中国学生中医药文化认同的现状分析

在中医药院校中国学生中医药文化认同的现状分析环节中，研究基于中国学生正式调查数据，采用最大值、最小值、均值和标准差四个指标对中医药院校中国学生中医药文化认同及中医药文化认知、中医药文化情感和中医药文化行为 3 个维度的得分情况进行具体分析，客观报告了当前中医药院校中国学生的中医药文化认同实际水平。同时，为分析中国学生群体内部的中医药文化认同差异，研究采用独立样本 T 检验和方差分析检验中医药文化认同及其 3 个维度在中国学生不同人口统计学特征分类下（如性别、年龄、民族等）的差异情况。

一　中国学生中医药文化认同的描述性统计分析

由表 6—18 可知，在中国学生正式调查的 793 份有效调查问卷中，中国学生的中医药文化认同的得分均值为 4. 11（标准差为 0. 56），可见，中国学生的中医药文化认同的整体水平较高。具体到中医药文化认同的中医药文化认知、中医药文化情感和中医药文化行为 3 个维度的得分，中国学生的中医药文化认知得分均值最高（均值为 4.27，标准差为 0.61）；中医药文化行为得分相对最低（均值为 3.95，标准差为 0.67）。整体上来看，中国学生中医药文化认同的 3 个维度的得分均值均较高，且 3 个维度的得分均值相对接近，差异较小。

表 6—18　　中国学生中医药文化认同的描述性分析

变量	最小值	最大值	均值	标准差
中医药文化认知	1	5	4.27	0.61
中医药文化情感	1	5	4.20	0.63
中医药文化行为	1	5	3.95	0.67
中医药文化认同	1	5	4.11	0.56

为了更清晰地比较中国学生中医药文化认知、中医药文化情感和中医药文化行为 3 个维度的各测量题项的得分差异情况，研究选取最小值、最大值、均值和标准差四个指标对各测量题项的得分进行描述，同时以频数和百分比两个指标对中医药文化认同 3 个维度的 14 个测量题项的选项分布情况进行比较。

由表 6—19 可知，在中国学生的中医药文化认知维度中，各测量题项的最小值均为 1，最大值均为 5；测量题项“我认为中医药文化是传统优秀文化重要组成部分”的得分均值最高（均值为 4.43，标准差为 0.71）；测量题项“我认为中医诊疗副作用小，不易复发”的得分均值相对最低（均值为 4.06，标准差为 0.82）。整体上来看，中医药文化认知维度的 4 个测量题项得分均值均大于 4，可见中医药院校中国学生的中医药文化认知水平较好。

表 6—19　　中国学生中医药文化认知维度的描述性分析

题号	测量题项	最小值	最大值	均值	标准差
CC01	中医药文化代表着人与自然的和谐，符合自然规律	1	5	4.30	0.71

续表

题号	测量题项	最小值	最大值	均值	标准差
CC02	我认为中医药文化是传统优秀文化重要组成部分	1	5	4.43	0.71
CC03	我认为相对西医而言，中医的诊治也是很有效的	1	5	4.31	0.74
CC04	我认为中医诊疗副作用小，不易复发	1	5	4.06	0.82

为了进一步分析中国学生在中医药文化认知维度 4 个测量题项的作答情况，研究将各测量题项的各选项的选择频数和百分比情况进行集中的对比，研究发现（见表 6—20），4 个测量题项的作答主要集中在比较同意和非常同意两个选项；题号 CC02 的作答选择非常同意选项的占比要明显高于其他选项的占比，而题号 CC04 的作答选择一般和比较不同意选择的占比要高于其他题号的占比，可见中国学生对于中医诊疗的副作用还是存在一定的不理解情况。

表 6—20　　中国学生中医药文化认知维度的选项分析

题号	非常不同意		比较不同意		一般		比较同意		非常同意	
	频数	百分比	频数	百分比	频数	百分比	频数	百分比	频数	百分比
CC01	4	0.50	4	0.50	82	10.34	366	46.15	337	42.50
CC02	4	0.50	6	0.76	60	7.57	301	37.96	422	53.22
CC03	5	0.63	7	0.88	83	10.47	344	43.38	354	44.64
CC04	4	0.50	19	2.40	167	21.06	342	43.13	261	32.91

由表 6—21 可知，在中国学生中医药文化情感维度中，各测量题项的最小值均为 1，最大值均为 5；测量题项"我认为中医药文化很有魅力"的得分均值最高（均值为 4.39，标准差为 0.71），测量题项"我在意别人对待中医药的态度"的得分均值相对最低（均值为 3.95，标准差为 0.87），可见，参与正式调查的中国学生对中医药文化总体上是积极的情感态度。

表 6—21　　中国学生中医药文化情感维度的描述性分析

题号	测量题项	最小值	最大值	均值	标准差
CE01	我认为中医药文化很有魅力	1	5	4. 39	0. 71
CE02	我认为中医药文化在国际上的影响力越来越大	1	5	4. 38	0. 75
CE03	我在意别人对待中医药的态度	1	5	3. 95	0. 87
CE04	我认为在高校中设置中医药专业是有必要的	1	5	4. 05	0. 90

为了进一步分析中国学生在中医药文化情感维度 4 个测量题项的作答情况，研究将各测量题项的各选项的选择频数和百分比情况进行集中的对比，研究发现（见表 6—22），4 个测量题项的作答主要集中在比较同意和非常同意两个选项；纵向对比来看，题号 CE03 和题号 CE04 选择一般选项和比较不同意选项的学生人数较多，可见存在少部分学生在他人对中医药的态度不是很在意，并且不完全同意在高校开设中医药相关的课程。

表 6—22　　中国学生中医药文化情感维度的选项分析

题号	非常不同意		比较不同意		一般		比较同意		非常同意	
	频数	百分比	频数	百分比	频数	百分比	频数	百分比	频数	百分比
CE01	3	0. 38	8	1. 01	61	7. 69	322	40. 61	399	50. 32
CE02	4	0. 50	6	0. 76	85	10. 72	287	36. 19	411	51. 83
CE03	10	1. 26	17	2. 14	209	26. 36	320	40. 35	237	29. 89
CE04	10	1. 26	17	2. 14	209	26. 36	320	40. 35	237	29. 89

由表 6—23 可知，在中国学生中医药文化行为维度中，各测量题项的最小值均为 1，最大值均为 5；测量题项“我愿意用中医养生理念指导日常饮食生活”和测量题项“如果有机会，我会学习一些中医推拿、针灸技术”的得分均值均最高（均值均为 4. 24）；测量题项“如果生病了，我会选择去看中医”的得分均值相对最低（均值为 3. 67，标准差为 0. 93），这表明可能有小部分参与调查的中国学生不愿意在生病的情况下选择中医就诊。

表 6—23 中国学生中医药文化行为维度的描述性分析

题号	测量题项	最小值	最大值	均值	标准差
CB01	我愿意用中医养生理念指导日常饮食生活	1	5	4.24	0.79
CB02	我平时有通过各种途径来关注和了解中医食疗、中医养生知识	1	5	3.95	0.89
CB03	我倾向于购买中医药元素的产品	1	5	3.82	0.89
CB04	如果生病了，我会选择去看中医	1	5	3.67	0.93
CB05	毕业后我会从事与中医药文化相关的工作	1	5	3.78	1.04
CB06	如果有机会，我会学习一些中医推拿、针灸技术	1	5	4.24	0.84

为了进一步分析中国学生在中医药文化行为维度 6 个测量题项的作答情况，研究将各测量题项的各选项的选择频数和百分比情况进行集中的对比，研究发现（见表 6—24），6 个测量题项的作答选项分布相对分散，整体上还是集中在比较同意这个选项；纵向对比来看，题号 CB03、题号 CB04 和题号 CB05 选择非常不同意和比较不同意的学生人数较多，尤其是题号 CB05 选择比较不同意的高达 64 人，可见有部分参与调查的中国学生毕业后可能不会从事中医药相关的工作。

表 6—24 中国学生中医药文化行为维度的选项分析

题号	非常不同意		比较不同意		一般		比较同意		非常同意	
	频数	百分比	频数	百分比	频数	百分比	频数	百分比	频数	百分比
CB01	4	0.50	10	1.26	120	15.13	317	39.97	342	43.13
CB02	4	0.50	37	4.67	197	24.84	309	38.97	246	31.02
CB03	7	0.88	41	5.17	231	29.13	321	40.48	193	24.34
CB04	11	1.39	56	7.06	286	36.07	274	34.55	166	20.93
CB05	22	2.77	64	8.07	217	27.36	257	32.41	233	29.38
CB06	8	1.01	13	1.64	117	14.75	297	37.45	358	45.15

二 中国学生中医药文化认同的相关性分析

研究采用 Person 相关性分析对中国学生正式调查中的中医药文化认

知、中医药文化情感和中医药文化行为 3 个维度之间的相关性进行分析。结果表明，在显著性为 0.01 的水平上，中医药文化认知维度与中医药文化情感维度的相关系数为 0.712，中医药文化认知维度与中医药文化行为维度的相关系数为 0.580，中医药文化情感维度与中医药文化行为维度的相关系数为 0.679。三个相关系数值均大于 0.5，可见中国学生中医药文化认同的 3 个维度之间都存在较强的关联性，相对而言，中医药文化认知维度与中医药文化情感维度的关联性最大。

三　中国学生中医药文化认同的单因素分析

为了进一步探讨中医药文化认同得分情况在中医药院校中国学生不同的人口统计学特征上的差异，研究主要采用独立样本 T 检验和方差分析对中医药文化认知、中医药文化情感和中医药文化行为 3 个维度，以及中医药文化认同整体的均值进行比较分析。

（一）不同性别中国学生的单因素分析

表 6—25 集中给出了不同性别的中国学生在中医药文化认同及中医药文化认知、中医药文化情感与中医药文化行为 3 个维度的得分均值及标准差情况，可知：①从中医药文化认同整体得分均值来看，中国女性学生的中医药文化认同得分均值要高于中国男性学生的得分均值；具体到中医药文化认同的 3 个维度，中国女性学生的中医药文化认知、中医药文化情感和中医药文化行为 3 个维度的得分均值也是高于中国男性学生的得分均值。②从同一性别中国学生的在中医药文化认同 3 个维度的得分均值来看，中国男性学生和中国女性学生均在中医药文化认知维度的得分均值较高、在中医药文化行为维度的得分均值较低。

表 6—25　　不同性别中国学生的得分情况

类别	频数	中医药文化认知		中医药文化情感		中医药文化行为		中医药文化认同	
		均值	标准差	均值	标准差	均值	标准差	均值	标准差
男	283	4.16	0.70	4.03	0.70	3.89	0.73	4.01	0.66
女	510	4.33	0.55	4.29	0.56	3.98	0.63	4.17	0.49

为进一步检验不同性别的中国学生在中医药文化认同及 3 个维度的得分均值的差异是否具有统计学意义，研究以中国学生的性别为分组依据，分别进行独立样本 T 检验，结果显示（见表 6—26）：

①在中医药文化认同整体得分上，方差齐性检验表明两组数据方差不相等（$F = 11.730$，$P = 0.001 < 0.05$），独立样本 T 检验的 T 值为 -3.610（$P<0.001$），表明中国女性学生和中国男性学生的中医药文化认同得分均值差异具有统计学意义，女性得分显著高于男性。

②在中医药文化认知维度，方差齐性检验表明两组数据方差不相等（$F=5.828$，$P=0.016<0.05$），独立样本 T 检验的 T 值为 -3.732（$P<0.001$），表明中国女性学生和中国男性学生的中医药文化认知维度得分均值差异具有统计学意义，女性得分显著高于男性。

③在中医药文化情感维度，方差齐性检验表明两组数据方差相等（$F=3.464$，$P=0.063>0.05$），独立样本 T 检验的 T 值为 -5.610（$P<0.001$），表明中国女性学生和中国男性学生的中医药文化情感维度得分均值差异具有统计学意义，女性得分显著高于男性。

④在中医药文化行为维度，方差齐性检验表明两组数据方差相等（$F=2.568$，$P=0.109>0.05$），独立样本 T 检验的 T 值为 -1.764（$P=0.078>0.05$），表明中国女性学生和中国男性学生的中医药文化行为维度得分均值差异不具有统计学意义。

表 6—26　　不同性别中国学生得分的单因素分析

类别	方差齐性检验		独立样本 T 检验	
	F 值	P 值	T 值	P 值
中医药文化认知	5.828	0.016	-3.732	<0.001
中医药文化情感	3.464	0.063	-5.610	<0.001
中医药文化行为	2.568	0.109	-1.764	0.078
中医药文化认同	11.730	0.001	-3.610	<0.001

（二）不同年龄中国学生的单因素分析

表 6—27 集中给出了不同年龄的中国学生在中医药文化认同及中医药文化认知、中医药文化情感与中医药文化行为 3 个维度的得分均值及标

准差情况，可知：①从中医药文化认同整体得分均值来看，19 岁及以下的中国学生的中医药文化认同得分均值要高于其他年龄段的中国学生的得分均值；具体到中医药文化认同的 3 个维度，19 岁及以下的中国学生的中医药文化认知和中医药情感行为两个维度的得分均值高于其他年龄段中国学生的得分均值，30—39 岁的中国学生的中医药文化行为维度得分高于其他年龄段中国学生的得分均值。②从同一年龄段的中国学生在中医药文化认同 3 个维度的得分均值来看，19 岁及以下和 20—29 岁两个年龄段的中国学生均是在中医药文化认知维度的得分均值较高、在中医药文化行为维度的得分均值较低；30—39 岁年龄段的中国学生在中医药文化行为维度得分均值较高。

表 6—27　　　　　　　　不同年龄中国学生的得分情况

类别	频数	中医药文化认知		中医药文化情感		中医药文化行为		中医药文化认同	
		均值	标准差	均值	标准差	均值	标准差	均值	标准差
19 岁及以下	242	4. 33	0. 59	4. 27	0. 58	4. 07	0. 65	4. 20	0. 53
20—29 岁	550	4. 24	0. 62	4. 16	0. 64	3. 89	0. 67	4. 07	0. 57
30—39 岁	1	4. 00	—	4. 00	—	4. 33		—4. 14	—

为进一步检验不同年龄的中国学生在中医药文化认同及 3 个维度的得分均值的差异是否具有统计学意义，研究以中国学生的年龄为分组依据，分别进行单因素方差分析，结果显示（见表 6—28）：

①在中医药文化认同整体得分上，方差齐性检验表明多组数据方差相等（F = 1. 638，P = 0. 201 > 0. 05），方差分析的 F 值为 4. 751（P = 0. 009 < 0. 05），表明不同年龄阶段的中国学生的中医药文化认同得分均值差异具有统计学意义。进一步采用独立样本 T 检验进行分析，两两比较结果显示，19 岁及以下的中国学生的中医药文化认同得分均值显著高于 20—29 岁的中国学生（T = 3. 082，P = 0. 002 < 0. 05）。

②在中医药文化认知维度，方差齐性检验表明多组数据方差相等（F = 0. 476，P = 0. 490 > 0. 05），方差分析的 F 值为 1. 920（P = 0. 147 > 0. 05），表明不同年龄阶段中国学生的中医药文化认知维度得分均值差异

不具有统计学意义。

③在中医药文化情感维度，方差齐性检验表明多组数据方差相等（F=3.002，P=0.084>0.05），方差分析的F值为2.584（P=0.076>0.05），表明不同年龄阶段中国学生的中医药文化情感维度得分均值差异不具有统计学意义。

④在中医药文化行为维度，方差齐性检验表明多组数据方差相等（F=0.086，P=0.769>0.05），方差分析的F值为6.232（P=0.002<0.05），表明不同年龄阶段中国学生的中医药文化行为维度得分均值差异具有统计学意义。进一步采用独立样本T检验进行分析，两两比较结果显示，19岁及以下的中国学生的中医药文化行为维度得分均值显著高于20—29岁的中国学生（T=3.483，P=0.001<0.05）。

表6—28　　不同年龄中国学生得分的单因素分析

类别	方差齐性检验		单因素方差分析	
	F值	P值	F值	P值
中医药文化认知	0.476	0.490	1.920	0.147
中医药文化情感	3.002	0.084	2.584	0.076
中医药文化行为	0.086	0.769	6.232	0.002
中医药文化认同	1.638	0.201	4.751	0.009

（三）不同学习阶段中国学生的得分比较

表6—29集中给出了不同学习阶段的中国学生在中医药文化认同及中医药文化认知、中医药文化情感与中医药文化行为3个维度的得分均值及标准差情况，可知：①从中医药文化认同整体得分均值来看，博士研究生阶段的中国学生的中医药文化认同得分均值要高于其他学习阶段的中国学生的得分均值；具体到中医药文化认同的3个维度，博士研究生阶段的中国学生的中医药文化情感和中医药文化行为两个维度的得分均值高于其他学习阶段的中国学生的得分均值，专科生阶段的中国学生的中医药文化认知维度得分高于其他学习阶段的中国学生的得分均值。②从同一学习阶段的留学生在中医药文化认同3个维度的得分均值来看，专科阶段、本科阶段和硕士研究生阶段的中国学生均是在中医药文化认

知维度的得分均值较高、在中医药文化行为维度的得分均值较低；博士研究生阶段的中国学生在中医药文化认知维度得分最低。

表 6—29　　不同学习阶段中国学生的得分情况

类别	频数	中医药文化认知		中医药文化情感		中医药文化行为		中医药文化认同	
		均值	标准差	均值	标准差	均值	标准差	均值	标准差
专科生	6	4.63	0.63	4.58	0.52	4.03	0.71	4.36	0.57
本科生	727	4.27	0.61	4.19	0.62	3.95	0.67	4.11	0.56
硕士研究生	59	4.30	0.63	4.23	0.70	3.94	0.71	4.13	0.61
博士研究生	1	4.50	—	5.00	—	5.00	—	4.86	—

为进一步检验不同学习阶段的中国学生在中医药文化认同及 3 个维度的得分均值的差异是否具有统计学意义，研究以中国学生的学习阶段为分组依据，分别进行单因素方差分析，结果显示（见表 6—30）：

①在中医药文化认同整体得分上，方差齐性检验表明多组数据方差相等（F = 0.114，P = 0.892 > 0.05），方差分析的 F 值为 0.993（P = 0.396 > 0.05），表明不同学习阶段的中国学生的中医药文化认同得分均值差异不具有统计学意义。

②在中医药文化认知维度，方差齐性检验表明多组数据方差相等（F = 0.699，P = 0.498 > 0.05），方差分析的 F 值为 0.784（P = 0.503 > 0.05），表明不同学习阶段的中国学生的中医药文化认知维度得分均值差异不具有统计学意义。

③在中医药文化情感维度，方差齐性检验表明多组数据方差相等（F = 0.244，P = 0.784 > 0.05），方差分析的 F 值为 0.401（P = 0.241 > 0.05），表明不同学习阶段中国学生的中医药文化情感维度得分均值差异不具有统计学意义。

④在中医药文化行为维度，方差齐性检验表明多组数据方差相等（F = 0.078，P = 0.925 > 0.05），方差分析的 F 值为 0.853（P = 0.465 > 0.05），表明不同学习阶段的中国学生的中医药文化行为维度得分均值差异不具有统计学意义。

表 6—30　　不同学习阶段中国学生得分的单因素分析

类别	方差齐性检验		单因素方差分析	
	F 值	P 值	F 值	P 值
中医药文化认知	0.699	0.498	0.784	0.503
中医药文化情感	0.244	0.784	0.401	0.241
中医药文化行为	0.078	0.925	0.853	0.465
中医药文化认同	0.114	0.892	0.993	0.396

（四）不同学校中国学生的得分比较

表6—31 集中给出了不同学校的中国学生在中医药文化认同及中医药文化认知、中医药文化情感与中医药文化行为 3 个维度的得分均值及标准差情况，可知：①从中医药文化认同整体得分均值来看，北京中医药大学的中国学生的中医药文化认同得分均值要高于其他学校的中国学生的得分均值；具体到中医药文化认同的 3 个维度，北京中医药大学的中国学生的中医药文化认知维度的得分均值高于其他学校中国学生的得分均值，南京中医药大学的中国学生的中医药文化情感维度的得分均值高于其他学校中国学生的得分均值，黑龙江中医药大学的中国学生的中医药文化行为维度的得分均值高于其他学校中国学生的得分均值。②从同一学校的中国学生在中医药文化认同 3 个维度的得分均值来看，绝大部分中医药大学的中国学生均是在中医药文化认知维度的得分均值较高、在中医药文化行为维度的得分均值较低。

表 6—31　　不同学校中国学生的得分情况

类别	频数	中医药文化认知		中医药文化情感		中医药文化行为		中医药文化认同	
		均值	标准差	均值	标准差	均值	标准差	均值	标准差
南京中医药大学	93	4.347	0.629	4.315	0.715	4.059	0.718	4.214	0.619
北京中医药大学	96	4.487	0.428	4.260	0.528	4.116	0.582	4.263	0.440

续表

类别	频数	中医药文化认知		中医药文化情感		中医药文化行为		中医药文化认同	
		均值	标准差	均值	标准差	均值	标准差	均值	标准差
辽宁中医药大学	85	4.365	0.565	4.297	0.612	4.006	0.665	4.192	0.563
山东中医药大学	77	4.214	0.527	4.182	0.554	4.074	0.587	4.145	0.497
福建中医药大学	92	4.318	0.547	4.130	0.632	3.768	0.650	4.029	0.518
黑龙江中医药大学	87	4.310	0.656	4.210	0.618	4.176	0.613	4.224	0.576
湖南中医药大学	89	4.160	0.595	4.087	0.575	3.702	0.620	3.943	0.489
云南中医药大学	88	3.983	0.691	4.017	0.696	3.663	0.652	3.856	0.597
山西中医药大学	86	4.224	0.712	4.262	0.637	3.992	0.719	4.135	0.623

为进一步检验不同学校的中国学生在中医药文化认同及3个维度的得分均值的差异是否具有统计学意义，研究以中国学生的学校为分组依据，分别进行单因素方差分析，结果显示（见表6—32）：

①在中医药文化认同整体得分上，方差齐性检验表明多组数据方差相等（$F = 1.693$，$P = 0.096 > 0.05$），方差分析的F值为5.746（$P < 0.001$），表明不同学校的中国学生的中医药文化认同得分均值差异具有统计学意义。进一步采用Tukey HSD方法进行事后分析，两两比较结果显示，湖南中医药大学的中国学生的中医药文化认同得分均值显著低于南京中医药大学、北京中医药大学和黑龙江中医药大学三所中医药院校的中国学生（$P < 0.05$），云南中医药大学的中国学生的中医药文化认同得分均值显著低于南京中医药大学、北京中医药大学、辽宁中医药大学、山东中医药大学、黑龙江中医药大学和山西中医药大学六所中医药院校的中国学生（$P < 0.05$）。

②在中医药文化认知维度，方差齐性检验表明多组数据方差不等（F=2.171，P=0.028<0.05），故采用Welch检验判断各组均值是否存在差异，结果表明，Welch检验的F值为5.728（P<0.001），表明不同学校的中国学生的中医药文化认知维度得分均值差异具有统计学意义。进一步采用Games-Howell方法进行事后分析，两两比较的部分结果显示，北京中医药大学的中国学生的中医药文化认知维度得分显著高于山东中医药大学和湖南中医药大学的中国学生（P<0.05），云南中医药大学的中国学生的中医药文化认知维度得分显著低于南京中医药大学、北京中医药大学、辽宁中医药大学、福建中医药大学和黑龙江中医药大学五所中医药院校的中国学生（P<0.05）。

③在中医药文化情感维度，方差齐性检验表明多组数据方差相等（F=2.178，P=0.323>0.05），方差分析的F值为2.342（P=0.017<0.05），表明不同学校的中国学生的中医药文化情感维度得分均值差异具有统计学意义。进一步采用Tukey HSD方法进行事后分析，两两比较结果显示，云南中医药大学的中国学生的中医药文化情感维度得分均值显著低于南京中医药大学的中国学生（P<0.05）。

④在中医药文化行为维度，方差齐性检验表明多组数据方差相等（F=1.429，P=0.180>0.05），方差分析的F值为7.628（P<0.001），表明不同学校的中国学生的中医药文化行为维度得分均值差异具有统计学意义。进一步采用Tukey HSD方法进行事后分析，两两比较结果显示，湖南中医药大学的中国学生的中医药文化行为维度得分均值显著低于南京中医药大学、北京中医药大学、黑龙江中医药大学和黑龙江中医药大学四所中医药院校的中国学生（P<0.05），云南中医药大学的中国学生的中医药文化行为维度得分均值显著低于南京中医药大学、北京中医药大学、辽宁中医药大学、山东中医药大学、黑龙江中医药大学和山西中医药大学六所中医药院校的中国学生（P<0.05），福建中医药大学的中国学生的中医药文化行为维度得分均值显著低于北京中医药大学和黑龙江中医药大学的中国学生（P<0.05）。

表 6—32　　不同学校中国学生得分的单因素分析

类别	方差齐性检验		方差分析	
	F 值	P 值	F 值	P 值
中医药文化认知	2.171	0.028	5.728	<0.001
中医药文化情感	2.178	0.323	2.342	0.017
中医药文化行为	1.429	0.180	7.628	<0.001
中医药文化认同	1.693	0.096	5.746	<0.001

（五）不同医学专业中国学生的得分比较

表6—33 集中给出了不同医学专业的留学生在中医药文化认同及中医药文化认知、中医药文化情感与中医药文化行为 3 个维度的得分均值及标准差情况，可知：①从中医药文化认同整体得分均值来看，中医医学类专业的中国学生的中医药文化认同得分均值要高于西方医学类专业中国学生的得分均值；具体到中医药文化认同的 3 个维度，中医医学类专业的中国学生在中医药文化情感和中医药文化行为两个维度的得分均值高于西方医学类专业中国学生的得分均值、在中医药文化认知维度得分均值略低于西方医学类专业中国学生的得分均值。②从同一专业的中国学生在中医药文化认同 3 个维度的得分均值来看，西方医学类专业和中医医学类专业的中国学生均是在中医药文化认知维度的得分均值较高、在中医药文化行为维度的得分均值较低。

表 6—33　　不同医学专业中国学生的得分情况

类别	频数	中医药文化认知		中医药文化情感		中医药文化行为		中医药文化认同	
		均值	标准差	均值	标准差	均值	标准差	均值	标准差
西方医学类	10	4.350	0.615	4.150	0.792	4.017	0.650	4.150	0.608
中医医学类	172	4.347	0.568	4.265	0.577	4.250	0.589	4.282	0.525

为进一步检验不同医学专业的中国学生在中医药文化认同及 3 个维度的得分均值的差异是否具有统计学意义，研究以中国学生所学的医学专业类型为分组依据，分别进行独立样本 T 检验，结果显示（见

表6—34）：

①在中医药文化认同整体得分上，方差齐性检验表明两组数据方差相等（F=1.136，P=0.288>0.05），独立样本T检验的T值为-0.766（P=0.445>0.05），表明西方医学类专业中国学生和中医医学类专业中国学生的中医药文化认同得分均值差异不具有统计学意义。

②在中医药文化认知维度，方差齐性检验表明两组数据方差相等（F=0.179，P=0.673>0.05），独立样本T检验的T值为0.014（P=0.989>0.05），表明西方医学类专业中国学生和中医医学类专业中国学生的中医药文化认知维度得分均值差异不具有统计学意义。

③在中医药文化情感维度，方差齐性检验表明两组数据方差相等（F=3.560，P=0.061>0.05），独立样本T检验的T值为-0.598（P=0.551>0.05），表明西方医学类专业中国学生和中医医学类专业中国学生的中医药文化情感维度得分均值差异不具有统计学意义。

④在中医药文化行为维度，方差齐性检验表明两组数据方差相等（F=0.442，P=0.507>0.05），独立样本T检验的T值为-1.211（P=0.228>0.05），表明西方医学类专业中国学生和中医医学类专业中国学生的中医药文化行为维度得分均值差异不具有统计学意义。

表6—34　　不同医学专业中国学生得分的单因素分析

类别	方差齐性检验		独立样本T检验	
	F值	P值	T值	P值
中医药文化认知	0.179	0.673	0.014	0.989
中医药文化情感	3.560	0.061	-0.598	0.551
中医药文化行为	0.442	0.507	-1.211	0.228
中医药文化认同	1.136	0.288	-0.766	0.445

（六）不同宗教信仰中国学生的得分比较

表6—35集中给出了不同宗教信仰的中国学生在中医药文化认同及中医药文化认知、中医药文化情感与中医药文化行为3个维度的得分均值及标准差情况，可知：①从中医药文化认同整体得分均值来看，信仰伊斯兰教的中国学生的中医药文化认同得分均值要高于其他宗教信仰和无

宗教信仰的中国学生的得分均值；具体到中医药文化认同的 3 个维度，信仰儒教的中国学生的中医药文化认知维度的得分均值高于其他宗教信仰和无宗教信仰的中国学生的得分均值，信仰伊斯兰教的中国学生的中医药文化情感维度和中医药文化行为维度的得分均值高于其他宗教信仰和无宗教信仰的中国学生的得分均值。②从同一宗教信仰的中国学生在中医药文化认同 3 个维度的得分均值来看，绝大部分有宗教信仰和无宗教信仰的中国学生在中医药文化认知维度的得分均值较高、在中医药文化行为维度的得分均值较低。

表 6—35　　不同宗教信仰中国学生的得分情况

类别	频数	中医药文化认知		中医药文化情感		中医药文化行为		中医药文化认同	
		均值	标准差	均值	标准差	均值	标准差	均值	标准差
儒教	6	4. 583	0. 683	4. 417	0. 465	3. 944	0. 720	4. 262	0. 425
道教	13	4. 231	0. 696	4. 250	0. 692	4. 154	0. 682	4. 203	0. 635
佛教	47	4. 314	0. 629	4. 245	0. 577	3. 989	0. 692	4. 155	0. 553
基督教	11	4. 182	0. 799	4. 296	0. 714	3. 818	0. 851	4. 058	0. 736
伊斯兰教	4	4. 563	0. 718	4. 563	0. 875	4. 333	0. 770	4. 464	0. 711
无宗教信仰	711	4. 266	0. 607	4. 186	0. 628	3. 944	0. 663	4. 105	0. 561

为进一步检验不同宗教信仰的中国学生在中医药文化认同及 3 个维度的得分均值的差异是否具有统计学意义，研究以中国学生的宗教信仰为分组依据，分别进行单因素方差分析，结果显示（见表 6—36）：

①在中医药文化认同整体得分上，方差齐性检验表明多组数据方差相等（$F = 0.821$，$P = 0.535 > 0.05$），方差分析的 F 值为 0. 522（$P = 0.792 > 0.05$），表明不同宗教信仰的中国学生的中医药文化认同得分均值差异不具有统计学意义。

②在中医药文化认知维度，方差齐性检验表明多组数据方差相等（$F = 0.953$，$P = 0.446 > 0.05$），方差分析的 F 值为 0. 529（$P = 0.786 > 0.05$），表明不同宗教信仰的中国学生的中医药文化认知维度得分均值差异不具有统计学意义。

③在中医药文化情感维度，方差齐性检验表明多组数据方差相等（F＝0.666，P＝0.650＞0.05），方差分析的F值为0.490（P＝0.816＞0.05），表明不同宗教信仰中国学生的中医药文化情感维度得分均值差异不具有统计学意义。

④在中医药文化行为维度，方差齐性检验表明多组数据方差相等（F＝0.491，P＝0.783＞0.05），方差分析的F值为0.863（P＝0.522＞0.05），表明不同宗教信仰的中国学生的中医药文化行为维度得分均值差异不具有统计学意义。

表6—36　有无宗教信仰中国学生得分的单因素分析

类别	方差齐性检验		独立样本T检验	
	F值	T值	T值	P值
中医药文化认知	0.953	0.446	0.529	0.786
中医药文化情感	0.666	0.650	0.490	0.816
中医药文化行为	0.491	0.783	0.863	0.522
中医药文化认同	0.821	0.535	0.522	0.792

（七）不同民族中国学生的得分比较

表6—37集中给出了不同民族的中国学生在中医药文化认同及中医药文化认知、中医药文化情感与中医药文化行为3个维度的得分均值及标准差情况，可知：①从中医药文化认同整体得分均值来看，壮族学生的中医药文化认同得分均值要高于其他民族的中国学生的得分均值；具体到中医药文化认同的3个维度，壮族学生的中医药文化认知和中医药文化情感两个维度的得分均值高于其他民族的中国学生的得分均值，汉族学生的中医药文化行为维度的得分均值高于其他民族的中国学生得分均值。②从同一民族的中国学生在中医药文化认同3个维度的得分均值来看，汉族和回族学生均是在中医药文化认知维度的得分均值较高、在中医药文化行为维度的得分均值较低，壮族和苗族学生在中医药文化情感维度的得分均值较高、在中医药文化行为维度的得分均值较低。

表 6—37　　不同民族中国学生的得分情况

类别	频数	中医药文化认知		中医药文化情感		中医药文化行为		中医药文化认同	
		均值	标准差	均值	标准差	均值	标准差	均值	标准差
汉族	736	4. 272	0. 611	4. 194	0. 627	3. 951	0. 666	4. 113	0. 564
壮族	6	4. 292	0. 828	4. 417	0. 719	3. 917	0. 947	4. 167	0. 821
回族	8	4. 125	0. 681	4. 031	0. 674	3. 896	0. 718	4. 000	0. 537
苗族	9	3. 750	0. 760	4. 194	0. 836	3. 815	0. 797	3. 905	0. 732

为进一步检验不同民族的中国学生在中医药文化认同及 3 个维度的得分均值的差异是否具有统计学意义，研究以中国学生的民族为分组依据，分别进行单因素方差分析，结果显示（见表 6—38）：

①在中医药文化认同整体得分上，方差齐性检验表明多组数据方差相等（F = 1. 403，P = 0. 231 > 0. 05），方差分析的 F 值为 0. 481 （P = 0. 749 > 0. 05），表明不同民族的中国学生的中医药文化认同得分均值差异不具有统计学意义。

②在中医药文化认知维度，方差齐性检验表明多组数据方差相等（F = 0. 906，P = 0. 460 > 0. 05），方差分析的 F 值为 2. 163 （P = 0. 071 > 0. 05），表明不同民族的中国学生的中医药文化认知维度得分均值差异不具有统计学意义。

③在中医药文化情感维度，方差齐性检验表明多组数据方差相等（F = 0. 513，P = 0. 726 > 0. 05），方差分析的 F 值为 0. 359 （P = 0. 838 > 0. 05），表明不同民族中国学生的中医药文化情感维度得分均值差异不具有统计学意义。

④在中医药文化行为维度，方差齐性检验表明多组数据方差相等（F = 0. 910，P = 0. 458 > 0. 05），方差分析的 F 值为 0. 114 （P = 0. 978 > 0. 05），表明不同民族的中国学生的中医药文化行为维度得分均值差异不具有统计学意义。

表 6—38　　不同民族中国学生得分的单因素分析

类别	方差齐性检验		独立样本 T 检验	
	F 值	T 值	T 值	P 值
中医药文化认知	0.906	0.460	2.163	0.071
中医药文化情感	0.513	0.726	0.359	0.838
中医药文化行为	0.910	0.458	0.114	0.978
中医药文化认同	1.403	0.231	0.481	0.749

综上所述，研究根据参与正式调查的中国学生的人口统计学特征分类（如性别、年龄、民族等），对中医药文化认同及中医药文化认知、中医药文化情感和中医药文化行为 3 个维度的得分均值进行了单因素分析。

在不同人口统计学特征中国学生的中医药文化认同及 3 个维度的得分均值结果上：

第一，中国女性学生，或 20 岁以下的中国学生，或北京中医药大学的中国学生，或学习阶段为博士研究生的中国学生，或中医医学类专业的中国学生，或宗教信仰为伊斯兰教的中国学生，或民族为汉族的中国学生的中医药文化认同得分均值更高。

第二，具体到中医药文化认同 3 个维度的得分均值结果，中国女性学生，或 20 岁以下的中国学生，或北京中医药大学的中国学生，或学习阶段为专科的中国学生，或西方医学类专业的中国学生，或宗教信仰为儒教的中国学生，或民族为壮族的中国学生的中医药文化认知维度的得分均值均更高；中国女性学生，或 20 岁以下的中国学生，或南京中医药大学的中国学生，或学习阶段为博士研究生的中国学生，或中医医学类专业的中国学生，或宗教信仰为伊斯兰教的中国学生，或民族为壮族的中国学生的中医药文化情感维度的得分均值均更高；中国女性学生，或 30—39 岁的中国学生，或黑龙江中医药大学的中国学生，或学习阶段为博士研究生的中国学生，或中医医学类专业的中国学生，或宗教信仰为伊斯兰教的中国学生，或民族为汉族的中国学生的中医药文化行为维度的得分均值均更高。

在不同人口统计学特征中国学生的中医药文化认同及 3 个维度的得

分均值的单因素分析结果上：

第一，中医药文化认同得分均值在中国学生的不同性别、年龄和学校三个方面的差异具有统计学意义。

第二，具体到中医药文化认同的 3 个维度得分差异结果，中医药文化认知维度得分均值在中国学生的不同性别和学校两个方面的差异具有统计学意义；中医药文化情感维度得分均值在中国学生不同性别和学校两个方面的差异具有统计学意义；中医药文化行为维度得分均值在中国学生的不同年龄和学校两个方面的差异具有统计学意义。

第五节　留学生与中国学生中医药文化认同的对比分析

在留学生与中国学生中医药文化认同的对比分析环节，基于中国学生正式调查数据和留学生正式调查数据（中国学生 793 人、留学生 615 人），研究对中医药文化认同及其 3 个维度的得分均值在中国学生群体和留学生群体的差异进行比较，进而总结分析留学生群体在中医药文化认同方面存在的不足与问题，为后续构建中医药院校留学生中医药文化认同的教育引导策略奠定基础。

本研究中，留学生中医药文化认同与中国学生中医药文化认同的测量数据均是同一份量表收集（留学生中医药文化认同的 14 个测量题项与中国学生中医药文化认同的 14 个测量题项在中文语句的内容一致，不存在删减或合并测量题项的情况）。因此，留学生中医药文化认同的现状与中国学生中医药文化认同的现状是可以进行群体间比较，通过留学生群体与中国学生群体的对比，形成中医药院校留学生中医药文化认同的群体内差异分析与群体外差异分析的完整体系，由此，丰富中医药文化认同研究的内容。

一　中医药文化认同的对比分析

由表 6—39 可知，615 位留学生的中医药文化认同得分均值为 3.79，而 793 位中国学生的中医药文化认同得分均值为 4.11，两者得分均值相差 0.32，差距较大。研究采用独立样本 T 检验对留学生中医药文化认同的得分均值与中国学生中医药文化认同的得分均值之间的差异进行统计学检验，方差齐性检验表明两组数据方差不相等（F = 18.054，P < 0.001），独立样本 T 检验的 T 值为 -9.215（P < 0.001），表明留学生群体与中国学生群体在中医药文化认同得分均值的差异具有统计学意义，即留学生中医药文化认同的得分均值显著低于中国学生。

表 6—39　　中医药文化认同的对比分析

学生类别	均值	标准差	方差齐性检验		独立样本 T 检验	
			F 值	P 值	T 值	P 值
留学生	3.79	0.70	18.054	<0.001	-9.215	<0.001
中国学生	4.11	0.56				

二　中医药文化认同 3 个维度的对比分析

前述研究结果指出留学生群体的中医药文化认同得分均值显著低于中国学生群体的中医药文化认同得分均值，为了进一步分析留学生群体与中国学生群体在中医药文化认同 3 个维度得分均值上的差异，研究分别从中医药文化认知、中医药文化情感和中医药文化行为 3 个维度对两个群体得分均值的差异情况进行差异对比分析。

（一）中医药文化认知维度的对比分析

由表 6—40 可知，615 位留学生的中医药文化认知维度得分均值为 3.91，而 793 位中国学生的中医药文化认知维度得分均值为 4.27，两者得分均值相差 0.36，差距较大。研究采用独立样本 T 检验对留学生中医药文化认知维度的得分均值与中国学生中医药文化认知维度的得分均值之间的差异进行统计学检验，方差齐性检验表明两组数据方差相等（F = 3.538，P = 0.060 > 0.05），独立样本 T 检验的 T 值为 -10.232（P < 0.001），表明留学生群体与中国学生群体在中医药文化认知维度得分均值的差异具有统计学意义，即留学生中医药文化认知维度的得分均值显著低于中国学生。

表 6—40　　中医药文化认知维度的对比分析

学生类别	均值	标准差	方差齐性检验		独立样本 T 检验	
			F 值	P 值	T 值	P 值
留学生	3.91	0.69	3.538	0.060	-10.232	<0.001
中国学生	4.27	0.61				

进一步比较发现，在中医药文化认知维度的 4 个测量题项上，留学生群体的各题项得分均值均低于中国学生群体的得分均值。因此，研究继续使用独立样本 T 检验对得分差异进行检验，数据结果如表 6—41 所示，可知，留学生群体与中国学生群体在中医药文化认知维度 4 个测量题项上的得分差异均具有统计学意义，即留学生群体在中医药文化认知维度 4 个测量题项的得分均显著低于中国学生群体。

表 6—41　　中医药文化认知维度各题项的对比分析

测量题项	学生类别	均值	标准差	方差齐性检验		独立样本 T 检验	
				F 值	P 值	T 值	P 值
（1）中医药文化代表着人与自然的和谐，符合自然规律	留学生	4.01	0.85	0.912	0.340	-6.860	<0.001
	中国学生	4.30	0.71				
（2）我认为中医药文化是传统优秀文化重要组成部分	留学生	4.04	0.88	0.787	0.375	-9.134	<0.001
	中国学生	4.43	0.71				
（3）我认为相对西医而言，中医的诊治也是很有效的	留学生	3.82	0.96	11.653	0.001	-10.413	<0.001
	中国学生	4.31	0.74				
（4）我认为中医诊疗副作用小，不易复发	留学生	3.79	0.96	16.791	<0.001	-5.542	<0.001
	中国学生	4.06	0.82				

（二）中医药文化情感维度的对比分析

由表 6—42 可知，615 位留学生的中医药文化情感维度得分均值为 3.82，而 793 位中国学生的中医药文化情感维度得分均值为 4.20，两者得分均值相差 0.38，差距较大。研究采用独立样本 T 检验对留学生中医药文化情感维度的得分均值与中国学生中医药文化情感维度的得分均值之间的差异进行统计学检验，方差齐性检验表明两组数据方差相等（F = 3.538，P = 0.060 > 0.05），独立样本 T 检验的 T 值为 -10.232（P < 0.001），表明留学生群体与中国学生群体在中医药文化情感维度得分均值的差异具有统计学意义，即留学生中医药文化情感维度的得分均值显著低于中国学生。

表 6—42　　　　中医药文化情感维度的对比分析

学生类别	均值	标准差	方差齐性检验		独立样本 T 检验	
			F 值	P 值	T 值	P 值
留学生	3.82	0.78	12.532	<0.001	-9.737	<0.001
中国学生	4.20	0.63				

进一步比较发现，在中医药文化情感维度的 4 个测量题项上，留学生群体的各题项得分均值均低于中国学生群体的得分均值。因此，研究继续使用独立样本 T 检验对得分差异进行检验，数据结果如表 6—43 所示，可知，留学生群体与中国学生群体在中医药文化情感维度 4 个测量题项上的得分差异均具有统计学意义，即留学生群体在中医药文化情感维度 4 个测量题项的得分均显著低于中国学生群体。

表 6—43　　　　中医药文化情感维度各题项的对比分析

测量题项	学生类别	均值	标准差	方差齐性检验		独立样本 T 检验	
				F 值	P 值	T 值	P 值
（1）我认为中医药文化很有魅力	留学生	3.95	0.89	0.046	0.830	-10.511	<0.001
	中国学生	4.39	0.71				
（2）我认为中医药文化在国际上的影响力越来越大	留学生	3.90	0.90	0.003	0.954	-10.929	<0.001
	中国学生	4.38	0.75				

续表

测量题项	学生类别	均值	标准差	方差齐性检验		独立样本 T 检验	
				F 值	P 值	T 值	P 值
（3）我在意别人对待中医药的态度	留学生	3.76	0.97	11.837	0.001	－3.979	<0.001
	中国学生	3.95	0.87				
（4）我认为在高校中设置中医药专业是有必要的	留学生	3.68	1.05	28.612	<0.001	－7.037	<0.001
	中国学生	4.05	0.90				

（三）中医药文化行为维度的对比分析

由表 6—44 可知，615 位留学生的中医药文化行为维度得分均值为 3.69，而 793 位中国学生的中医药文化认知维度得分均值为 3.95，两者得分均值相差 0.26。研究采用独立样本 T 检验对留学生中医药文化行为维度的得分均值与中国学生中医药文化行为维度的得分均值之间的差异进行统计学检验，方差齐性检验表明两组数据方差不相等（F = 19.189，P <0.001），独立样本 T 检验的 T 值为 －6.303（P <0.001），表明留学生群体与中国学生群体在中医药文化行为维度得分均值的差异具有统计学意义，即留学生中医药文化行为维度的得分均值显著低于中国学生。

表 6—44　　　　中医药文化行为维度的对比分析

学生类别	均值	标准差	方差齐性检验		独立样本 T 检验	
			F 值	P 值	T 值	P 值
留学生	3.69	0.83	19.189	<0.001	－6.303	<0.001
中国学生	3.95	0.67				

进一步比较发现，在中医药文化行为维度的 6 个测量题项上，留学生群体的各题项得分均值均低于中国学生群体的得分均值。因此，研究继续使用独立样本 T 检验对得分差异进行检验，数据结果如表 6—45 所示，可知，除测量题项“如果生病了，我会选择去看中医”的得分均值差异不具有统计学意义外，留学生群体与中国学生群体在中医药文化行

为剩余五个测量题项上的得分均值差异均具有统计学意义，即留学生群体在中医药文化行为维度剩余五个测量题项的得分均显著低于中国学生群体。

表 6—45　　中医药文化行为维度各题项的对比分析

测量题项	学生类别	均值	标准差	方差齐性检验		独立样本 T 检验	
				F 值	P 值	T 值	P 值
(1) 我愿意用中医养生理念指导日常饮食生活	留学生	3.70	0.99	23.385	<0.001	-11.128	<0.001
	中国学生	4.24	0.79				
(2) 我平时有通过各种途径来关注和了解中医食疗、中医养生知识	留学生	3.68	0.99	10.535	0.001	-5.426	<0.001
	中国学生	3.95	0.89				
(3) 我倾向于购买中医药元素的产品	留学生	3.58	1.03	24.629	<0.001	-4.593	<0.001
	中国学生	3.82	0.89				
(4) 如果生病了，我会选择去看中医	留学生	3.60	1.08	12.496	<0.001	-1.114	0.265
	中国学生	3.67	0.93				
(5) 毕业后我会从事与中医药文化相关的工作	留学生	3.53	1.20	21.849	<0.001	-4.006	<0.001
	中国学生	3.78	1.04				
(6) 如果有机会，我会学习一些中医推拿、针灸技术	留学生	4.05	1.03	3.678	<0.001	-3.802	<0.001
	中国学生	4.24	0.84				

综上所述，研究从中医药文化认同以及中医药文化认知、中医药文化情感与中医药文化行为 3 个维度分别对留学生群体与中国学生群体得分均值的差异情况进行检验。结果表明，整体上来看，留学生群体与中国学生群体在中医药文化认同及其 3 个维度上的得分均值差异具有统计学意义，留学生群体的得分均值要显著低于中国学生群体的得分均值。

此外，研究进一步细化比较了 14 个测量题项的得分均值情况，除中医药文化行为维度的测量题项“如果生病了，我会选择去看中医”的得分均值差异不具有统计学意义外，中医药文化认同 3 个维度的剩余 13 个测量题项的得分均值差异均具有统计学意义，即留学生群体在该测量题项的得分均值均显著低于中国学生群体的得分均值。

第七章

留学生中医药文化的教育现状研究

本章旨在探讨中医药院校留学生教育与管理方面存在的问题与不足，为留学生中医药文化认同的教育引导策略构建提供现实依据和数据支撑。首先，本章以留学生课程学习为切入点，采用量化研究方法探讨留学生课程学习与中医药文化认同之间关系，具体而言，研究通过分析中医药文化认同与留学生汉语课程学习、传统文化课程学习和中医药课程学习的关系，客观描述留学生相关课程学习的现状，并总结相应问题。最后，研究综合系列调查研究结果和专家访谈意见，在总结中医药院校中医药文化教育基本特点的基础上，归纳总结留学生教育与管理方面存在的主要问题。

第一节　留学生中医药文化认同与课程学习的关系分析

为了进一步探讨留学生中医药文化认同与其课程学习之间的关系，研究在专家咨询的基础上，增设三组共计九个测量题项分别对留学生的汉语课程学习、传统文化课程学习和中医药文化课程学习情况进行调查，各测量题项语句经由专家讨论确定，与留学生中医药文化认同正式调查同时在一份问卷中收集数据（即《中医药院校留学生中医药文化认同调查问卷（中英双语版）》的第五部分，详见附件 1），因此留学生课程学习数据与中医药文化认同数据是一个相互联系的整体，两组数据可以同步进行论证分析。留学生课程学习与中医药文化认同的有效数据均为 615 份，被调查对象的具体信息已在前述章节说明和解释，本章不重复说明。

本研究中，课程学习是指中医药院校的留学生在汉语课程、传统文化课程和中医药课程三类课程的整体学习情况，涉及课程学习的数量、课程学习投入的精力、学习积极性等内容。

一　留学生课程学习的描述性分析

（一）留学生汉语课程学习的描述性分析

根据专家访谈建议，研究采用“我参与了多门与汉语相关的课程，如汉语听力、口语、阅读、写作等”“我在汉语课程学习上投入了大量的时间与精力”和“我的汉语水平有明显提高”3个测量题项对留学生的汉语课程学习情况进行测量。汉语课程学习3个测量题项的最小值为1，最大值为5，均值为3.93，标准差为0.80。由表7—1可知，在3个测量题项中，测量题项“我参与了多门与汉语相关的课程，如汉语听力、口语、阅读、写作等”的得分均值最高（均值为3.97，标准差为1.01），测量题项“我在汉语课程学习上投入了大量的时间与精力”的得分均值相对最低（均值为3.88，标准差为0.99）。整体上看，留学生的汉语课程学习的3个测量题项均值较高，表明留学生在汉语课程上的自我评价较好。

表7—1　留学生汉语课程学习的描述性分析

题号	测量题项	最小值	最大值	均值	标准差
(1)	我参与了多门与汉语相关的课程，如汉语听力、口语、阅读、写作等	1	5	3.97	1.01
(2)	我在汉语课程学习上投入了大量的时间与精力	1	5	3.88	0.99
(3)	我的汉语水平有明显提高	1	5	3.93	0.91

（二）留学生传统文化课程学习的描述性分析

根据专家访谈建议，研究采用“我参与了多门与中国传统文化相关的课程，如中国文化、中国概况、文化常识等”“我在中国传统文化课程上投入了大量的时间与精力”和“我课后会积极主动地收集、学习有关中国传统文化的知识”3个测量题项对留学生的传统文化课程学习情况进行测量。传统文化课程学习 3 个测量题项的最小值为 1，最大值为 5，均值为 3.53，标准差为 0.83。由表 7—2 可知，在 3 个测量题项中，测量题项“我课后会积极主动地收集、学习有关中国传统文化的知识”的得分均值最高（均值为 3.63，标准差为 0.96），测量题项“我在中国传统文化课程上投入了大量的时间与精力”的得分均值相对最低（均值为 3.47，标准差为 1.04）。对比汉语课程学习的自我评价情况，留学生的传统文化课程学习的 3 个测量题项均值较低，表明留学生在传统文化课程上的自我评价不高。

表 7—2　　留学生传统文化课程学习的描述性分析

题号	测量题项	最小值	最大值	均值	标准差
(1)	我参与了多门与中国传统文化相关的课程，如中国文化、中国概况、文化常识等	1	5	3.48	1.01
(2)	我在中国传统文化课程上投入了大量的时间与精力	1	5	3.47	1.04
(3)	我课后会积极主动地收集、学习有关中国传统文化的知识	1	5	3.63	0.96

（三）留学生中医药课程学习的描述性分析

根据专家访谈建议，研究采用“我参与了多门与中医药相关的课程，如中医学、中药学、中医诊断学、中医内科学等”“我在中医药课程上投入了大量的时间与精力”和“我课后会积极主动地收集、学习有关中医药文化的知识”3 个测量题项对留学生的中医药课程学习情况进行测量。中医药课程学习 3 个测量题项的最小值为 1，最大值为 5，均值为 3.69，标准差为 0.84。由表 7—3 可知，在 3 个测量题项中，测量题项“我课后会积极主动地收集、学习有关中医药文化的知识”的得分均值最高（均值为 3.76，标准差为 0.96），测量题项“我参与了多门与中医药相关的课程，如中医学、中药学、中医诊断学、中医内科学等”的得分均值相对最低（均值为 3.60，标准差为 1.09）。对比汉语课程学习和传统文化课程学习的自我评价情况，留学生的中医药文化课程学习的 3 个测量题项均值较低，表明留学生在中医药文化课程上的自我评价不高。

表 7—3　　留学生中医药课程学习的描述性分析

题号	测量题项	最小值	最大值	均值	标准差
(1)	我参与了多门与中医药相关的课程，如中医学、中药学、中医诊断学、中医内科学等	1	5	3.60	1.09
(2)	我在中医药课程上投入了大量的时间与精力	1	5	3.72	1.01
(3)	我课后会积极主动地收集、学习有关中医药文化的知识	1	5	3.76	0.96

整体上来看，研究对留学生汉语课程学习、传统文化课程学习和中医药课程学习的测量表述不完全相同，但测量题项之间的表述存在相似性。

在课程设置的自我评价上，留学生在中医药院校学习的课程数量呈现汉语课程 > 中医药课程课程 > 传统文化课程的现象。这与留学生在中医药院校前期的教学内容基本一致，在前述章节中，课题组对参与留学生中医药文化认同正式调查的留学生的基本信息进行了说明，615 位被调查对象多以本科学习阶段为主、留学生年龄偏低且存在较多未参加汉语等级考试的留学生。而汉语作为学习中医药的重要基础，对留学生的中医药学习极为重要，尤其是深层次地分析一些中医、中药经典著作和古籍，故而中医药院校在留学生正式学习中医药时会开设汉语课程，以助留学生提升汉语水平；同时，中医药文化作为中国优秀传统文化的重要组成部分，与其他传统文化之间是相互联系、相互影响的，学习其他传统文化课程将有助于留学生对中医药文化的大背景知识进行熟悉和了解。

在课程投入的自我评价上，留学生在三类课程投入的时间和精力呈现汉语课程 > 中医药课程课程 > 传统文化课程的现象。这与参与课程数量的排序一致，一方面，可能是由于课程设置导致课程量较大，因而需要投入的时间和精力更多才能有效地完成课程学习任务；另一方面，也可能是留学生的自主学习计划，使不同类型课程投入的精力和时间存在差异。整体上来看，中医药课程学习是留学生来华接受教育的重点内容，需要投入的精力和时间理应更多，方才能掌握好中医药相关的知识和技能。

在课后的自主学习上，相较于传统文化课程学习，留学生更倾向于主动收集和学习中医药相关知识。

二 留学生课程学习的相关性分析

研究采用 Person 积差相关分析对留学生课程学习与中医药文化认同及其 3 个维度的相关性进行检验，在显著性为 0.01 的水平上，结果表明(见表 7—4)：

①汉语课程学习与中医药文化认同的 Person 相关系数为 0.188；在中医药文化认同的 3 个维度上，汉语课程学习与中医药文化认知维度的 Person 相关系数为 0.174，汉语课程学习与中医药文化情感维度的 Person 相关系数为 0.181，汉语课程学习与中医药文化行为维度的 Person 相关系数为 0.163，可见留学生汉语课程学习与中医药文化认同及其 3 个维度的相关性较低。

②传统文化课程学习与中医药文化认同的 Person 相关系数为 0.376；在中医药文化认同的 3 个维度上，传统文化课程学习与中医药文化认知维度的 Person 相关系数为 0.272，传统文化课程学习与中医药文化情感维度的 Person 相关系数为 0.345，传统文化课程学习与中医药文化行为维度的 Person 相关系数为 0.377。可见留学生传统文化课程学习与中医药文化认同及其 3 个维度的相关性较高，但相较于汉语课程学习的相关系数值，其值更高。

③中医药课程学习与中医药文化认同的 Person 相关系数为 0.537；在中医药文化认同的 3 个维度上，中医药课程学习与中医药文化认知维度的 Person 相关系数为 0.487，中医药课程学习与中医药文化情感维度的 Person 相关系数为 0.498，中医药课程学习与中医药文化行为维度的 Person 相关系数为 0.537。可见留学生中医药课程学习与中医药文化认同及其 3 个维度的相关系数值介于 0.4—0.6，呈中度相关；相较于汉语课程学习和传统文化课程学习的相关系数值，其值最大。

综上所述，留学生的汉语课程学习、传统文化课程学习和中医药课程学习与中医药文化认同及其 3 个维度的相关系数值偏低，但均达到 0.01 的显著水平，可见留学生的课程学习与中医药文化认同之间存在一定关联，即中医药文化认同感高低直接与课程学习的投入呈正相关关系。

表 7—4　　留学生课程学习与中医药文化认同的相关性分析

变量	汉语课程学习	传统文化课程学习	中医药课程学习
中医药文化认同	0.188 **	0.376 **	0.537 **
中医药文化认知	0.174 **	0.272 **	0.468 **
中医药文化情感	0.181 **	0.345 **	0.487 **
中医药文化行为	0.163 **	0.377 **	0.498 **

注：** 表示 $P<0.01$。

三　留学生课程学习的分层回归分析

（一）留学生汉语课程学习的分层回归分析

留学生汉语课程学习与中医药文化认同的 Person 积差相关分析的结果表明汉语课程学习与中医药文化认同及 3 个维度存在相关关系。为进一步探讨中医药文化认同对汉语课程学习的影响，研究以汉语课程学习为因变量，以中医药文化认知、中医药文化情感和中医药文化行为 3 个维度为自变量进行分层回归分析，其中中医药文化认知为第一层，中医药文化情感为第二层，中医药文化行为为第三层。

分层回归分析的结果表明，自变量之间不存在严重的共线性问题（方差膨胀因子，即 VIF 值介于 2.415—3.006，小于 10）。由表 7—5 可知：

①方程 1 中仅中医药文化认知一个自变量，回归方程的 R^2 值为 0.030，F 值为 19.128（$P<0.001$），表明回归方程 1 具有统计学意义，中医药文化认知对汉语课程学习具有显著影响（$P<0.001$）。

②方程 2 中增加了自变量中医药文化情感，回归方程的 R^2 值为 0.036，F 值为 11.469（$P<0.001$），表明回归方程 2 具有统计学意义，中医药文化认知和中医药文化情感对汉语课程学习均无显著影响（$P>0.5$）。对比方程 1 可知，回归模型的 R^2 变化量为 0.006，F 值变化量为 3.726（$P>0.5$），表明新增的变量中医药文化情感对回归方程的解释能

力无显著意义。

③最终的分层回归方程中（方程3）纳入了中医药文化认知、中医药文化情感和中医药文化行为三个自变量，回归方程的 R^2 值为0.037，F值为7.782（P<0.001），表明回归方程3具有统计学意义，三个自变量可以解释3.7%的因变量的信息量，三个自变量对汉语课程学习的影响均具无统计学意义（P>0.5）。对比方程2可知，回归模型的 R^2 变化量为0.001，F值变化量为0.427（P>0.5），表明新增的变量中医药文化行为对回归方程的解释能力无显著意义。

表7—5　　留学生汉语课程学习的分层回归分析

变量	方程1		方程2		方程3	
	β	t	β	t	β	t
中医药文化认知	0.174	4.374***	0.088	1.488	0.078	1.261
中医药文化情感			0.115	1.930	0.092	1.338
中医药文化行为					0.041	0.654
R^2	0.030		0.036		0.037	
F	19.128***		11.469***		7.782***	
$\triangle R^2$			0.006		0.001	
△F			3.726		0.427	

注：因变量为汉语课程学习；* 表示 P<0.05，** 表示 P<0.01，*** 表示 P<0.001。

（二）留学生传统文化课程学习的分层回归分析

留学生传统文化课程学习与中医药文化认同的Person积差相关分析的结果表明传统文化课程学习与中医药文化认同及3个维度存在相关关系。为进一步探讨中医药文化认同对传统文化课程学习的影响，研究以传统文化课程学习为因变量，以中医药文化认知、中医药文化情感和中医药文化行为3个维度为自变量进行分层回归分析，其中中医药文化认知为第一层，中医药文化情感为第二层，中医药文化行为为第三层。

分层回归分析的结果表明，自变量之间不存在严重的共线性问题（方差膨胀因子，即VIF值介于2.415—3.006，小于10）。由表7—6可知：

①方程 1 中仅中医药文化认知一个自变量，回归方程的 R^2 值为 0.074，F 值为 48.802（P＜0.001），表明回归方程 1 具有统计学意义，中医药文化认知对传统文化课程学习具有显著影响（P＜0.001）。

②方程 2 中增加了自变量中医药文化情感，回归方程的 R^2 值为 0.119，F 值为 41.484（P＜0.001），表明回归方程 2 具有统计学意义，中医药文化认知对传统文化课程学习无显著影响（P＞0.5）、中医药文化情感对传统文化课程学习有显著影响（P＜0.001）。对比方程 1 可知，回归模型的 R^2 变化量为 0.046，F 值变化量为 31.720（P＜0.001），表明新增的变量中医药文化情感对回归方程的解释能力有显著意义。

③最终的分层回归方程中（方程 3）纳入了中医药文化认知、中医药文化情感和中医药文化行为三个自变量，回归方程的 R^2 值为 0.151，F 值为 36.347（P＜0.001），表明回归方程 3 具有统计学意义，三个自变量可以解释 15.1% 的因变量的信息量，中医药文化认知对传统文化课程学习无显著影响（P＞0.5），中医药文化情感和中医药文化行为对传统文化课程学习有显著影响。对比方程 2 可知，回归模型的 R^2 变化量为 0.032，F 值变化量为 23.080（P＜0.001），表明新增的变量中医药文化行为对回归方程的解释能力有显著意义。

表 7—6　　留学生传统文化课程学习的分层回归分析

变量	方程 1		方程 2		方程 3	
	β	t	β	t	β	t
中医药文化认知	0.272	6.986***	0.033	0.584	−0.041	−0.701
中医药文化情感			0.320	5.632***	0.164	2.536*
中医药文化行为					0.281	4.804***
R^2	0.074		0.119		0.151	
F	48.802***		41.484***		36.347***	
△R^2			0.046		0.032	
△F			31.720***		23.080***	

注：因变量为传统文化课程学习；* 表示 P＜0.05，** 表示 P＜0.01，*** 表示 P＜0.001。

（三）留学生中医药课程学习的分层回归分析

留学生中医药课程学习与中医药文化认同的 Person 积差相关分析的

结果表明中医药课程学习与中医药文化认同及 3 个维度存在相关关系，为进一步探讨中医药文化认同对中医药课程学习的影响，研究以中医药课程学习为因变量，以中医药文化认知、中医药文化情感和中医药文化行为 3 个维度为自变量进行分层回归分析，其中中医药文化认知为第一层，中医药文化情感为第二层，中医药文化行为为第三层。

分层回归分析的结果表明，自变量之间不存在严重的共线性问题（方差膨胀因子，即 VIF 值介于 2.415—3.006，小于 10）。由表 7—7 可知：

①方程 1 中仅中医药文化认知一个自变量，回归方程的 R^2 值为 0.219，F 值为 171.476（$P<0.001$），表明回归方程 1 具有统计学意义，中医药文化认知对中医药课程学习具有显著影响（$P<0.001$）。

②方程 2 中增加了自变量中医药文化情感，回归方程的 R^2 值为 0.262，F 值为 108.582（$P<0.001$），表明回归方程 2 具有统计学意义，中医药文化认知和中医药文化情感对中医药课程学习有显著影响（$P<0.001$）。对比方程 1 可知，回归模型的 R^2 变化量为 0.043，F 值变化量为 35.919（$P<0.001$），表明新增的变量中医药文化情感对回归方程的解释能力有显著意义。

③最终的分层回归方程中（方程 3）纳入了中医药文化认知、中医药文化情感和中医药文化行为三个自变量，回归方程的 R^2 值为 0.289，F 值为 82.684（$P<0.001$），表明回归方程 3 具有统计学意义，三个自变量可以解释 28.9% 的因变量的信息量，中医药文化认知、中医药文化情感和中医药文化行为对中医药课程学习有显著影响。对比方程 2 可知，回归模型的 R^2 变化量为 0.027，F 值变化量为 23.060（$P<0.001$），表明新增的变量中医药文化行为对回归方程的解释能力有显著意义。

表 7—7 留学生中医药课程学习的分层回归分析

变量	方程 1		方程 2		方程 3	
	β	t	β	t	β	t
中医药文化认知	0.468	13.095***	0.235	4.522***	0.168	3.165**
中医药文化情感			0.312	5.993***	0.169	2.855**

续表

变量	方程 1		方程 2		方程 3	
	β	t	β	t	β	t
中医药文化行为					0.257	4.802***
R^2	0.219		0.262		0.289	
F	171.476***		108.582***		82.684***	
$\triangle R^2$			0.043		0.027	
$\triangle F$			35.919***		23.060***	

注：因变量为中医药课程学习；* 表示 $P<0.05$，** 表示 $P<0.01$，*** 表示 $P<0.001$。

综上所述，研究发现留学生的中医药文化认同及其 3 个维度对其汉语课程学习、传统文化课程学习和中医药文化课程学习的影响不尽相同，尤其是中医药文化认知、中医药文化情感和中医药文化行为对留学生课程学习的影响有所侧重。相对而言，中医药文化认同水平对留学生的汉语课程学习和传统文化课程学习的影响较小，对中医药课程学习的影响较大，且中医药文化认知、中医药文化情感和中医药文化行为 3 个维度对中医药课程学习均具有显著影响，其中中医药文化行为对中医药课程学习的影响最为明显。这表明留学生中医药文化认同感与其学业投入水平之间存在着密切的关联，尤其是与中医药学习的投入，这与以往定性研究的结论基本一致，即认同感越强，其学习投入水平越好。

因此，在提升中医药院校留学生教育培养质量的过程中，教育管理者应重视留学生中医药文化认同感教育，可以考虑通过提升其中医药文化认同感的方式来促进学业进步。

第二节　中医药院校中医药文化教育的基本特点

伴随“一带一路”倡议的持续推进，中医药的国际交流与合作取得突破性进展。依托中医药国际交流中心、中医孔子学院等平台，中医药已经传播到沿线近 200 个国家和地区，这些都极大地促进中医药的国际化发展，但长远看，仅从人才交流、中医药服务交换等物质、技术层面促进中医药的国际化是浅层次且短暂的，更重要的是从精神文化层面进一步推进中医药文化的交流和传播。中医药的传承与传播首先需要重视的就是中医人对中医药本身的文化认同。作为中医药人才的重要组成部分，中医药院校的留学生是中医药文化的直接学习者，其中医药文化认同状况直接影响中医药的国际传承与传播。

中医药院校与其他综合院校相比，学科专业性更强，办学特色更加鲜明，其主要目标是培育优秀的中医药相关人才、推进中医药科学研究的不断发展。合理并深入地分析中医药院校中医药文化教育的基本特点，对加强中医药院校留学生和中国学生的中医药文化教育具有重要促进意义。

一 注重学生中医药思维培养

现代西方医学一般强调局部概念、重视结构化研究，研究领域也逐渐趋向微观层面；而传统的中医注重整体观念、重视发挥全面功能，中医药院校在大学生教育方面也非常重视学生中医药思维的培养。大学生在书本内外都会了解和接触到一些常用中药材以及中医治则治法，如三因制宜、正治与反治、扶正与祛邪等；从课堂内外知晓中医药预防疾病的指导思想，如整体调节，纠正失调。即使是非中医药专业的学生，在平时的课程学习中也会修学中医基础理论、中药学等相关课程，接触到中医药辨证思维，如中医的阴阳五行、整体观念、联系等中医药哲学思想。

中医药院校的大学生思想教育与中医药文化在内容上和价值理念上存在内部的一致性。在内容上，中医药文化丰富的教育资源是进行大学生思想教育的重要来源；在价值理念上，中医药院校的大学生思想教育“以生为本”是其展开工作的核心，将学生培养成优秀的中医药卫生相关人才、实现学生全面发展的目标，与中医药文化中对“精”和“诚”的价值追求相一致。

二 校园文化建设蕴含中医药气息

无论是主题教室的布置、基础设施的构建，还是大学生课外文化活动的安排，中医药院校的校园文化建设都高度重视中医药文化元素，蕴含了浓厚的中医药气息。文化教室里布置的古代中医药名人的生平经历，语言教室里布置的中医经典名著，针灸推拿教室摆放人体模型、穴位挂图等物品，中医药临床实验室墙壁悬挂中医药文化相关标语以及中药材简介和中医的治则治法等，教室及基础设施的布置让大学生在学习和生活中时刻都能感受到中医药的文化气息。中医药院校里面的房屋设备、道路建设等基础设施和中医药人物雕像及道路两旁随处可见的中医经典语句都彰显了中医药的文化内涵。学校定期举办的各类主题活动和相关比赛也与中医药息息相关，如义诊活动、中医药知识竞答赛、推拿手法比赛等。另外，有些中医药院校还建立了学校特有的药用植物园，既是学生学习、研究中医药的“活课本”，也是师生进行中医药知识及文化传承和创新的重要基地。

三　课程体系重视经典与临床结合

中医药院校的课程设置和教学内容安排多与传统中医药相关，中医药相关课程与其他课程不同，其内容一般都会涉及中国传统的中医典籍，这些典籍又以文言文为主，对大学生来说想要深刻领会并掌握书中的含义有很大难度。中医药学相关经典著作是对中医学、中药学理论、用药规律及临床实践的概括与总结，是中医药学的根基与源泉。只有熟读经典才能掌握其中的思维方式、辨证论治的方法和中医药的文化内涵，中医药院校的大学生专业课程学习需要经过教师循序渐进的指导才能达到理解典籍并掌握相关诊疗方法及用药规律的效果。同时中医药院校的大部分学生尤其是医学专业的学生，都需要大量的临床实践经验，只有经过大量的临床实践才能深刻领会中医的用药规则及诊疗手段。一般而言，中医药院校的大学生在学习阶段最后一年会前往医疗机构实习，实践是检验真理的唯一标准，临床水平和辨证论治能力的掌握、提升是大学生今后在解决各种临床难题时的基础，诊断是否正确、用药是否合理等这些内容只有在实际的临床操作中才能得到检验。所以，中医药院校的学生学习过程是熟读经典和临床实践的结合，这二者之间相辅相成，缺一不可。

第三节 留学生中医药文化教育的现状分析

自1957年我国开始中医药来华留学教育，经历60多年的演进与发展，中医药院校的来华留学教育取得了显著成效。凭借独特的优势和竞争力，中医药来华留学教育规模不断扩大，大量留学生给中医药文化国际传播带来了机遇，同时也给中医药院校的中医药文化教育管理带来了新的挑战。中医药院校的留学生是中医药文化的直接学习者，也是最好的文化感知者、传播者。留学生具有“中医药文化故事讲述者”的身份优势，其在中医药文化国际传播中的自主性和非官方性可以有力推动中医药文化在国际上的柔性传播和人际传播。如何审时度势、调整策略，在新时期把握来华留学教育的机遇，切实做好中医药院校留学生中医药文化教育管理工作，增强留学生的中医药文化认同感，提升中医药来华留学教育的质量与服务水平，培养一批优秀的知华友华的留学生，通过借助中医药院校留学生的独特力量，推动中医药文化的进一步传承与传播，具有重要的实践意义。

中医药院校的中医药来华留学教育主要以学历教育和非学历教育（短期职业培训等）两种形式，本节侧重探讨中医药院校接受学历教育的留学生在中医药文化学习和教育上存在的共性问题，这些问题集中体现在留学生接受学历教育前的前期基础和实际接受教育过程中，中医药院校在留学生教育教学设计存在的短板。

一 留学生的汉语综合能力待提升

语言是不同文化之间交流的载体，不同的语言造就了不同的思维方式。中医药院校对招收留学生的汉语等级要求各异，仅少数院校在招生时对留学生的汉语能力提出明确要求。此外，在留学生中医药文化认同的实证研究部分，研究对872名被调查对象（预调查257名、正式调查615名）的汉语等级情况进行了统计，其中未参加汉语等级考试或参考考试而未通过的留学生共计285名、汉语等级达到HSK－6级及以上的留学生仅48名。可见参与调查问卷的留学生的汉语水平整体较弱。

当前，中医药院校来华留学教学以汉语为主、英文为辅的形式进行，而中医药院校留学生的汉语等级考试等级较低，部分院校存在较多未参加汉语等级考试的学生，不利于中医药文化教育的实行和推进。一方面，中医药经典著作、相关概念意蕴深厚，且中医药经典论著多以文言文为主，古奥艰深，蕴含丰富，难以用简单的英文单词阐述，这对留学生的日常学习是一大挑战；另一方面，由于汉语的特殊性，即使是同一个词或者同一表达方式也可以传递完全不同的实际意义，留学生的汉语综合能力较弱不利于中医药知识的内化和运用。

二　留学生的传统医药基础较薄弱

生源地的文化背景与疾病诊疗方式等方面的差异会导致留学生医药理论上的思维存在差异。留学生在没有接受正规、系统化的中医药院校教育前，对中医药的认知往往是片面不系统的，接受部分或者不系统的中医药教育是难以全面了解中医药的内涵和意义，最明显就体现在留学生容易将针灸理解为中医药的全部，排斥或者拒绝其他中医药诊疗方法。中医药概念体系和疾病诊疗的理论和方法不能照搬西方科学主义的观点解释，在接受规范化院校教育之前，获得客观认知的较好途径就是受到代际的影响，即留学生感受到来自从事中医药相关工作的长辈、亲属的影响。

在留学生中医药文化认同影响因素分析部分，研究选取了变量传统医药背景对参与调查问卷的留学生的家庭环境因素进行分析，以了解留学生来华前家庭因素对其中医药文化认同的影响作用，具体而言，研究设置了“我在来华前接受过有关传统医药文化的教育或培训”“我曾阅读过传统医药文化类的书籍”“我的家人或亲戚朋友中有人从事传统医药方面的工作”3 个测量题项。正式调查结果显示，3 个测量题项的均值均小于3（满分为5），可见绝大多数留学生在家庭环境中较少能感受到传统医药的影响。传统医药基础薄弱导致留学生在学习中医药过程中需要投入更多的时间和精力，一方面增加留学生的学习压力和难度，逐步消磨、丧失学习的热情和积极性，另一方面严重影响中医药院校的来华留学教育教学计划的正常开展，在有限的时间里无法全面、系统地将中医药基础理论传达给留学生，也就造成了中医药来华留学教育浮于浅表，难以深入的困境。

三 留学生的师资队伍建设不合理

在本研究编制留学生中医药文化认同量表的过程中，课题组成员就留学生教育与管理的问题向相关专家进行咨询，了解当前留学生教育存在的问题，专家普遍反映，中医药院校的留学生教师队伍需要进一步的完善。据了解，中医药院校留学生的中医药教学任务一般是由其他学院、教研室的教师担任，教师团队成员相对分散，留学生教育教学缺乏独立教学师资团队。在现有搭建的教师团队中，青年教师是教学队伍的主体。相对而言，高年资教师外语能力较弱，中医药相关知识在传达过程中不够畅通；青年教师外语授课能力较强，与留学生沟通交流上相对容易，在克服授课语言障碍的同时可以拉近与留学生的距离感，但在中医药知识储备及临床实践经验上，青年教师没有高年资教师的知识储备充足，无法真正地让留学生感受中医药文化博广精深的内涵和独特魅力，临床指导范围和内容也有所欠缺。面对文化背景各异的留学生，分散型的教师团队不能系统地掌握留学生的学习接受程度、已有知识的掌握程度，在因材施教、有的放矢上存在困难，不利于留学生中医药文化学习的系统性、整体性和实践性。

四 留学生的教学体系搭建不完善

中医药院校留学生的学历教育主要以本科教育为主体，专业涵盖中医学、针灸推拿学、中西医临床等不同方向。在中医药文化教学的教材选择上，教材取舍往往由各院校教学教师决定，因此各院校之间的教材差异较大，教材内容各有侧重，相关概念、术语的英译解释不完全一致，增加留学生的知识理解难度。在教学内容设计上，重临床轻理论，授课内容多以针灸等临床应用为主，全面、系统的中医药理论知识讲解传授较少。留学生的文化背景、生源地生活方式各异，其思维方式存在较大差异，加之语言障碍，留学生难以理解中医药的深奥理论，中医药学经典是中医药学的起源与精髓，对临床有着重大指导作用，是中医药文化教育的基础内容，教学过程中过多地突出临床实践，弱化中医药经典理论探讨、研究，短期成效显著，长期不利于中医药来华留学教育的可持续发展。此外，缺少对留学生的长期系统跟进、追踪，留学生取得学位返回生源地后，与中医药院校的联系断崖式减少，在独立自主进行医疗活动过程中遇到的问题与困惑无法像中国学生一样得到及时的回应与解决。

第八章

留学生中医药文化认同的教育引导策略研究

本章通过对留学生中医药文化认同实证研究中涉及的 10 所中医药院校留学生教育与管理的网页资料进行综合案例分析，总结中医药院校国际教育、中医药文化建设与传播、留学生活动等基本情况，并重点探讨北京中医药大学的留学生教育情况，与前述研究的调查结论相结合，从人文关怀、制度完善和文化融合三个方面构建中医药院校留学生中医药文化认同的教育引导策略，以期提升留学生的中医药文化认同感、推动中医药文化的国际交流与传播。

第一节　中医药院校国际教育及中医药文化教育案例分析

中医药院校拥有着丰富的中医药资源，是开展中医药来华留学生教育的重要场所，同时也是强化和提升留学生中医药文化认同的关键环节。在留学生中医药文化认同实证研究中，研究对中医药院校留学生中医药文化认同的影响因素进行了初步的总结与分析，在留学生中医药文化认同的学校因素部分，研究选取校园文化建设作为学校因素的关键变量，实证调查结果显示，留学生感知到的中医药院校校园文化建设对其中医药文化认同及中医药文化认知、中医药文化情感与中医药文化行为 3 个维度均具有显著正向影响。

为进一步研究留学生中医药文化认同的教育引导策略，本研究在留学生中医药文化认同实证研究与对比研究的基础上，引入案例研究法，对中医药院校校园网网页中留学生教育与管理的相关资料进行案例分析。具体而言，以留学生中医药文化认同实证研究预调查与正式调查中，被调查对象所在10所中医药院校为样本单位，即湖北中医药大学、南京中医药大学、江西中医药大学、北京中医药大学、辽宁中医药大学、福建中医药大学、黑龙江中医药大学、湖南中医药大学、云南中医药大学和山西中医药大学（留学生中医药文化认同的实证研究中涉及全国范围内的11所中医药院校，本研究在2021年8月采集相关网页资料时，山东中医药大学国际教育学院的网页处于维护状态，无法正常浏览，截至本书完稿，该网页资料仍无法浏览，故案例分析部分未纳入案例分析对象），采集官方校园网首页中的学校简介、国际教育机构简介及留学生教育与管理的相关新闻报道，综合比较这10所中医药院校留学生教育与管理的基本情况。

一　中医药院校国际教育的基本情况

为了了解中医药院校国际教育的基本情况，研究查阅了湖北中医药大学、南京中医药大学、江西中医药大学、北京中医药大学、辽宁中医药大学、福建中医药大学、黑龙江中医药大学、湖南中医药大学、云南中医药大学和山西中医药大学10所中医药院校官方网页的学校简介栏目与国际教育学院的简介栏目，主要梳理了留学生教育机构成立时间及办公情况、办学层次、累计培养人数、合作国家和地区数、网页语言种类等网页信息情况，具体如表8—1所示。

表8—1　　10所中医药院校国际教育的基本情况

学校	机构成立时间及办公情况	办学层次	累计培养人数	合作国家和地区数	网页语言种类
湖北中医药大学	1986年，海外教育学院、国际合作与交流处、港澳台办合署	本、硕、博，短期培训	1500余人	30余个	中文

续表

学校	机构成立时间及办公情况	办学层次	累计培养人数	合作国家和地区数	网页语言种类
南京中医药大学	教育部批准接收和培养外国留学生及台港澳地区学生的首批高等中医药院校之一，国际教育学院、台港澳教育中心合署	本、硕、博，短期培训	30000余人	90余个	中英法日俄韩西（班牙）文
江西中医药大学	1993年开始招收留学生，2002年成立国际交流部，2003年更名为国际教育学院	本、硕、博，短期培训	2000余人	20余个	中英法文
北京中医药大学	1956年开始招收留学生，建有独立的国际学院	本、硕、博，短期培训	20000余人	31个	中英俄韩西（班牙）文
辽宁中医药大学	教育部确定的首批有条件接受国外留学生的高等院校之一，国际交流合作处暨港澳台办公室（国际教育学院）三位一体	本、硕、博，短期培训	5000余人	35个	中英文
福建中医药大学	1986年，海外教育学院、国际合作与交流处、港澳台事务办公室合署	本、硕、博，短期培训	暂无相关信息	20余个	中英文
黑龙江中医药大学	20世纪80年代初开始招收外国留学生，教育部首批批准招收来华留学生院校之一，国际教育学院、国际交流合作处合署	本、硕、博，短期培训	5000余人	30余个	中英俄法文
湖南中医药大学	1981年成立，国际教育学院、国际交流与合作处、港澳台办公室合署	本、硕、博，短期培训	1700余人	20余个	中（简/繁）英文

续表

学校	机构成立时间及办公情况	办学层次	累计培养人数	合作国家和地区数	网页语言种类
云南中医药大学	20世纪90年代初开始对外教育，国际合作交流处、港澳台办、国际教育学院合署	本、硕、博，短期培训	3000余人	30余个	中英文
山西中医药大学	1998年开始招生，目前有独立的国际教育学院	留学生教育短期培训	1000余人	20余个	中英文

（一）中医药院校国际教育机构设置及办学情况

首先，10所中医药院校都设有国际教育机构，其中最早的是北京中医药大学，其1956年建校伊始就开始招收留学生，南京中医药大学、辽宁中医药大学、黑龙江中医药大学等中医药院校是教育部首批批准招收来华留学生院校之一。但是，设立独立的国际教育学院的中医药院校不多，仅有江西中医药大学、北京中医药大学和山西中医药大学3所，南京中医药大学的留学生教育和台港澳教育合署办公，其他6所中医药院校基本都是国际合作交流处、港澳台办、国际教育学院三个部门合署办公。

其次，在中医药院校留学生的办学层次，基本上都是本、硕、博和短期培训，湖南中医药大学的除了本、硕、博和短期培训，另有专科招生。

此外，10所中医药院校的留学生累计培养人数基本是1000人以上，其中招生规模较大的有南京中医药大学3万余人，北京中医药大学的2万余人，辽宁中医药大学和黑龙江中医药大学的5000余人。

（二）中医药院校对外交流和合作情况

案例研究中选取的10所中医药院校均比较关注对外教育的交流与合作，对外教育交流与合作的国家和地区少则20余个，多则90余个。

例如南京中医药大学是世界卫生组织传统医学合作中心、国际针灸培训中心，是教育部批准接收和培养外国留学生的首批高等中医药院校之一；1993年与澳大利亚皇家墨尔本理工大学合作开办中医学专业，首开我国与西方正规大学合作开展中医学历教育先河，已经与 90 余个国家和地区的高等院校或学术团体及机构有着广泛交流和合作，先后在大洋洲、欧洲、美洲建立了 8 个海外中医药中心。北京中医药大学是新中国成立以来最早接收外国留学生攻读中医学的高等中医药院校，到目前已为 94 个国家和地区培养了 2 万余名中医药专门人才，并先后与 31 个国家和地区的 118 所知名大学和研究机构建立合作关系；1996 年与英国密德萨斯大学合作，设立了我国第一个在国外高校独立颁发的医学学士学位项目；率先在世界 50 强的高校中开办中医学专业本科教育，与新加坡南洋理工大学合作开办中医学—生物学双学士学位教育；与西班牙巴塞罗那大学医学院合作开办获欧盟认可的第一个中医学硕士学位项目；开设我国首个全英文授课西医生学习中医的博士学位项目、硕士学位项目，首个全英文授课中医学士学位项目；2019 年与美国国家儿童医院合作，在美国建设具有中医特色的中西医结合儿科门诊，持续推动传统医学和现代医学的融合与发展；1991 年在德国建立北京中医药大学魁茨汀中医医院，开创中国大学在海外办中医特色医院的先例，成为中医药走向世界的典范；2012 年，与日本学校法人兵库医科大学合作建立中医药孔子学院，将中医药课程纳入现代医学教育体系，实现了文化交流与专业教育的有机融合；先后建立北京中医药大学澳大利亚中医中心、俄罗斯中医中心、美国中医中心、中国—德国中医药中心（魁茨汀），把中医药打造成了中外人文交流、民心相通的亮丽名片。

（三）中医药院校国际教育机构网页情况

10 所中医药院校都建设了留学生教育网页，网页一般都有中文、英文两种及以上语言，南京中医药大学有中、英、法、日、俄、韩、西（班牙）7 种语言，北京中医药大学有中、英、俄、韩、西（班牙）5 种语言，黑龙江中医药大学有中、英、俄、法 4 种语言，江西中医药大学有中、英、法 3 种语言。

二 中医药院校中医药文化建设与传播的基本情况

通过浏览这 10 所院校网页首页中的学校简介，研究发现这些高校比较关注中医药文化的建设和国际传播。

有些院校将中医药文化建设定位为战略，如南京中医药大学：面向未来，学校将进一步解放思想，深化改革，大力实施“人才强校、学科攀峰、开放协同、文化引领”战略，继续坚持特色发展，加强内涵建设，为创建高水平、有特色、国际化的一流中医药大学而努力奋斗。北京中医药大学坚持“立德树人、以文化人”宗旨，将文化育人写入办学宗旨，将学校定位为弘扬优秀传统文化的人文基地，注重从丰厚的中华文化和中医药文化土壤中汲取营养，将“以文化人”理念贯穿于育人工作的始终。

有些院校关注校园文化建设，成为全国中医药文化宣传教育基地。如山西中医药大学的晋中校区建筑风格独特，庄重典雅，环境优美，建有中医药文化浮雕、中医药先贤雕像、上湖、神农药谷等文化景观，建有中医药博物馆，充满浓郁的中医药文化元素，是全国中医药文化宣传教育基地。福建中医药大学建设了富有中医药文化气息的人文景观，是一个环境优美、文化浓郁的校园，被授予“全国中医药文化建设先进单位”。黑龙江中医药大学 2016 年获批成为全国中医药文化宣传教育基地，学校秉承“勤奋、求真、博采、创新”的校训精神，以弘扬中医药精华，造福人类健康为已任，以大医精诚、止于至善为依归，建设特色鲜明的在国际上有一定影响、国内一流的中医药大学。云南中医药大学：建有世界唯一的中医西学博物馆；建有云南省中医药民族医药博物馆，是国家中医药文化宣传教育基地、云南省科普教育基地。

有些学校高度关注中医药文化的国际传播。如北京中医药大学将学校定位为推进中医药走向世界的国际交流基地，是国内外享有盛誉的集教育、科研、医疗、中医药文化传播于一体的著名中医药高等学府；学校不断探索创新国际化发展道路，首创了集医疗、教育、科研与文化传播于一体的“海外中医中心”，为中医药海外发展提供了行之有效的“北中医方案”。云南中医药大学定位为面向南亚东南亚有重要影响的高水平中医药大学，建有世界唯一的中医西学博物馆，设立“孔子学院总部国际（西学）中医文化推广研究基地”，在中医西学研究方面独树一帜，已连续举办五届中医西学国际论坛，为“中华文化走出去”提供了有益的借鉴，是云南省中医药国际教育基地、国际科技合作基地，已成为南亚东南亚区域最有影响力的国际传统医药教育交流合作平台。山西中医药大学积极服务国家“一带一路”倡议，作为首批中医药院校加入“一带一路”高校联盟。江西中医药大学创办中国首家为外国政要提供中医药体验服务的高端平台——岐黄国医外国政要江中体验中心，与乌兹别克斯坦合作共建“中乌传统医学中心”，将其打造成为中医药参与“一带一路”建设的样板工程。

三 中医药院校留学生活动新闻的总体分析

为了解10所院校留学生活动中关于中医药文化教育方面的情况，研究组进一步梳理了中医药院校留学生教育机构网页的新闻动态栏目和留学生教育栏目，发现中医药院校之间可检索到的网页新闻报道差距较大，时间最早的是江西中医药大学，起始于2004年；新闻数量最多的是南京中医药大学182条，10所中医药院校留学生活动新闻情况具体见表8—2。

这些新闻反映留学生活丰富多彩，这些院校的国际教育学院每个学期都会为留学生组织丰富多彩的课外活动，包括中医药文化体验活动、讲座、竞赛旅游、运动会、滑雪、参观博物馆、晚会、中国文化体验等，并定期组织不同的社会活动以满足学生不同的兴趣爱好，使不同国家地区、不同文化背景和不同年龄的留学生能够有机会互相学习和交流。

表8—2　　10所中医药院校留学生活动新闻情况

学校名称	留学生活动新闻开始时间	留学教育机构首页新闻数量	合署办公院校的留学生教育栏目下的新闻数量	关于中医药文化活动的新闻数量
湖北中医药大学	2020	19	7	3
南京中医药大学	2013	182		12
江西中医药大学	2004	153		23
北京中医药大学	2015	113		57
辽宁中医药大学	2012	60	17	19
福建中医药大学	2013	143		79
黑龙江中医药大学	2015	34	6	18
湖南中医药大学	2011	74	9	16

续表

学校名称	留学生活动新闻开始时间	留学教育机构首页新闻数量	合署办公院校的留学生教育栏目下的新闻数量	关于中医药文化活动的新闻数量
云南中医药大学	2013	109	29（新闻） 41（留学生风采图片）	70
山西中医药大学	2016	53	14（活动图片）	1

湖北中医药大学是国际交流与合作处（港澳台事务办公室）、国际教育学院合署办公。2020 年 7 月 16 日至 2021 年 8 月 28 日，该校校园网首页新闻动态和留学生子栏目新闻动态共计 26 条，其中涉及中医药文化的有：走进中药标本馆感受中医好文化、该校与新加坡富乐康中医药学院联合举办《中医治疗男科疾病临床经验》专题报告等 3 条新闻。比较有特色的活动是："杏林使者传国粹，文化认同促传播"中医药手工体验活动，该校管理学院童心童声中医药项目学生创业团队为留学生介绍了中医药基本知识，展示了黄芪等中药材玻片，并指导留学生制作了不同功效的香囊，活动旨在让留学生切身感受中医药魅力，激发留学生对中医药文化的认同感，鼓励留学生传播中医药声音、讲好中医药故事。活动结束后，留学生纷纷表示，此次中医药手工体验活动很有意义，让大家对中医药的知识有了更直观和深入的了解，既加深了大家对所学专业的理解，又激发了学习的兴趣。

南京中医药大学是国际教育学院、台港澳教育中心合署办公。2013 年 12 月 31 日至 2021 年 8 月 3 日，该校共计发布 182 条新闻，涉及中医药文化的有：该校与新加坡中华医院合作开设线上继续教育项目、聊端午佳节话中医战疫——国教院举办"中国文化之旅"暨"文杏讲堂"活动等 12 条新闻。其中比较有特色的活动是：国医传播，走进秦中——国际教育学院成功举办社会实践和文化体验活动，来自 19 个国家的 35 名留学生参加了为期两天的"国医传播—走进秦中"社会实践和文化体验活动，访医院、做香囊、采草药，两天的活动充实而有趣，留学生初步了解了中草药的起源和发展，感受了中国博大精深的历史文化，在喧嚣都市中，体验古老文明的传统魅力，未来，他们也会成为中医药文化的种子走向世界各地。

江西中医药大学成立了独立的国际教育学院。2004 年 10 月 12 日至 2021 年 8 月 30 日，该校校园网首页新闻动态共有新闻 153 条，其中有：江西中医力量、Global-ink：Pakistan TCM doctoral student shares learning experiences in China 等 23 条新闻涉及中医药文化传播。对于传播中医药文化比较有影响的活动是：介绍新华社等其他媒体采访阮越霞等留学生的视频，他们不仅热爱中医药尤其是江西的特色疗法热敏灸，并且愿意把中医药知识带回自己的国家，用中国的宝贝帮助更多人。通过宣传这种热爱中医药的典型人物达到提升中医药文化认同，并传播中医药文化的目的。

北京中医药大学成立了独立的国际教育学院。2015 年 2 月 14 日至 2021 年 6 月 21 日，该校校园网首页新闻动态共有新闻 113 条，其中有：国际学院开展寒假线上运动营活动和居家锻炼指导线上讲座、国际学院组织预科汉语培训留学生参观中医药养生文化园等 57 条新闻涉及中医药文化传播。在传播中医药文化方面相比较其他学校比较有特色的是，国际学院举办美国执业中医师洁针考试的系列新闻。

辽宁中医药大学是国际交流合作处暨港澳台办公室（国际教育学院）三位一体。2016 年 9 月 25 日至 2021 年 6 月 27 日，该校校园网首页新闻热点共有 60 条新闻，另外国际教育学院网页新闻速递子栏目中有 17 条新闻（2015 年 10 月 28 日至 2020 年 12 月 11 日），关于中医药文化的活动有：东北区《内经》大赛留学生队表现精彩震撼、德国中国传统医学研究院代表团来校参观访问、辽宁中医药大学将在斯洛伐克承办中医孔子课堂等 7 条新闻。其中宣传辽宁中医药大学加纳籍硕士留学生丹尼用中医帮助家乡人民抗击新冠肺炎的新闻很有意义，宣传留学生不仅仅是学中医药，会用中医药，而且疗效好，中医在加纳点燃星星之火。该校还有一个特色是在斯洛伐克承办中医孔子课堂，中医孔子课堂的建立不仅吸引了医疗学院学生的兴趣，也吸引了斯洛伐克老百姓的兴趣。

福建中医药大学是海外教育学院、国际交流与合作处和港澳台办合署办公。2013 年 9 月 6 日至 2021 年 7 月 13 日，该校校园网网页首页共有 143 条新闻，其中有：针灸学院黄黎珊副教授应邀为印尼艾尔朗加大学师生作专题讲座、该校“中国—菲律宾中医药中心”获中国驻菲律宾大使馆表彰等 79 条新闻反映了中医药文化的传播。有影响的活动是：习近平回信引该校来华留学生热议，把讨论回信、抗击疫情和中医药结合起来，同学们对学校在新冠肺炎疫情抗疫期间对留学生的关心和帮助表示感谢，表达了学成后投身中医药诊疗工作，积极向世界推广中医药的愿景。

黑龙江中医药大学国际教育学院与国际交流与合作处和港澳台事务办公室合署办公。2015 年 9 月 10 日至 2021 年 7 月 1 日，该校校园网网页首页有 34 条新闻，另外留学生活子栏目学生活动中有 6 条新闻，其中有：法国金发女孩中国研修中医、关于参加该校第十三届传统保健运动会的通知等 18 条新闻反映了中医药文化的传播。比较有影响的是法国金发女孩中国研修中医，因为学中医的留学生是东南亚和非洲居多，这对于中医药在欧洲国家的传播有一定影响力。

湖南中医药大学是国际教育学院与国际交流与合作处和港澳台事务办公室合署办公。2011 年 12 月 15 日至 2021 年 7 月 26 日，该校校园网网页首页共有 74 条新闻，另外学生管理子栏目学生活动中有 9 条新闻，其中有湖南多所高校国际学生齐聚该校体验中医药文化、该校参加马来西亚高等教育 e 展、中医专场宣讲会引热烈反响等 16 条新闻反映了中医药文化的传播。有影响的活动是：湖南多所高校国际学生齐聚该校体验中医药文化，全体国际学生一同走进湖南中医药大学“快乐养生营”，通过参与“药食同源话端午”“身体力行杏林缘”、国际学生在华交流分享会等互动环节，在寓教于乐中学习中国传统文化知识，感受中医药的魅力，有效促进中外学生交流，增强学校国际化氛围，推动中医药文化“走出去”。

云南中医药大学是国际合作交流处、港澳台办、国际教育学院合署办公。2013 年 3 月 27 日至 2021 年 8 月 25 日，该校校园网首页共有 109 条活动新闻，另外在留学生管理子栏目中有 29 有条新闻、41 张留学生风采图片，其中有：该校组织参展 2021 年“南亚东南亚国家商品展暨投资贸易洽谈会线上展”、该校举办朱勉生教授“时空针灸飞腾八法的推广应用”学习班等 70 条新闻体现了中医药文化的传播活动。比较有影响的活动是面向南亚、东南亚国家“中医适宜技术系列培训班”，尤其是介绍该校朱勉生教授的时空针灸飞腾八法，有助于进一步传播中医药文化。

山西中医药大学成立了独立的国际教育学院，2016 年 9 月 15 日至 2021 年 3 月 15 日，该校校园网首页共有 53 条活动新闻，主要是通知和假期校园生活指南，在留学生子栏目里有 14 张活动图片，其中 1 张反映的是参观学校博物馆，体现了中医药文化的传播活动。

四 北京中医药大学留学生教育的基本情况

北京中医药大学在学校层面高度关注中医药文化的建设和传播，在留学生教育和中医药文化传播方面取得了较好的成绩，留学生中医药文化认同情况也比较好。在留学生中医药文化认同的实证研究部分，615 位留学生正式调查的结果显示，在这 10 所中医药院校中，留学生中医药文化认同均值较高的是黑龙江中医药大学和北京中医药大学的留学生（满分为 5，前者均值为 4.134，后者均值为 4.133）。考虑到黑龙江中医药大学的留学生教育方面的新闻仅 34 条，而北京中医药大学的留学生教育方面的新闻有 113 条。因此，研究选择以北京中医药大学为重点分析对象进行案例分析，在全面分析的基础上重点总结北京中医药大学国际学院的 113 条新闻，分析北京中医药大学的留学生教育情况，挖掘其留学生教育和中医药文化认同引导策略。

（一）中医药文化教育及传播情况

2015 年 2 月 14 日至 2021 年 6 月 21 日，北京中医药大学国际学院先后发布 113 条新闻，平均每年 16 条新闻，其中有 64 条是关于中医药教育和中医药文化传播，中医药文化活动比较丰富，营造了比较浓厚的中医药文化氛围。根据新闻标题和正文主要内容，这 64 条新闻可以细分为以下 7 类：

1. 中医药类讲座

关于中医药类讲座的有 9 条新闻，涉及中医药生活方式、学业提升、职业发展、专业知识和技能方面。中医药生活方式的主要是开展寒假线上运动营活动和居家锻炼指导线上讲座；学业提升方面的开展留学生学业提升讲座；职业发展方面的开展留学生职业生涯发展系列讲座；专业知识和技能方面的讲座包括：《黄帝内经》与临床、焦虑症的中医诊治、针灸治疗疾病的独特优势、中风后遗症的指压推拿治疗、肺癌的中西医结合诊治、中日临床经验分享会等，内容丰富，比较全面。留学生表示，这些讲座有助于建立良好的中医辨证思维，对中医在海外的发展有了更多的认识，同时也深刻感受到，中医是中国的国粹，也是世界的瑰宝，要积极传播中国传统医学。

2. 中医药类职业考试承办

关于中医药类职业考试的有 7 条新闻，主要宣传承办美国执业中医师洁针考试、美国中医师职业的形势及如何考取美国中医针灸师执照。介绍在美国已有 43 个州及哥伦比亚特区要求申请中医师执照必须持有美国国家针灸及东方医学认证委员会（National Certification Commission for Acupuncture and Oriental Medicine，NCCAOM）的资格证书。NCCAOM 现有针灸师、中药师及中医学医师三种证书，申请者必须通过相应的考试及资质审核认证方可获得。其中针灸师和中医学医师考试包括理论和操作两部分，美国执业中医师洁针考试（Clean Needle Technique，CNT）即是其操作考试部分。该校国际学院与其建立合作关系，成为中国大陆首个独立承办 CNT 洁针考试的高校机构。这种合作项目和宣传有助于更好地推动中国传统医学在全球的发展。

3. 中医药类体验活动

关于中医药类体验活动的有 14 条新闻。留学生的中医药类体验活动形式多样，而且形成了品牌，如“访药都安国”的系列学习实践活动、“感知中国”的系列体验活动（走进医企、探知智造产业文化）、“中医丝绸之路”体验活动（哈萨克斯坦留学生中医药文化体验日、蒙古国中医药文化体验日、“马来西亚文化体验日”）、参观中医药养生文化园系列体验活动。另外，还有体验和参观针推、参加涉外服务大赛志愿者工作等。同学们表示，这些活动增加了对中医药历史文化及产业发展的感性认识，充分感受到中医药博大精深的文化底蕴和中医药产业魅力，并开阔了眼界，增长了学习兴趣。同时，团队协作的活动方式拉近了同学们之间的距离，增进了国际友谊。

4. 中医药类交流活动

关于中医药类交流的有 14 条新闻。交流的形式多样，有派代表团外出马来西亚等地访问，也有印尼校长来华访问团、德国但丁学校等进来访问；有外出招生推介，也有联合办学交流；有荷兰屯特大学代表团等与留学生座谈，也有新华视点记者采访留学生；有邀请外校留学生开展交流、中非九国记者来校体验中医文化的，还有欢迎国际校友参加60周年校庆等。这些交流虽然留学生介入不多，但是这些交流的新闻宣传可以有效地扩大中医药文化在国际学生中的认知度，深远地影响他们对于中医药文化的认同。同时，对中医药在交流国家的宣传和发展有着重要的意义，对提升中医药品牌和影响力有着积极的推动作用。

5. 中医药类学习

关于留学生的中医药类学习新闻有6条。涉及中医专业留学生中医特色门诊部实习工作协调和总结、留学生拜国医名师的拜师典礼，以及亚洲区域、东盟中医临床短期进修班举办情况。留学生拜国医名师影响深远，留学生是推动中医药国际化进程最重要的力量，有助于把中华民族博大精深的中医药文化传播到世界各地。

6. 中医药类比赛

关于留学生的中医药类比赛新闻有3条。涉及留学生参加2016全国中医药院校针灸推拿临床技能大赛及获奖情况、全国《黄帝内经》知识大赛留学生选拔赛。通过这些专业比赛，加强了留学生对中医药知识的理解，增强了与其他中医院校留学生之间的沟通交流，激发了学习中医药的热情，收获颇丰。

7. 中医药类教师研讨与教学情况

关于中医药类教师研讨与教学情况新闻有11条。涉及举办英文授课中医学专业临床教学研讨会、中医药对外教育临床教学质量提升专题研讨会、中医类课程教学研讨会、亚太区域传统中医药高等教育研讨会的情况、留学生教学研讨会、留学生预科教育标准与测试研讨会、教育教学年度工作总结暨教师年度工作考核会，参加全国留学工作会议，参加高校青年留管干部技能大赛，校领导指导工作等。可见，北京中医药大学不仅关注留学生的活动，而且关注师资队伍建设，提升教学质量。

（二）其他教育活动情况

前文分析了64条关于中医药教育和中医药文化传播的新闻，接下来将分析49条其他教育活动的新闻。这49条新闻可以细分为关爱留学生的活动、文体方面的活动、其他传统文化和其他活动3类：

1. 关爱留学生方面的活动新闻

此类主题的新闻主要有27条，涉及欢迎、慰问、安全、祝贺、心理、典礼与奖励7个方面：欢迎方面的有北京中医药大学国际学院欢迎你；慰问方面的有国际与港澳台工作部开展寒假留校学生慰问活动；安全方面的涉及住宿安全、交通安全、禁毒宣传活动等；祝贺方面的有祝贺留学生获得好的成绩和荣誉，包括获得国际象棋比赛冠军、武术比赛佳绩、足球赛季军、“我与北京”留学生主题征文比赛佳绩、全国医学生解剖绘图大赛一等奖、来华留学生征文大赛佳绩、大学生英语演讲比赛佳绩等；心理方面的包括举办“舞动青春”心理活动、举办《校园多元化冲突与心理干预》讲座、举行来华留学教育座谈会、组织土库曼斯坦学生新年座谈会等；典礼性的活动包括开学典礼、结业典礼；奖励性活动涉及奖学金的资助标准、座谈会、协调会、答辩会等。这些关爱性的活动及宣传，让同学们感受到来自学校的关心温暖，同时在活动中也可以弘扬中华传统文化，提升广大师生的集体凝聚力和获得感。

2. 文体方面的活动新闻

文体方面的新闻有11条，涉及昆明湖长走活动、参观游览长城、游览香山、友好交流足球比赛、迎新交流晚会等活动，其中环昆明湖长走活动、游览长城已经成为品牌活动。通过这些活动，同学们不仅丰富了留学生的业余生活，磨炼了个人意志，加强了交流，增进了友谊，更是增强了团队凝聚力。

3. 其他传统文化和其他活动

这些活动有11条新闻。其他传统文化是指中医药文化以外的文化活动，主要涉及举办中国春节传统文化体验活动、风筝节活动、举办“跨文化交流中的印象”讲座、举办国际文化节外国留学生汉语辩论赛、语言实践活动、“一带一路”年度汉字新闻发布会等；其他活动有组织盆栽竞赛活动、参加“影像的力量”中国（大同）国际摄影文化展、举办跳蚤市场活动等。这些活动内容新颖，形式活泼，向留学生讲好中国故事，有助于加强留学生对中国传统文化的了解，同时也可以丰富留学生的校园文化生活，还感受到中国与“一带一路”国家的深厚友谊。

五　中医药院校国际教育和中医药文化教育启示

（一）设置相对独立的国际教育机构

本研究案例分析的10所中医药院校都设有国际教育机构，开始基本是国际合作交流处、港澳台办、国际教育学院三个部门合署办公，随着办学规模的扩大，有些院校如江西、北京和山西 3 所中医药大学有设立独立的国际教育学院，南京中医药大学将留学生教育和台港澳教育合署办公。术业有专攻，设立独立的国际教育学院有助于更加精细化地开展留学生教育和中医药文化教育。

（二）关注教学质量的提升

关注留学生的学习。不仅仅是加强中医药的日常学习、见习和实习，还针对中医药的教育规律安排特殊的学习方式。如北京中医药大学安排留学生到中医特色门诊部实习工作，实施留学生拜国医名师的从师学习特色举措。从师学习让留学生能成为国医名师的弟子，得到中医大家的真传是留学生梦寐以求的，这种举措无疑会提高他们的学习积极性。

关注教师的教学能力。如北京中医药大学关于中医药类教师研讨与教学情况新闻有 11 条，鼓励教师参加各种教学研讨会，领会学习各类教学标准和制度，提升教学能力，提供教学保障。

（三）重视留学生教育网页建设

虽然 10 所高校都建设了留学生教育网页，但是网页语言和新闻数量都是参差不齐，有的有 7 种语言，但是有的仅有 1—2 种语言；有的新闻多达 100 多条，少的则仅有 10 多条。留学生中医药文化认同的实证研究结果显示留学生的媒介接触对于中医药文化认同有正向影响，中医药院校可以尝试进一步加强网页建设，根据生源情况适当增加网页语言种类，丰富新闻数量，进而增强留学生的中医药文化认同感。

（四）将建设和传播中医药文化提升到战略层面

首先，文化引领，加强校园文化建设。如山西中医药大学建有中医药博物馆，是全国中医药文化宣传教育基地；福建中医药大学建设了富有中医药文化气息的人文景观，被授予“全国中医药文化建设先进单位”；黑龙江中医药大学获批成为全国中医药文化宣传教育基地；云南中医药大学建有世界唯一的中医西学博物馆，是国家汉办批准设立的“孔子学院总部国际（西学）中医药文化推广研究基地”，建有云南省中医药民族医药博物馆，是国家中医药文化宣传教育基地、云南省科普教育基地。留学生中医药文化认同的实证调查研究结果显示中医药校园文化建设对于中医药文化认同具有正向影响，通过充满浓郁的中医药文化元素的校园，展示中医药神奇魅力，让留学生了解、认识、感受中医文化，可以提升中医药文化认同。校园文化建设有助于提高办学质量，如辽宁中医药大学聚焦“健康校园、美丽校园、现代校园”理念，不断推进学校的人文校园、节约校园、平安校园、智慧校园建设，为高质量办学提供服务保障。自2002年起，辽宁中医药大学的留学生参加医师资格考试通过率持续在全国中医药院校中名列前茅。

其次，以文化人，开展形式多样丰富多彩的中医药文化体验活动。如开展涉及中医药生活方式、学业提升、职业发展、专业知识和技能方面中医药类讲座，承办各类中医药类职业考试，开展走访、参观、手工等中医药类体验活动，开展访问、采访、座谈等“引进来”和“走出去”的双向中医药类交流活动，举行关于知识和技能的中医药类比赛。通过这些丰富的专业中医药文化活动，以加强留学生对中医药知识的理解，激发学习中医药的热情，进而爱上中医药、消费中医药直至传播中医药文化。

最后，典型示范，广泛宣传热爱中医药的留学生。如江西中医药大学国际教育学院的头条新闻：《非洲姑娘：中医药“很科技”》，这条新闻直接链接新华社和网易视频，讲述在江西中医药大学学习的喀麦隆姑娘Anne Praxede和中医药的故事，过去提起中医，她脑海里会闪出针灸、艾灸、拔罐等词汇；当她来到在江西的赣江中药创新中心，看到利用自动化、智能化的科学装置将一味中药里的数百个化合物分离纯化，这一切刷新了她的认知。原来，中医药也能“很科技”！仍然是江西中医药大学的新闻：《把中医药带回家》，报道美丽的尼日利亚留学生江中黎雅在江西中医药大学就读六年了，她喜欢中草药，爱上热敏灸，曾专门制作发布视频为中国“抗疫”点赞加油。她想早日学成，把中医药知识带回自己的国家，用中国的宝贝帮助更多人。这些新闻宣传推广了中医药文化的内涵、价值和魅力，也极大地提升了这些学校对外教育的形象。

（五）给予留学生更多温暖

第一，提供较好的办学条件，改善留学生的学习生活环境。如福建中医药大学的海外教育学院现坐落于屏山校区，设有行政办公楼、图书信息室、多媒体教室、海外学生多功能厅、台球室、乒乓球室、篮球场、羽毛球场、海外学生公寓楼、园景花圃等，环境优美、设施齐全。旗山校区海外教育学院综合楼集住宿、餐饮、室内活动室、游泳馆等多功能于一体，海外学生的学习生活环境更为舒适、完善。

第二，开展多样的课外活动，增强留学生的文化适应。如北京中医药大学的网页显示，举办有欢迎、慰问、安全、祝贺、心理、典礼、奖励7个方面的送温暖活动；有昆明湖长走活动、参观游览长城、游览香山、友好交流足球比赛、迎新交流晚会等文体活动；有中国春节传统文化体验活动、风筝节活动、举办“跨文化交流中的印象”讲座、举办国际文化节外国留学生汉语辩论赛、语言实践活动、“一带一路”年度汉字新闻发布会等活动其他传统文化活动。这些活动丰富了留学生的业余生活，使留学生在身体层面及心理层面都得到了释放，加强了交流互动，体验到了学校对他们的关爱，增强了关爱自我和他人的能力，有利于他们在学校更好地学习和生活，体验“文化交流、文明互鉴”的独特内涵。

第二节　留学生中医药文化认同的教育引导策略分析

目前中医药学已成为高校来华留学教育最热门专业之一，但在中医药院校的留学生教育与管理方面还有待优化，尤其是中医药文化认同感有待提升。留学生自身、家庭、学校和社会因素均会对其中医药文化认同水平产生影响，由于家庭、国家和社会这些外部因素对学生中医药文化认同的影响很难控制，所以学校成为研究并提升学生中医药文化认同水平的重要阵地。各个中医药院校需根据自身的战略目标，制订不同的发展方案，确定不同的发展模式，努力创建具有自身特色的中医药专业，通过中医药的文化建设来培植和提升学生的中医药文化认同感[①]。

研究在中医药院校留学生教育与管理网页案例分析的基础上，结合前文数据分析的不同影响因素对中医药文化认同各维度的影响大小及作用机制，全面、深入了解中医药院校的教育特点及留学生教育存在的不足之处，从学校管理者的角度出发，结合国家政策给中医药发展提供的机遇，提出一个以日常生活管理和教育管理相结合，以人文关怀（Hu-

① 洪玥铃、冯泽永、刘瀚洋等：《重庆市社区居民对中医药文化的认知现状调查分析》，《重庆医学》2014年第28期。

manistic care）为价值追求，以完善制度（Institution improvement）为推动力，最终达到不同背景的留学生实现文化融合（Culture fusion）的 HIC 教育管理策略。希望可以给留学生创造一个良好的校园学习和生活氛围，吸收融合不同地区、不同民族和不同国家背景的文化精华，提升留学生的中医药文化认同水平，推动中医药在国际范围的传承与传播。

一　人文关怀策略

在留学生群体与中国学生群体中医药文化认同的对比研究中，研究发现，相较于中国学生的中医药文化认同感，留学生群体的中医药文化认同感得分均值较低，且留学生群体在中医药文化认知、中医药文化情感和中医药文化行为的得分也是显著低于中国学生群体的得分。对于留学生群体而言，面临着母国医药文化与中医药文化之间的文化差异，这就意味着留学生的中医药文化认同感不是一蹴而就的。正如前文所述的双维度文化适应模型，留学生需要同时处理好母国医药文化认同和中医药文化认同两者之间的关系，实现融合这一最理想的文化适应状态，即保持母国医药文化认同的同时建立中医药文化认同。

因此，本研究提出的人文关怀策略是指中医药院校的教育管理者应充分认识到留学生来华学习中医药所面临的语言、思维、文化等诸多差异，在增强和提升留学生中医药文化认同的过程中尊重差异、理解差异。具体而言，人文关怀策略包含人文关怀，培养跨文化认同和尊重差异，逐步趋同化管理两个方面。

（一）人文关怀，培养跨文化认同

以生为本的人文关怀是中医药院校大学生教育的根本出发点。中医药院校在留学生的教育教学的管理过程中应以换位思考和双向视角关注这一群体的精神文化需求，采取易于接受的方式进行教育引导和管理①。

在教育教学方面，中医药院校要积极推动中医药来华留学教育标准化建设，编写出适应不同阶段需求、全国通用的中医药教材。分层次分阶段的邀请、组织留学生参与中医药相关课题研究，鼓励留学生参与中医药相关名词、术语的英译语料数据库建设，积极推动中医药译名的标

---

① 赵志：《浅议我校外国留学生管理工作中的若干问题》，《科技信息》2010 年第 23 期。

准化。要建立行之有效的教学辅助体系，充分发挥导学制、辅学制和助学制的优势，向有困难的华留学生提供学业辅助。

在管理服务上，要进一步加大中国政府奖学金等经济扶持力度，明确奖助学金评选标准和分发过程的公平性、公开性，让渴望且认真学习中医药文化的留学生能够坚持学下去。要积极组织留学生参与到中医药院校的课外教育活动，借助中医典故、中国传统文化激发留学生的学习热情和积极性，引导留学生对中国文化、中医药文化的体验和思考，培养跨文化认同，在促进不同文化的相互理解和交流的同时帮助留学生更好地理解中医、逐步培养中医思维①。

（二）尊重差异，逐步趋同化管理

积极推进中医药院校中国学生与留学生的教育、管理和服务的趋同化，中医药院校要将来华留学教育纳入整个中医药院校的教育质量保障体系之中，提供平等一致的教学资源服务，实施统一标准的教学考核制度，切实保障中国学生和留学生的合法权益。

趋同化不等于等同化，在推进趋同化管理过程中，中医药院校留学生教育管理者要尊重留学生的生活习惯、语言和文化背景的差异，主动帮助留学生融入中医药院校的学习与生活，实现逐步趋同和适度趋同②。中医药院校的留学生教育管理要关注到其区别于国民教育的特殊性，充分利用国内医疗资源丰富、临床实践教学中病种体系全面等一系列中医药文化教育的优势，结合留学生生源地就业需求、中医执业法规，根据留学生的特点，积极探索和完善适应留学生的中医药文化教育的教学计划，制订合理的人才培养方案，从留学生的学习阶段、学习周期对课程设置、实践教学和考试方式进行相应的改革，以持续性地保持中医药院校来华留学教育的吸引力和优越性。

二　制度完善策略

在中医药院校留学生教育与管理方面，学校的国际教育学院等主管

---

① 吴晶晶、官翠玲、高山：《一带一路背景下中医药院校对中医药文化认同的构建》，《世界科学技术——中医药现代化》2018 年第 5 期。

② 黄华、马嵘：《“一带一路”沿线国家来华留学生趋同化管理面临的挑战及对策》，《教育与职业》2019 年第 22 期。

部门发挥着重要的作用。留学生教育与管理方面的制度建设是持续推进中医药留学生教育发展的重要保障，一方面，国内中医药院校要积极地完善针对留学生群体的管理制度；另一方面，中医药院校还要进一步规范留学生群体的教育教学制度，提升中医药院校留学生培养的质量。具体而言，本研究提出的制度完善策略包含明确标准，落实内涵式培养和提升师资，打造高水平团队两个方面。

（一）明确标准，落实内涵式培养

首先，要明确中医药院校留学生的入学标准，控制生源质量，如明确入学前的汉语准入条件同时形成在校期间汉语进一步提升的策略。汉语学习应贯彻留学生中医药文化教育的始终，随着中医药文化教育层次的提高，对汉语言的等级要求也应随之改变。《留学生高等教育质量规范（试行）》明确提出了“留学生入学标准中，以中文为专业教学语言的学科、专业的中文能力要求应当至少达到《国际汉语能力标准》四级水平”的入学要求，在一定程度上提高留学生入学的语言要求，也有助于提高人才培养的质量。

在留学生中医药文化认同的实证研究部分，研究以留学生是否取得汉语等级考试成绩为分组依据，检验了留学生中医药文化的差异情况，尽管留学生的中医药文化认同整体得分均值在已取得汉语等级考试成绩的留学生与未取得汉语等级考试成绩的留学生分组不存在显著性差异（$P > 0.05$），但是中医药文化认知维度的得分均值在该分类下的差异的是显著（$P < 0.05$），这就意味着留学生的汉语等级对其中医药文化认同存在一定的影响。

由于留学生与中国学生存在文化背景差异，在留学生的课程设置上更要遵循突出重点、目的性和注意衔接的原则。具体来说，中医药院校国际教育学院的汉语教学要达到使留学生的汉语水平能够实现支持中医药相关知识学习的目标，学校在留学生进行中医药专业知识学习之前，必须要对其进行日常基础汉语和中医相关专业汉语的培训。

中医药院校要充分重视汉语课程学习的重要性，积极主动地采取有效措施进一步提升留学生的汉语综合能力，鼓励中医药院校接受本科教育的留学生参与汉语预科教育，丰富汉语认知；鼓励中医药院校接受研究生教育的留学生在熟练掌握汉语的基础上适当增加古代汉语的学习，拓展汉语及中医药文化学习深度。多渠道、多形式地开展汉语培训，加快留学生适应中医药相关知识的汉语表达方式、语言风格，筑牢中医药学习的语言基础，在扩大中医药院校来华留学教育规模的同时提高留学生学历教育的培养层次，进一步推动中医药文化教育的内涵式发展。

此外，中医药院校留学生管理制度的建立及实施需要充分考虑中医药院校教育自身的独特性和特殊性。学校各职能部门分工合作，不断改进学校各管理部门的工作方法、手段及工作效率，并及时进行通报。与此同时，学校的考评工作也是留学生管理的重要内容之一，针对留学生的年度期末考试和日常考核方面，可将考评分成学业和非学业因素两个部分，除了正常的学习成绩，上课考勤、宿舍表现、学术研究、社团活动、社会实践及学生干部担任和中医药活动参与等情况都可以纳入非学业因素的考核范围内。最终学校将根据学生的各方面综合排名情况，按照设定比例选取相应人数的留学生进行公示表彰，并通过发放奖学金等形式对其进行鼓励，从而给在校的其他留学生树立榜样。

（二）提升师资，打造高水平团队

中医药院校的教学要以学生为中心，因而专业教师的作用不容忽视。中医药授课教师应该在日常生活多积累中医文化知识，以便更好地帮助学生学习中医药文化。只有当教师理解了中医药文化的内涵，才不会在解释中医药的文化背景时显得单薄无力。

在北京中医药大学国际学院留学生教育与管理的案例分析中，研究发现，涉及中医药类教师研讨与教学情况新闻共有 11 条，该校鼓励教师们参加各种教学研讨会，领会学习各类教学标准和制度，提升教学能力，提供教学保障。在该校召开的“中医学英文授课项目临床教学专题研讨会”中，专家明确建议，要编写能够满足学生就业需求的教学大纲，提高教学管理服务，打造高水平的英文教学团队。可见，在留学生教育教学过程中优质教学团队的构建尤为重要。

因此，中医药院校要建立健全中医药教育全过程的质量管理体系，注重教师理论知识结构和实践能力结构的多元化。中医药文化更进一步的推广，需要加大对教师的投入力度，引进优秀的中医药人才，提供更多的国际交流学习机会、科研合作机会，让教师能有机会了解国际教育需求、国际上对中医药文化的看法，以及向各国各地优秀中医药人才学习进修。创建具有代表性、科学性的中医药临床实践教学平台，加强高年资教师的外语教学培训，打造一批教学水平高的双语教师教学团队①。

开展留学生中医药文化教育，教师是基础和关键，留学生的教育对教师的要求较高，教师需要有较硬的专业基础，较强的教学能力、临床操作能力，还要精通外语。因此要选择教学、临床经验丰富和素质好的教师从事留学生的中医药文化教学工作，逐步打造中医药来华留学教育的独立教育教学师资队伍。严把教学质量关，严格按照教学大纲教学，授课教师要能够将自己掌握的中医药文化知识精准、有效地传授给留学生，使留学生理解领悟中医药的精髓，并能熟练地运用到临床上，重点关注留学生的差异化培养，因材施教。

三　文化融合策略

中医药院校的留学生们不仅仅是在教室里、课堂上学习中医药知识，他们在中医药院校求学的过程中，还要生活在中医药院校内。因此，在增强和提升留学生们的中医药文化认同过程中，不必拘泥于课堂与教室，可以借助形式多样、乐于接受的方式间接帮助留学生适应中医药院校的学习与生活，鼓励留学生与中医药院校的其他学生之间相互交流与学习，逐渐融入中医药院校的学习与生活。

研究提出的文化融合策略是指在尊重和认可留学生母国各种文化的基础上，鼓励留学生感受中医药文化甚至中国优秀传统文化，形成对中国优秀传统的文化积极情感态度。

（一）兼容并蓄，建特色校园文化

人文素质是大学生的基础性素质，文化素养的形成对培育学生人文精神、拓宽学生视野、丰富学生情感有重要作用。在留学生中医药文化认同实证研究的数据分析中，结果显示留学生感知到的校园文化建设对其中医药文化认同有显著正向影响。这就意味着中医药院校可以通过校园文化建设的方式来增强和提升留学生的中医药文化认同感。因此，中医药院校可以通过营造中医药校园文化氛围以及突出中医药文化内涵的方式培育留学生的文化素养。中医药文化一直以来都是中国传统文化的

---

① 王贤：《高校来华留学生教育内涵式发展探析》，《教育评论》2018 年第 11 期。

一朵奇葩，校园文化的建设对留学生的成长和发展起价值导向作用，中医药院校在提升留学生中医药文化认同感时可以大打文化牌，在营造校园文化时应强调中医药文化建设，突出中医药文化内涵。

中医药院校应高度重视校园内的文化品牌建设，将中医药文化相关内容融入生活，高度重视中医药文化元素，利用各种形式的文化活动使中医药的文化教育生动化和具体化。学校在进行校园基础设施建设时应注重与中医药文化紧密结合，校园的亭台楼宇、教室走廊以及道路建设都需要把中医药文化特色考虑其中，以达到充分体现中医药文化内涵和提升留学生中医药文化素养的目的。学校教学可以用不同主题教室的形式来装饰学生的教学中心，文化教室里布置古代中医药名人的生平经历，如中医之祖扁鹊、外科先驱华佗、医中之圣张仲景、一代药圣李时珍等；语言教室里布置《三字经》《黄帝内经》《伤寒论》《神农本草经》等经典名著；针灸推拿教室摆放人体模型、穴位挂图等物品；临床实验室墙壁悬挂中医药文化的内涵、本质、核心价值观以及中药材和中医的治则治法等；教室的布置让留学生在学习和生活中可以时刻感受到中医药的文化气息，并逐渐融入其中。

中医药院校在条件允许的情况下也可以建立学校特有的药用植物园，园内包含草药园、动植物标本、文化长廊、中药材培育基地等，既可以成为师生进行中医药文化传承和创新的基地，也是学生学习、研究中医药知识的“活课本”，使中医药文化开发与师生的学习生活相互促进，既提升了学生的中医药文化认同感，也弘扬了中医药文化。

对于中医药院校来说，留学生是进行中医药文化传播的重要力量，加强留学生的中医药文化教育对中医药的国际化发展大有裨益。留学生由于自身的特殊文化和国家背景，使他们在学习中医药相关知识时，不仅要求其掌握日常所需要的汉语，更要掌握好中医汉语以便其能够接受中医药专业知识和临床教学实践。与普通高校相比，中医药院校能够给留学生提供更多机会、更好地指导学生的进行中医学习，提升学生的中医药文化认同感。

（二）第二课堂，培养对传统文化的兴趣

一直以来，中医药院校的留学生尤其是医学专业留学生对中医学的投入钻研耗费了大量时间与精力，使他们对课外活动的积极性较小，与

中医药院校其他专业的学生互相交流的机会较少，无法达到文化融合应有的高度。不同文化背景的留学生要真正融入校园的中医药文化，既需要长期的过程，也需要学校提供各类的校园特色活动和科学的管理模式。

在北京中医药大学留学生教育与管理的案例分析，研究发现，该校开展了丰富多彩的留学生课外活动，例如该校国际学院组织来自马达加斯加、伊朗、越南、美国、南非、巴哈马等国家的26名留学生，前往八达岭长城参观体验，赏北京深秋美景，感中国长城文化。八达岭长城参观体验活动，既加强了留学生之间彼此融洽的关系，丰富和活跃了留学生第二课堂活动，也让留学生亲身感受了中国的大好河山和灿烂的民族文化，加深了对中国传统文化和民族精神的认知，培养了对中国文化的认同。此外，北京中医药大学国际学院还组织了“风筝大师进北中医”活动，特邀北京风筝协会风筝大师张宗智老师到良乡校区，手把手教留学生制作风筝，将老师讲解中国的风筝背后所蕴含的文化内涵和历史底蕴、展示各类精美的风筝图案和留学生自己动手制作各式风筝相结合，活动内容新颖，形式活泼，留学生纷纷表示了对风筝的喜爱，与中国民族传统文化更贴近了一步，也留下了美好回忆。

因此，中医药院校应积极开展第二课堂建设，通过丰富多彩的文体活动充实留学生的课外生活，让留学生在活动中感受中国文化的魅力。中医药院校可以定期举办各类中医药主题的社团活动和相关比赛，如模拟医院、义诊活动、中医药知识竞答赛、推拿手法比赛、太极拳比赛等，利用这些丰富有趣而又蕴含中医药元素的活动，既丰富了留学生的课余生活，又弘扬了中医药文化。学校的各类特色校园文化活动，不仅可以将留学生课堂上的知识由内向外延伸，也可以达到留学生间的竞争、交流与学习，更好更快地融入中医药文化氛围的目标，更建立了学生对所在中医药院校的归属感①。

在“一带一路”倡议推进背景下，要提升学生的中医药文化认同感，就必须提高建设中医药文化的国际化思想意识，积极培养中医药跨文化学生人才，建立相应的人才建设和保护机制。在中医药学习过程中，留

---

①　张洪雷、张宗明：《中医孔子学院视角下的中医药文化传播研究》，《南京中医药大学学报（社会科学版）》2011年第3期。

学生只占了全体学生的很小一部分，但留学生作为中医药文化国际传播的重要载体，提升其中医药文化认同感对中医药的发展具有重要的现实意义。

无论是出于内生动机还是外生动机，中医药院校的留学生都是主动学习中医药文化，这在一定程度上反映了他们对中医药乃至中国的积极情感态度。中医药院校要借助来华留学教育，以中医药文化教育交流为桥梁，积极推进留学生对中国文化、中医药文化的认同度，充分肯定和发挥留学生讲述“中医药故事”的独特优势，助力中医药在国际范围内的传承与传播。

作为来华中医药文化教育的责任主体，中医药院校要积极推进中医药来华留学教育的标准化建设，强化师资队伍建设，优化教学体系，切实发挥中医药的学科优势，提高留学生教育教学的质量，打造“留学中国”教育品牌，实现来华留学教育的内涵式发展，不断增强中医药国际教育的服务能力与竞争力，以奋进之笔书写中医药高等教育对外开放的新篇章。

第九章

结　语

本章在全面回顾总结留学生中医药文化认同系列研究的主要研究结论基础上，完整阐述本书的研究创新性，并进一步明确本书的研究局限与未来研究方向。

第一节　研究主要结论

研究以中医药院校留学生为核心研究对象、以中国学生为参照研究对象，结合文化认同等理论基础，采用文献分析、专家访谈和现场问卷调查、网页资料案例分析等方法，编制了《中医药院校留学生中医药文化认同调查问卷（中英双语版）》和《中医药院校中国学生中医药文化认同调查问卷》两种调查问卷，并通过预调查和正式调查两轮调查，对两种调查问卷测量题项的信度与效度进行检验，系统完整地对中医药院校留学生中医药文化认同现状、影响因素和作用结果进行研究。参照中国学生中医药文化认同数据分析结果，研究对留学生群体与中国学生群体中医药文化认同的状况进行差异分析。结合十所中医药院校校园网中关于留学生教育与管理的网页资料案例分析，总结中医药院校留学生中医药文化认同教育与管理方面存在问题与不足，重点构建以人文关怀、制度完善及文化融合为核心的中医药院校留学生中医药文化认同教育引导模式，以期完善中医药院校留学生的教育与管理工作，提升留学生的中医药文化认同感，助力中医药文化的传承与传播。在进行系统的实证研究基础上，得出以下主要结论与对策。

第一，中医药文化认同包含中医药文化认知、中医药文化情感和中医药文化行为3个维度。在文化认同等相关理论研究的基础上，课题组界定中医药文化认同的概念内涵为：中医药文化认同是指个体对中医药文化特征内容和形式的接纳和认可态度，是对中医药文化积极的认知、情感体验和行为倾向的综合反映，具体包括中医药文化认知、中医药文化情感和中医药文化行为3个维度。中医药文化认知可以理解为个体对中医药文化特征内容和形式的认知、理解水平；中医药文化情感表示的是个体对中医药文化特征内容和形式的价值判断倾向，中医药文化行为则是个体对中医药文化特征内容和形式的行动倾向或行为态度。

第二，留学生与中国学生中医药文化认同的测量量表由14个测量题项构成。在文献综述与专家访谈的基础上，参考研究前期开发的通用版中医药文化认同量表（该量表由18个测量题项组成），结合中医药院校留学生与中国学生实际情况和专家咨询意见，研究对留学生与中国学生使用的中医药文化认同量表的测量题项进行了删减和调整（最终使用的中医药文化认同量表由14个测量题项组成），并通过留学生与中国学生的预调查和正式调查对量表的信度与效度进行检验，数据分析结果显示，最终修订形成的量表14个测量题项具有较好的信度和效度，且不存在明显的共同方法偏差问题，表明课题组设计的留学生中医药文化认同调查问卷能够比较科学、合理地衡量留学生中医药文化认同水平，量表整体质量较高，由表9—1可知，留学生中医药文化认同量表由中医药文化认知维度（4个测量题项）、中医药文化情感维度（4个测量题项）和中医药文化行为（6个测量题项）维度共计14个测量题项组成。

表9—1　　　中医药院校留学生中医药文化认同的测量量表

维度	序号	测量题项
中医药文化认知	(1)	中医药文化代表着人与自然的和谐，符合自然规律
	(2)	我认为中医药文化是传统优秀文化重要组成部分
	(3)	我认为相对西医而言，中医的诊治也是很有效的
	(4)	我认为中医诊疗副作用小，不易复发

续表

维度	序号	测量题项
中医药文化情感	(1)	我认为中医药文化很有魅力
	(2)	我认为中医药文化在国际上的影响力越来越大
	(3)	我在意别人对待中医药的态度
	(4)	我认为在高校中设置中医药专业是有必要的
中医药文化行为	(1)	我愿意用中医养生理念指导日常饮食生活
	(2)	我平时有通过各种途径来关注和了解中医食疗、中医养生知识
	(3)	我倾向于购买中医药元素的产品
	(4)	如果生病了，我会选择去看中医
	(5)	毕业后我会从事与中医药文化相关的工作
	(6)	如果有机会，我会学习一些中医推拿、针灸技术

第三，留学生中医药文化认同的现状整体较好。留学生中医药文化认同的实证研究涉全国范围内的 11 所中医药院校，在 257 份预调查数据分析、检验的基础上，615 份留学生正式调查涉及全国范围内的 9 所中医药院校，数据分析结果显示，中医药院校留学生中医药文化认同的得分均值为 3.79（满分为 5，标准差为 0.70），中医药文化认同得分均值在留学生的不同性别、年龄、学校、医学专业类别和有无宗教信仰五个方面的差异具有统计学意义，在不同学习阶段、汉语等级和来华时间三个方面的差异不具有统计学意义；具体到中医药文化认同的中医药文化认知、中医药文化情感和中医药文化行为 3 个维度的得分，留学生的中医药文化认知维度得分均值最高（满分为 5，均值为 3.91，标准差为 0.69），中医药文化行为维度得分相对最低（满分为 5，均值为 3.69，标准差为 0.83）。

此外，在 389 位中国学生预调查数据分析、检验基础上，793 位中国学生正式调查中医药文化认同得分均值为 4.11（满分为 5，标准差为 0.56），对比之下，留学生中医药文化认同得分较中国学生仍存在较大差距，经独立样本 T 检验分析，留学生群体与中国学生群体在中医药文化认同得分均值的差异具有统计学意义（$P<0.05$），即留学生中医药文化认同的得分均值显著低于中国学生，可见对留学生进行中医药文化认同

引导教育尤为重要。

第四，留学生中医药文化认同的影响因素涉及个人、家庭、学校和社会因素四个方面，且中医药文化认同对留学生的中医药传承与传播行为意愿具有显著影响。研究通过系统规范地研究假设推导，构建了中医药院校留学生中医药文化认同的影响因素及作用结果的最终研究模型。在影响因素部分，个人因素为变量传统哲学基础，家庭因素为变量传统医药背景，学校因素为变量校园文化建设、社会因素为变量医药媒介接触；在作用结果部分，中医药文化认同的作用结果为变量中医药传承与传播。在研究假设与研究模型的指导下，进行实证研究，通过相关性分析和分层回归分析，完整客观地论证个人因素、家庭因素、学校因素和社会因素四个方面影响因素对留学生中医药文化认同的影响机制，并探讨留学生中医药文化认同对其中医药传承与传播行为意愿的作用机制，最终研究模型具体如图 9—1 所示。

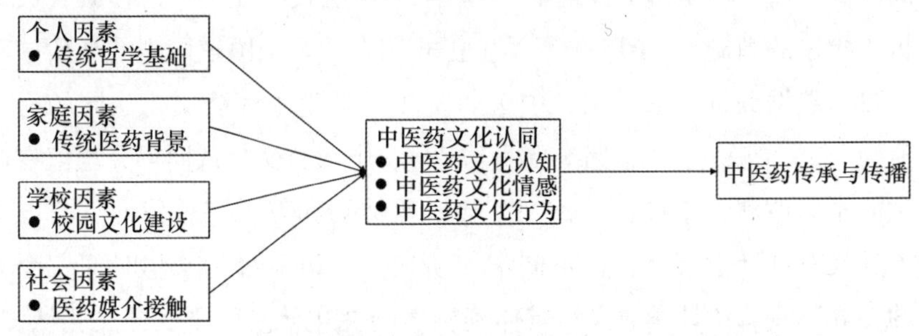

图 9—1　中医药院校留学生中医药文化认同的研究模型

第五，中医药文化认同 HIC 教育引导策略包含人文关怀（Humanistic care）、制度完善（Institution improvement）及文化融合（Culture fusion）三个方面。在科学客观地对中医药院校留学生中医药文化认同现状、影响因素和作用结果进行研究的基础上，补充了留学生群体与中国学生群体在中医药文化认同上的差异对比分析，结合网页资料的案例分析，总结了当前中医药院校留学生中医药文化认同教育与管理方面存在的问题与不足，最终从人文关怀（人文关怀，培养跨文化认同；尊重差异，逐步趋同化管理）、制度完善（明确标准，落实内涵式培养；提升师资，打造高水平团队）及文化融合（兼容并蓄，建特色校园文化；第二课堂，培传统文化兴趣）三个方面构建了中医药院校留学生中医药文化认同HIC教育引导策略，探寻提升中医药文化认同的差异化方法路径，以期增强提高留学生的中医药文化认同感，助力中医药文化的传承与传播。

第二节　研究创新性与展望

本书以中医药院校留学生为核心研究对象、以中国学生为参照研究对象，在文化认同理论、教育生态系统理论等相关理论的研究基础上，调整优化中医药文化认同量表，设计《中医药院校留学生中医药文化认同调查问卷（中英双语版）》和《中医药院校中国学生中医药文化认同调查问卷》两种调查问卷，采用现场问卷调查等方法，全面分析留学生中医药文化认同的现状、影响因素及作用结果。参照中国学生中医药文化认同数据对比分析结果，结合中医药院校校园网网页中关于留学生教育与管理新闻报道的案例分析结果，差异化构建了以人文关怀（Humanistic care）、制度完善（Institution improvement）及文化融合（Culture fusion）为核心的中医药院校留学生中医药文化认同的HIC教育引导策略，以期推进中医药文化事业的国际化发展。本书系列研究内容充实了中医药文化认同这一主题领域，具有一定的创新性和前瞻性，但研究仍然存在诸多局限，后续有待进一步深入。

一　研究创新性

本书可能的创新之处主要体现在：

第一，本书立足于中医药文化传承与传播的国家战略，以中医药院校的来华留学生为核心研究对象、中国学生为参照研究对象，从文化认同的研究视角，对中医药文化进行系统研究，尤其是对中医药院校留学生中医药文化认同的现状、影响因素及其作用结果进行了多层次、多角度的深入分析。参考中国学生中医药文化认同的现状调查数据，结合中医药院校校园网网页资料案例分析结果，总结了当前中医药院校留学生在中医药文化认同教育与管理方面存在的问题与不足，系统提出了提升中医药院校留学生中医药文化认同的教育引导策略，以期为留学生教育与管理提供新思路、为中医药文化在国际范围的传承与传播提供有力传播者、践行者。在此之前，国内外众多学者对中医药文化与留学生教育相融合进行了较多的研究，但本书从文化认同的视角进行分析，首次提出中医药文化认同的概念，而后再将中医药文化认同与留学生教育相结合进行系统研究，其研究视角具有一定的创新性。

第二，中医药院校留学生中医药文化认同及其教育引导策略研究是由多学科理论知识支撑，本书通过对国内外中医药文化认同、文化认同等期刊文献资料、著作进行梳理、分析和总结，运用心理学、教育学、社会学等多学科理论融合的研究方法，全面总结了中医药文化认同的概念内涵、层次结构以及中医药文化认同的测量量表，论述了中医药文化认同的时代价值和在当前中医药院校来华留学教育中运用的重要意义。此外，研究结合定性研究与定量研究的优势，在文献研究、专家咨询的基础上编制《中医药院校留学生中医药文化认同调查问卷（中英双语版)》和《中医药院校中国学生中医药文化认同调查问卷》两种调查问卷，采用现场纸质版问卷调查的形式对全国范围内的 11 所中医药院校的 872 位留学生（预调查 257 位、正式调查 615 位)、1182 位中国学生（预调查 389 位、正式调查 793 位）进行实证研究，对中医药院校留学生中医药文化认同的现状、中医药文化认同的影响因素及中医药文化认同的作用结果进行量化分析。研究过程中采用多学科理论交叉融合的方法，在研究方法上具有一定的创新性。

第三，本书对中医药院校留学生中医药文化认同的影响因素及作用结果进行了微观分析，将留学生的中医药文化认同放在文化融入的动态过程中进行统一和系统的考察，依托文化认同理论、教育生态系统理论等相关理论分别从个人因素、家庭因素、国家因素、学校因素和社会因素五个方面梳理总结留学生中医药文化认同主要的前置影响变量（包括传统哲学基础、传统医药背景、医药文化相似性、校园文化建设和医药媒介接触五个变量)，进一步论证五个变量对留学生中医药文化认同的影响程度；此外，本书还从中医药传承与传播的视角探讨中医药文化认同的作用结果，客观描述了中医药院校留学生中医药传承与传播行为意愿，并论证留学生中医药文化认同与中医药传承与传播行为意愿的关系。由此形成了中医药院校留学生中医药文化认同研究的完整框架，在研究思路上具有一定的创新性。

第四，本书以中医药院校的留学生为核心研究对象，以中国学生为参照研究对象，将留学生的中医药文化认同现状与中国学生的中医药文化认同现状进行对比分析，客观衡量中医药院校留学生群体和中国学生群体在中医药文化认同及中医药文化认知、中医药文化情感与中医药文化行为3个维度的群体差异情况，进一步丰富中医药院校留学生中医药文化认同研究深度，在研究对象的选择上具有一定的创新性。

第五，本书通过中医药院校留学生中医药文化认同的实证分析、留学生与中国学生中医药文化认同的对比分析和留学生教育与管理的网页资料案例分析三种密切关联的研究方法，分析当前中医院校留学生教育及管理等方面存在的问题及原因，差异化构建了以人文关怀（Humanistic care）、制度完善（Institution improvement）及文化融合（Culture fusion）为核心的中医药院校留学生中医药文化认同的HIC教育引导策略，丰富了中医院校留学生中医教育管理的理论研究，在研究结论上具有一定的创新性。

二 研究展望

本书围绕中医药院校留学生的中医药文化认同进行了多方法、多视角的系列研究，在研究视角、研究方法、研究对象等方面存在一定的创新性，但是研究仍然存在一定的不足，这也是未来笔者将进一步完善和改善之处，对此，笔者将在今后更加深入和系统地研究中医药文化认同的相关内容，以弥补此次研究的不足。

首先，本书的量表质量有待完善。鉴于文化认同具有较强的建构性及内隐性特征，是一种复杂的社会现象，加之相关实证研究参考有限，本书编制的留学生中医药文化认同量表、留学生中医药文化认同影响因素量表和留学生中医药文化认同作用结果量表的测量题项可能会存在尚未被挖掘的测量题项，现有的部分测量题项表述也值得进一步优化。特别是中医药院校留学生中医药文化认同影响因素、作用结果研究可供参考的量表极少，本书主要是课题组通过文献梳理和咨询专家后设计而成，量表的普适性还有待研究验证和完善。未来，研究将在优化、完善现有量表测量题项的语句表述及数量基础上，进一步通过留学生现场访谈和专家咨询等形式补充和拓展留学生中医药文化认同影响因素及作用结果的测量与深入研究，同时进一步扩大留学生样本范围，通过严谨的研究设计纳入更多的被调查对象，依托定量数据分析结果完善相关测量量表。

其次，本书的整体模型有待优化。留学生中医药文化认同的整体研究模型包含中医药文化认同的影响因素、中医药文化认同和中医药文化认同的作用结果三个部分，是基于文化认同与中医药文化认同等相关理论文献研究，并结合中医药院校的留学生教育特点构建。当前涉及中医药院校留学生中医药文化认同的研究参考文献较少，本研究模型的建立算是一次创新的尝试，还存在颇多不足，后续还需进行更深一步多层面的优化完善与验证，可尝试对更广泛区域的院校进行大规模调研、分析，进而对本研究构建的模型进行验证和比较，进而优化留学生中医药文化认同的整体研究模型，推动中医药文化认同的系统性研究。

最后，本书的样本数据有待改进。由于中医药院校开展中医药来华留学教育的时间和规模存在差异，各中医药院校在籍在校的留学生人数相差较大，本书采用简单随机抽样的形式所获得的调查数据大部分来源于我国的中部和东部地区，这有可能会限制研究结论的普适性。同时，本书以一次调查的横截面数据分析留学生群体中医药文化认同的影响因素及作用结果，在解释中医药文化认同的因果关系上存在一定的不足。因此，未来研究可以进一步扩大研究样本的选择范围，尽可能地收集同一调查对象在不同时期的追踪数据，由此形成中医药院校留学生中医药文化认同的面板数据库，深入地分析各变量之间的因果关系和长期效应，进一步推动中医药文化认同教育引导 HIC 策略的实践与完善。

参考文献

曹洪欣:《发展中医　弘扬中华优秀文化》,《中医杂志》2011 年第 1 期。

陈莉:《中医药类大学生中医药文化修养要素及认同现状调查研究》,《才智》2018 年第 2 期。

陈茂荣:《论“民族认同”与“国家认同”》,《学术界》2011 年第 4 期。

陈世联:《文化认同、文化和谐与社会和谐》,《西南民族大学学报（人文社科版）》2006 年第 3 期。

陈婷婷:《跨文化视角下外国在华留学生对中国文化的认同研究》,《新西部》2018 年第 8 期。

程林顺、杨静、王艳桥:《中医药文化在中华传统文化中的哲学意蕴及价值拓展》,《中国卫生事业管理》2018 年第 9 期。

崇为伟、张洪雷、王小丁等:《海派中医药文化软实力建设刍议》,《时珍国医药》2017 年第 7 期。

崔新建:《文化认同及其根源》,《北京师范大学学报（社会科学版）》2004 年第 4 期。

邓小泉、杜成宪:《教育生态学研究二十年》,《教育理论与实践》2009 年第 13 期。

丁学忠、王岩、肖易寒:《生态系统理论视角下的来华留学生教育问题探析》,《黑龙江高教研究》2019 年第 2 期。

董青、洪艳:《媒介体育接触与中国文化认同研究》,《北京体育大学学报》2015 年第 11 期。

樊娟:《新生代大学生文化认同危机及其应对》,《中国青年研究》2009 年第 7 期。

傅文第:《关于传统中医药文化历史局限的现实思考》,《医学与哲学

（A）》2017 年第 10 期。

郭朝辉：《当代大学生社会主义核心价值观践行状况及影响因素研究》，《国家教育行政学院学报》2015 年第 1 期。

国华、柳长华、周琦等：《中医药文化核心价值凝练研究》，《中国中医基础医学杂志》2016 年第 11 期。

韩震：《论国家认同、民族认同及文化认同——一种基于历史哲学的分析与思考》，《北京师范大学学报（社会科学版）》2010 年第 1 期。

何贵新、秦伟彬、林琳等：《关于南宁市中小学生对中医药文化认知现状与需求的调查》，《大众科技》2018 年第 10 期。

何炜：《基于传统文化视角的高校校园文化建设研究》，《学校党建与思想教育》2017 年第 22 期。

和少英、和光翰：《文化认同与文化挪借》，《云南社会科学》2018 年第 6 期。

贺金瑞、燕继荣：《论从民族认同到国家认同》，《中央民族大学学报（哲学社会科学版）》2008 年第 3 期。

贺圣达：《文化认同与中国同周边东南亚国家民心相通》，《云南社会科学》2018 年第 6 期。

洪玥铃、冯泽永、刘瀚洋等：《重庆市社区居民对中医药文化的认知现状调查分析》，《重庆医学》2014 年第 28 期。

胡琦：《中华优秀传统文化的德育价值及实现策略》，《中国高等教育》2016 年第 17 期。

胡真、王华：《中医药文化的内涵与外延》，《中医杂志》2013 年第 3 期。

黄华、马嵘：《“一带一路”沿线国家来华留学生趋同化管理面临的挑战及对策》，《教育与职业》2019 年第 22 期。

黄静婧：《中医药类大学生对中医药文化的认知状况调查分析》，《广西教育》2018 年第 23 期。

黄梅、沈济人：《中医药文化认同在中医教育中的建立》，《卫生职业教育》2013 年第 13 期。

黄友初：《职前教师的职业认同与影响因素调查研究》，《上海师范大学学报（哲学社会科学版）》2021 年第 4 期。

李春燕：《论文化全球化背景下中医文化认同的构建》，《环球中医药》

2012 年第 11 期。
李春燕:《论中医文化认同危机的根源及其应对策略》,《时珍国医国药》2013 年第 5 期。
李峰、郭艳幸、何清湖:《中国传统文化现状与中医发展策略》,《中华中医药杂志》2014 年第 5 期。
李亚彤、曾碧:《大学校园文化建设的分析及思考——基于对某大学在校学生的实证调查》,《甘肃科技》2020 年第 13 期。
李中正、贾元斌、朱重政等:《中医药文化建设中关于文化认同的思考》,《时珍国医国药》2016 年第 10 期。
李宗桂:《试论中国优秀传统文化的内涵》,《学术研究》2013 年第 11 期。
刘海春:《论朋辈教育和高校校园文化建设的耦合与运用》,《高教探索》2015 年第 2 期。
刘杰、孟会敏:《关于布郎芬布伦纳发展心理学生态系统理论》,《中国健康心理学杂志》2009 年第 2 期。
刘巧、高峰、卫培峰:《中医药文化传承要从基础教育抓起》,《教育教学论坛》2020 年第 51 期。
陆思选:《教育生态论》,《曲靖师专学报》1996 年第 1 期。
陆晔:《媒介使用、社会凝聚力和国家认同——理论关系的经验检视》,《新闻大学》2010 年第 2 期。
牟蕾、吴勇毅、李婷:《"一带一路"国家来华留学生对中国形象的认知及传播》,《青年研究》2019 年第 5 期。
欧阳康:《大学校园文化建设的价值取向》,《高等教育研究》2008 年第 8 期。
潘琼、田波澜:《媒介话语与社会认同》,《当代传播》2005 年第 4 期。
潘小毅:《关于新时期中医文化传播的思考:基于一项文化认同差异的研究》,《中华中医药学刊》2016 年第 11 期。
秦向荣、佐斌:《民族认同的心理学实证研究——11~20 岁青少年民族认同的结构和状况》,《湖北民族学院学报(哲学社会科学版)》2007 年第 6 期。
任迪、姚君喜:《外籍留学生媒介使用与中国文化认同的实证研究》,《西南民族大学学报(人文社科版)》2019 年第 9 期。

任一弘、施广东:《来华留学生文化认同变化的现状研究》,《智库时代》2017 年第 14 期。

任缘娟、万霞:《新疆地区医学院校校园文化建设与培养正确国家观认同现状调查研究》,《中国医学伦理学》2020 年第 5 期。

史慧颖、张庆林、范丰慧:《西南地区少数民族大学生民族认同心理研究》,《中国教育学前沿》2008 年第 2 期。

孙碧莹、马炳亚、陈其凤等:《北京市中学生关于中医药文化认知度的调查研究》,《中国中医药图书情报杂志》2017 年第 5 期。

田野、杜荣:《知识转移、知识共享和文化相似度的关系——关于 IT 外包项目的研究》,《科学学研究》2011 年第 8 期。

汪永锋、汪沛雯、景晶:《基于文化认同的中医药教育国际化实现路径研究》,《教育现代化》2019 年第 31 期。

王红:《校园文化建设中增强大学生中国优秀传统文化认同研究》,《高教探索》2017 年第 12 期。

王建民:《民族认同浅议》,《中央民族学院学报》1991 年第 2 期。

王雷、孙晓红、许超等:《论传统文化认同与中医的关系》,《浙江中医药大学学报》2016 年第 4 期。

王立涛、周建国、赵怡程等:《扁鹊故里(长清)人对扁鹊中医药文化的认知程度调查》,《中医学报》2015 年第 6 期。

王庆忠、廖仁郎:《习近平优秀传统文化观研究》,《中共天津市委党校学报》2017 年第 6 期。

王贤:《高校来华留学生教育内涵式发展探析》,《教育评论》2018 年第 11 期。

王旭东:《中医文化价值的基本概念及研究目标》,《医学与哲学(A)》2013 年第 4 期。

王亚鹏:《少数民族认同研究的现状》,《心理科学进展》2002 年第 1 期。

王烨燃、赵宇平、马晓晶等:《浅析中医药文化的核心内涵》,《中医杂志》2017 年第 12 期。

王莹莹、于津民、王良滨:《宁夏地区中医药文化认知与构建和谐民族文化的调查与研究》,《亚太传统医药》2015 年第 12 期。

王玥:《来华留学生文化认同与汉语学习动机的研究》,《品位经典》2020

年第 5 期。

魏伟华、洪林:《“双一流”背景下高校校园文化建设的思考》,《黑龙江高教研究》2017 年第 8 期。

吴鼎福、诸文蔚:《教育生态学》,《江苏教育出版社 1990 年版（P3)》2017 年第 8 期。

吴德珍、申俊龙、徐爱军等:《中医药文化核心价值传播路径创新》,《医学与社会》2015 年第 5 期。

吴帆:《传统中医药文化与特色校园文化的构建》,《黑龙江高教研究》2016 年第 11 期。

吴晶晶、官翠玲、高山:《一带一路背景下中医药院校对中医药文化认同的构建》,《世界科学技术——中医药现代化》2018 年第 5 期。

吴世文、石义彬:《我国受众的媒介接触与其中国文化认同——以武汉市为例的经验研究》,《新闻与传播研究》2014 年第 1 期。

向仲敏、乔真真:《利用新媒体传播社会主义核心价值观——基于涵化理论的研究》,《西南交通大学学报（社会科学版)》2017 年第 2 期。

徐英:《认同理论视阈下的文化传播——内蒙古文化传播的历史考察研究之二》,《内蒙古大学艺术学院学报》2016 年第 3 期。

严宇:《回族大学生民族认同状况及其影响因素研究——基于西安地区部分高校的调查》,《民族论坛》2017 年第 2 期。

杨硕鹏、卜菲菲、董玉节:《新媒体环境下中医药核心价值引领中医药院校校园文化建设》,《中医药临床杂志》2018 年第 3 期。

杨玥:《中学生对中医文化了解的现状分析与思考》,《临床医药实践》2018 年第 4 期。

叶柏森、张平:《大学校园环境文化视域下思政教育研究：功效 · 现状 · 路径——基于对江苏六所高校的实证调查》,《江苏高教》2020 年第 2 期。

雍琳、万明刚:《影响藏族大学生藏、汉文化认同的因素研究》,《心理与行为研究》2003 年第 3 期。

于森、李国栋:《试论人文关怀视角下的高校留学生管理工作》,《继续教育研究》2010 年第 7 期。

袁玥:《基于生态系统理论企业留学生教育问题研究》,《中外企业文化》

2021 年第 4 期。

张国良、陈青文、姚君喜：《媒介接触与文化认同——以外籍汉语学习者为对象的实证研究》，《西南民族大学学报（人文社会科学版）》2011 年第 5 期。

张洪雷、张宗明：《中医孔子学院视角下的中医药文化传播研究》，《南京中医药大学学报（社会科学版）》2011 年第 3 期。

张洁、杨扬：《传统文化认同与中医药人才培养途径》，《社会主义论坛》2018 年第 12 期。

张为佳、张志强：《浅谈中医思维映射出的哲学态度》，《中华中医药杂志》2014 年第 3 期。

张雁军、马海林：《西藏藏族大学生文化认同态度模式研究》，《青年研究》2012 年第 6 期。

赵菁、张胜利、廖健太：《论文化认同的实质与核心》，《兰州学刊》2013 年第 6 期。

赵明山：《中医病因学文化观》，《中医药文化》2008 年第 1 期。

赵锐、胡炳仙：《少数民族大学生国家认同现状及影响因素——基于 Z 民族院校的调查》，《中南民族大学学报（人文社会科学版）》2014 年第 4 期。

赵素容、张配、李娴等：《校园中医药文化建设对医学院校药学专业人才培养的助推作用》，《蚌埠医学院学报》2018 年第 4 期。

赵志：《浅议我校外国留学生管理工作中的若干问题》，《科技信息》2010 年第 23 期。

郑晓红、王旭东：《中医文化的核心价值体系与核心价值观》，《中医杂志》2012 年第 4 期。

郑晓云：《文化认同与我们的时代》，《云南社会科学》2018 年第 6 期。

郑雪、王磊：《中国留学生的文化认同、社会取向与主观幸福感》，《心理发展与教育》2005 年第 1 期。

周俊利：《多元文化背景下民族高校大学生文化认同探析》，《云南民族大学学报（哲学社会科学版）》2017 年第 3 期。

朱晨静、王晓军：《文化认同视角下中华文化软实力提升策略研究》，《河北科技大学学报（社会科学版）》2020 年第 3 期。

朱多刚、任天浩:《媒介使用对青少年国家认同的影响》,《新闻记者》2020 年第 4 期。

朱京凤、张桂华:《中华优秀传统文化视角下高校校园文化建设研究》,《学校党建与思想教育》2019 年第 16 期。

朱晓玲:《中医药高等院校留学生语言差异下的教育与管理》,《继续医学教育》2019 年第 3 期。

左艇、陈占科:《全国中医院校对外教育的现状与对策分析》,《中医药管理杂志》2015 年第 17 期。

佐斌、温芳芳:《当代中国人的文化认同》,《中国科学院院刊》2017 年第 2 期。

舒坤尧:《中国传统文化认同研究》,中国水利水电出版社 2018 年版。

吴鼎福、诸文蔚:《教育生态学》,江苏教育出版社 1990 年版。

张岱年、程宜山:《中国文化与文化争论》,中国人民大学出版社 1990 年版。

张登本:《中医学基础》,中国中医药出版社 2015 年版。

郑晓云:《文化认同论》,中国社会科学出版社 2008 年版。

周庆山:《传播学概论》,北京大学出版社 2004 年版。

程为民:《当代大学生中华优秀传统文化认同研究》,博士学位论文,武汉大学,2017 年。

侯长林:《高校校园文化基本理论研究》,博士学位论文,华中科技大学,2013 年。

蒋采夏:《家庭环境与民族传统体育文化传承关系研究》,硕士学位论文,西南大学,2020 年。

李海晶:《习近平的传统文化观研究》,硕士学位论文,南昌大学,2016 年。

刘丹青:《新媒体视域下的中医文化传播研究》,硕士学位论文,南京中医药大学,2017 年。

王鹏:《高校创业教育生态系统构建研究》,博士学位论文,哈尔滨师范大学,2019 年。

张阳阳:《西藏、新疆地区的国家认同、民族认同与文化认同调查研究》,硕士学位论文,中央民族大学,2013 年。

钟星星:《现代文化认同问题研究》，博士学位论文，中共中央党校，2014年。

Berry John W, "Acculturation and Adaptation in a New Society", *International Migration*, 30 (s1), 1992, pp. 69 – 85.

Berry John W, "Acculturation: Living successfully in two cultures" *International Journal of Intercultural Relations*, Vol. 29, No. 6, November 2005, pp. 697 – 712.

Tajfel Henri, "Social Identity and Intergroup Behaviour" *Social Science Information*, Vol. 13, No. 2, April 1974, pp. 65 – 93.

附 件 1

中医药院校留学生中医药文化认同调查问卷

尊敬的同学：

您好！我们是湖北中医药大学与南京中医药大学联合课题组的调查人员，正在进行一项关于“中医药院校留学生中医药文化认同”的调查研究，主要是为了了解中医药院校的留学生中医药文化认同现状、留学生对中医药文化认同的看法及影响留学生中医药文化认同的主要因素。本次调查采用匿名方式，请根据实际情况回答问卷中的问题，您的所有回答和个人资料我们将严格保密，并仅用于研究用途。衷心感谢您的支持与配合！

湖北中医药大学、南京中医药大学联合课题组

二零一八年

Questionnaire on Traditional Chinese Medicine Cultural Identity of International Students of TCM Universities and Colleges

Dear students:

We are the investigators of a joint research group from Hubei University of Chinese Medicine and Nanjing University of Chinese Medicine. We are conducting a research about “Traditional Chinese medicine cultural identity of International Students of TCM Universities and Colleges”, which mainly aims to learn about the situation of traditional Chinese medicine cultural identity of international students, international students' view on traditional Chinese medicine cultural identity and the major factors influencing international students' traditional Chinese medicine cultural identity. This survey is anonymous. Please answer the questions in the questionnaire according to the actual situation. All your answers and personal data will be kept strictly confidential and used for research purposes only. Sincere thanks for your support and cooperation!

Joint Research Group of Hubei University of Chinese Medicine and Nanjing University of Chinese Medicine

2018

第一部分　个人基本信息
Part 1　Basic Personal Information

1. 您的性别？【Gender】

A. 男（Male）　　B. 女（Female）

2. 您的年龄？【Age】

A. 19 岁及以下（19 and under 19 years old）

B. 20—29 岁（20 to 29 years old）

C. 30—39 岁（30 to 39 years old）

D. 40 岁及以上（40 and over 40 years old）

3. 您目前的学历/学习阶段？【Your current education /learning phase?】

A. 专科生（College students）

B. 本科生（Undergraduate）

C. 硕士研究生（Postgraduate）

D. 博士研究生（PhD student）

E. 短期进修培训（Short – term further study and training）

F. 其他（Other）________

4. 您目前就读的学校？【Current university】____________

5. 您的专业类别？【Which category your major belongs to?】

A. 哲学（Philosophy）

B. 经济学（Economics）

C. 法学（Law）

D. 教育学（Education）

E. 文学（Literature）

F. 理学（Science）

G. 医学，西方医学类（Medicine，western medicine）

H. 管理学（Management）

I. 医学，中医医学类（Medicine，traditional Chinese medicine）

J. 其他（Other）____________

6. 您的专业名称【Your major】：________________

7. 您信仰的宗教？【Religious belief?】

A. 儒教（Confucianism）

B. 道教（Taoism）

C. 佛教（Buddhism）

D. 基督教（Christianism）

E. 伊斯兰教（Islam）

F. 无宗教信仰（No religious belief）

G. 其他（Other religious belief）________________

8. 您的国籍【Your Nationality】：________________

9. 您是否是华裔？【Are you Ethnic Chinese?】

A. 是（Yes）

B. 否，跳转至第 11 题（No，skip to the 11th question）

10. 如果是华裔，是第几代？【If you are Ethnic Chinese，which generation are you?】

A. 第一代（First generation）

B. 第二代（Second generation）

C. 第三代（Third generation）

D. 第四代（Fourth generation）

E. 第五代及以上（Fifth generations and above）

11. 您目前的汉语水平？【Your current level of Chinese】

A. HSK－3 级及以下（HSK-Level 3 and below）

B. HSK－4 级（HSK-Level 4）

C. HSK－5 级（HSK-Level 5）

D. HSK－6 级及以上（HSK-Level 6 and above）

E. 未参加过等级考试（Never take the exam of HSK）

第二部分 中医药文化认同的影响因素

Part 2 Influencing Factors ofTraditional Chinese Medicine Cultural Identity

以下是对中医药文化认同影响因素的一些描述，请根据您个人真实感受对下列项目评分，并在相应位置画“√”。（1 代表非常不同意，5 代表非常同意）

The followings are some statements about the influencing factors of traditional Chinese medicine cultural identity, please grade them based on your true feeling and tick the answers in blank. （The figure “1” means highly disagree and the figure “5” means highly agree. ）

一 个人因素（Factors of individual）

序号	测量题项	非常不同意	比较不同意	一般	比较同意	非常同意
Sequence number	Question	Highly Disagree	Disagree	Uncertain	Agree	Highly Agree
(1)	所有事物之间是有着相互联系的。 Everything is interrelated.	1	2	3	4	5
(2)	世界应当被看作一个整体，而不是各个分离的部分。 The World should be viewed as a whole，not as separate parts.	1	2	3	4	5

续表

序号	测量题项	非常不同意	比较不同意	一般	比较同意	非常同意
Sequence number	Question	Highly Disagree	Disagree	Uncertain	Agree	Highly Agree
(3)	一件事物或细节的变化会最终影响整体和全局。 A change in one thing or detail will ultimately affect the overall situation.	1	2	3	4	5
(4)	事物的好坏是可以相互转换的。 The quality of things can be converted to each other.	1	2	3	4	5
(5)	事物不应朝着一个方向无限度地发展，需要寻找一个适中的平衡点。 Things should not evolve in one direction infinitely, and it is necessary to find an appropriate balance point.	1	2	3	4	5
(6)	再好的事情，当向着一个方面无限度的发展时，就可能成为不好的事情。 When a good thing evolves in one direction infinitely, it might be turned into a bad one.	1	2	3	4	5
(7)	好坏交替和循环转换是事物发展的一般特征。 The circulation, conversion and alternation of the goodness and badness are the general characteristics of the development of things.	1	2	3	4	5

续表

序号	测量题项	非常不同意	比较不同意	一般	比较同意	非常同意
Sequence number	Question	Highly Disagree	Disagree	Uncertain	Agree	Highly Agree
（8）	事物的好坏是相对而论的。The quality of things is relative.	1	2	3	4	5
（9）	一般很难判断一件事物是绝对的好或者坏。It is generally difficult to judge whether a thing is absolutely good or bad.	1	2	3	4	5
（10）	一件事物在某种条件下是好的，可能在另一种条件下就是不好的。A thing is good under certain conditions，but may be bad under another condition.	1	2	3	4	5

二　家庭因素（Factors of family）

序号	测量题项	非常不同意	比较不同意	一般	比较同意	非常同意
Sequence number	Question	Highly Disagree	Disagree	Uncertain	Agree	Highly Agree
（1）	我在来华之前接受过有关传统医药文化的教育或培训。I had received some training or education on TCM culture before I came to China.	1	2	3	4	5

续表

序号	测量题项	非常不同意	比较不同意	一般	比较同意	非常同意
Sequence number	Question	Highly Disagree	Disagree	Uncertain	Agree	Highly Agree
(2)	我曾阅读过传统医药文化类的书籍。 I have read some classic books of TCM.	1	2	3	4	5
(3)	我的家人或亲戚朋友中有人从事传统医药方面的工作。 There are relatives or friends in my family who are engaged in TCM.	1	2	3	4	5

三　国家因素（Factors of country）

序号	测量题项	非常不同意	比较不同意	一般	比较同意	非常同意
Sequence number	Question	Highly Disagree	Disagree	Uncertain	Agree	Highly Agree
(1)	我的母国有和中国相似的传统医药/草药。 Compared with China, there are similar traditional herbal medicines in my home country.	1	2	3	4	5
(2)	我的母国有和中国相似的医药文化。 Compared with China, there are similar medicine culture in my home country.	1	2	3	4	5

续表

序号	测量题项	非常不同意	比较不同意	一般	比较同意	非常同意
Sequence number	Question	Highly Disagree	Disagree	Uncertain	Agree	Highly Agree
(3)	我的母国有和中国相似的医药体系和制度。Compared with China, there are similar medical systems and institutions in my home country.	1	2	3	4	5

四 学校因素（Factors of school）

序号	测量题项	非常不同意	比较不同意	一般	比较同意	非常同意
Sequence number	Question	Highly Disagree	Disagree	Uncertain	Agree	Highly Agree
(1)	学校的外观和内饰都含有中医药文化元素。The outer – appearance and interior decoration of my university are full of TCM culture elements.	1	2	3	4	5
(2)	学校为学生教育提供了充分的实践教学基地保障。The university provides a full practical teaching bases for students' education.	1	2	3	4	5

续表

序号	测量题项	非常不同意	比较不同意	一般	比较同意	非常同意
Sequence number	Question	Highly Disagree	Disagree	Uncertain	Agree	Highly Agree
(3)	学校为学生提供了大量的中医药文化类的课程。 The university provides students a multitude of courses related to TCM culture.	1	2	3	4	5
(4)	学校组建了中医药文化相关的学生社团。 The university has established some student associations related to TCM culture.	1	2	3	4	5
(5)	学校经常提供中医药文化的讲座或培训。 The university often provides lectures or trainings on TCM culture.	1	2	3	4	5

五　社会因素（Social factors）

序号	测量题项	非常不同意	比较不同意	一般	比较同意	非常同意
Sequence number	Question	Highly Disagree	Disagree	Uncertain	Agree	Highly Agree
(1)	我接触到的中医药相关影视作品越来越多。 I have come into contact with more and more TCM related film and television works.	1	2	3	4	5

续表

序号	测量题项	非常不同意	比较不同意	一般	比较同意	非常同意
Sequence number	Question	Highly Disagree	Disagree	Uncertain	Agree	Highly Agree
(2)	我接触到的中医药相关直播活动越来越多。 I have come into contact with more and more live events related to TCM.	1	2	3	4	5
(3)	我经常在报纸、电视等传统媒体看到中医药相关报道。 I often see TCM – related reports in newspapers, TV and other traditional media.	1	2	3	4	5
(4)	我经常在微信、微博等社交网络看到中医药相关报道。 I often see TCM – related reports on social networks such as WeChat and Weibo.	1	2	3	4	5

第三部分　中医药文化认同

Part 3　Traditional Chinese Medicine Cultural Identity

以下是对中医药文化认同的一些描述，请根据您个人真实感受对下列项目评分，并在相应位置画“√”。（1 代表非常不同意，5 代表非常同意）

The followings are some statements about traditional Chinese medicine cultural identity, please grade them based on your true feeling and tick the answers in blank. (The figure “1” means highly disagree and the figure “5” means highly agree.)

一　中医药文化认知（Cultural cognition of traditional Chinese medicine）

序号	测量题项	非常不同意	比较不同意	一般	比较同意	非常同意
Sequence number	Question	Highly Disagree	Disagree	Uncertain	Agree	Highly Agree
(1)	中医药文化代表着人与自然的和谐，符合自然规律。 The TCM culture stands for the harmony between human being and nature, which is in line with the laws of nature.	1	2	3	4	5
(2)	我认为中医药文化是传统优秀文化重要组成部分。 TCM culture is an important component of excellent traditional Chinese culture.	1	2	3	4	5
(3)	我认为相对西医而言，中医的诊治也是很有效的。 Compared with Western medicine, the diagnosis and treatment of TCM are also very effective.	1	2	3	4	5
(4)	我认为中医诊疗副作用小，不易复发。 TCM diagnosis and treatment have small side effects and are not easy to relapse.	1	2	3	4	5

二　中医药文化情感（Cultural emotion of traditional Chinese medicine）

序号	测量题项	非常不同意	比较不同意	一般	比较同意	非常同意
Sequence number	Question	Highly Disagree	Disagree	Uncertain	Agree	Highly Agree
(1)	我认为中医药文化很有魅力。TCM culture is very attractive.	1	2	3	4	5
(2)	我认为中医药文化在国际上的影响力越来越大。The influence of TCM culture is increasingly growing in the international arena.	1	2	3	4	5
(3)	我在意别人对待中医药的态度。I care about others' attitude towards TCM.	1	2	3	4	5
(4)	我认为在高校中设置中医药专业是有必要的。It is very necessary to set up TCM specialty in colleges and universities.	1	2	3	4	5

三　中医药文化行为（Cultural behavior of traditional Chinese medicine）

序号	测量题项	非常不同意	比较不同意	一般	比较同意	非常同意
Sequence number	Question	Highly Disagree	Disagree	Uncertain	Agree	Highly Agree
(1)	我愿意用中医养生理念指导日常饮食生活。I am willing to use the philosophy of TCM life – cultivation to direct my daily diet and lifestyle.	1	2	3	4	5

续表

序号	测量题项	非常不同意	比较不同意	一般	比较同意	非常同意
Sequence number	Question	Highly Disagree	Disagree	Uncertain	Agree	Highly Agree
(2)	我平时有通过各种途径来关注和了解中医食疗、中医养生知识。 I usually pay attention to and learn about TCM diet therapy and life – preserving knowledge via various ways.	1	2	3	4	5
(3)	我倾向于购买中医药元素的产品。 I prefer to buy products containing TCM elements.	1	2	3	4	5
(4)	如果生病了，我会选择去看中医。 If I get sick, I will choose to see a TCM practitioner.	1	2	3	4	5
(5)	毕业后我会从事与中医药文化相关的工作。 I will be engaged in job related to TCM culture after graduation.	1	2	3	4	5
(6)	如果有机会，我会学习一些中医推拿、针灸技术。 If I have an opportunity, I will learn some TCM massage and acupuncture techniques.	1	2	3	4	5

第四部分　中医药文化认同的作用结果

Part 4　The Effect of Traditional Chinese Medicine Cultural Identity

以下是对中医药文化认同作用结果的一些描述，请根据您个人真实感受对下列项目评分，并在相应位置画“√”。(1 代表非常不同意，5 代表非常同意)

The followings are some statements aboutthe effects of traditional Chinese medicine cultural identity, please grade them based on your true feeling and tick the answers in blank. (The figure “1” means highly disagree and the figure “5” means highly agree.)

序号	测量题项	非常不同意	比较不同意	一般	比较同意	非常同意
Sequence number	Question	Highly Disagree	Disagree	Uncertain	Agree	Highly Agree
(1)	我认为继承和发扬中医药文化很有必要。 It is very necessary to inherit and carry forward the TCM culture.	1	2	3	4	5
(2)	我认为中医药传承是优秀传统文化复兴的重要途径。 The inheritance of TCM is a significant approach to the revival of outstanding traditional culture.	1	2	3	4	5
(3)	我愿意继续支持中医药文化的发展。 I am willing to support the development of TCM.	1	2	3	4	5

续表

序号	测量题项	非常不同意	比较不同意	一般	比较同意	非常同意
Sequence number	Question	Highly Disagree	Disagree	Uncertain	Agree	Highly Agree
(4)	我认为中医药的影响力越来越大了。 I think the influence of TCM is growing increasingly.	1	2	3	4	5
(5)	我认为中医药文化是架起中国和世界联通的重要桥梁。 I believe TCM culture is an important bridge for China and the world.	1	2	3	4	5
(6)	我希望为中医药文化的传播贡献自己的力量。 I hope to contribute to the spread of TCM culture.	1	2	3	4	5
(7)	我会主动向身边的人介绍中医药文化。 I will take the initiative to introduce TCM culture to people around me.	1	2	3	4	5

第五部分　课程学习

Part5　Learning of Relevant Courses

以下是对相关课程学习的一些描述，请根据您个人真实感受对下列项目评分，并在相应位置画“√”。（1代表非常不同意，5代表非常同意）

The followings are some statements about thelearning of relevant courses, please grade them based on your true feeling and tick the answers in blank. (The figure "1" means highly disagree and the figure "5" means highly agree.)

一 汉语课程学习 (Learning of Chinese course)

序号	测量题项	非常不同意	比较不同意	一般	比较同意	非常同意
Sequence number	Question	Highly Disagree	Disagree	Uncertain	Agree	Highly Agree
(1)	我参与了多门与汉语相关的课程，如汉语听力、口语、阅读、写作等。 I have attended many courses related to Chinese, such as Chinese listening, speaking, reading, writing and so on.	1	2	3	4	5
(2)	我在汉语课程学习上投入了大量的时间与精力。 I have devoted enormous time and energy in studying Chinese.	1	2	3	4	5
(3)	我的汉语水平有明显提高。 My Chinese has been improved significantly.	1	2	3	4	5

二　传统文化课程学习（Learning of traditional Chinese culture course）

序号	测量题项	非常不同意	比较不同意	一般	比较同意	非常同意
Sequence number	Question	Highly Disagree	Disagree	Uncertain	Agree	Highly Agree
（1）	我参与了多门与中国传统文化相关的课程，如中国文化、中国概况、文化常识等。 I have attended many courses related to traditional Chinese culture, such as Chinese culture, China Panorama, Chinese culture knowledge and so on.	1	2	3	4	5
（2）	我在中国传统文化课程上投入了大量的时间与精力。 I have spent lots of time and energy in studying the Chinese traditional culture curriculum.	1	2	3	4	5
（3）	我课后会积极主动地收集、学习有关中国传统文化的知识。 I will actively collect and learn about the traditional Chinese culture after class.	1	2	3	4	5

三 中医药课程学习（Learning of TCM course）

序号	测量题项	非常不同意	比较不同意	一般	比较同意	非常同意
Sequence number	Question	Highly Disagree	Disagree	Uncertain	Agree	Highly Agree
(1)	我参与了多门与中医药相关的课程，如中医学、中药学、中医诊断学、中医内科学等。I have attended many courses related to TCM, such as TCM, traditional Chinese pharmacology, traditional Chinese diagnostics, internal medicine of TCM and so on.	1	2	3	4	5
(2)	我在中医药课程上投入了大量的时间与精力。I have spent lots of time and energy in the TCM curriculum.	1	2	3	4	5
(3)	我课后会积极主动地收集、学习有关中医药文化的知识。I will actively collect and learn about the knowledge of TCM after class.	1	2	3	4	5

本次问卷到此结束，再次感谢您对本次调研的支持和合作！谢谢！

This questionnaire is over.

Thank you again for your support and cooperation in this survey! Thank you very much!

附 件 2

中医药院校中国学生中医药文化认同调查问卷

尊敬的同学：

您好！我们是湖北中医药大学与南京中医药大学联合课题组的调查人员，正在进行一项关于“中医药院校中国学生中医药文化认同”的调查研究，主要是为了了解中医药院校的在籍在校中国学生中医药文化认同现状。本次调查采用匿名方式，请根据实际情况回答问卷中的问题，您的所有回答和个人资料我们将严格保密，并仅用于研究用途。衷心感谢您的支持与配合！

湖北中医药大学、南京中医药大学联合课题组

二零一八年

第一部分 个人基本信息

1. 您的性别？

A. 男　　B. 女

2. 您的年龄？

A. 19 岁及以下　　B. 20—29 岁

C. 30—39 岁　　D. 40 岁及以上

3. 您目前的学习阶段？

A. 专科生　　B. 本科生

C. 硕士研究生　　D. 博士研究生

E. 其他：__________

4. 您目前就读的学校：__________

5. 您的专业类别？

A. 经济学　　B. 教育学

C. 文学　　D. 理学

E. 工学　　F. 医学（西方医学类）

G. 医学（中医医学类）　　H. 管理学

I. 其他：__________

6. 您的专业名称：______________

7. 您信仰的宗教？

A. 儒教　　B. 道教

C. 佛教　　D. 基督教

E. 伊斯兰教　　F. 其他：________

G. 无宗教信仰

8. 您的民族？

A. 汉族　　B. 壮族

C. 回族　　D. 苗族

E. 其他：________

第二部分　中医药文化认同

以下是对中医药文化认同的一些描述，请根据您个人真实感受对下列项目评分，并在相应位置画“√”。(1 代表非常不同意，5 代表非常同意)

1. 中医药文化认知

序号	测量题项	非常不同意	比较不同意	一般	比较同意	非常同意
(1)	中医药文化代表着人与自然的和谐，符合自然规律。	1	2	3	4	5

续表

序号	测量题项	非常不同意	比较不同意	一般	比较同意	非常同意
(2)	我认为中医药文化是传统优秀文化重要组成部分。	1	2	3	4	5
(3)	我认为相对西医而言，中医的诊治也是很有效的。	1	2	3	4	5
(4)	我认为中医诊疗副作用小，不易复发。	1	2	3	4	5

2. 中医药文化情感

序号	测量题项	非常不同意	比较不同意	一般	比较同意	非常同意
(1)	我认为中医药文化很有魅力。	1	2	3	4	5
(2)	我认为中医药文化在国际上的影响力越来越大。	1	2	3	4	5
(3)	我在意别人对待中医药文化的态度。	1	2	3	4	5
(4)	我认为在高校中设置中医药专业是有必要的。	1	2	3	4	5

3. 中医药文化行为

序号	测量题项	非常不同意	比较不同意	一般	比较同意	非常同意
(1)	我愿意用中医养生理念指导日常饮食生活。	1	2	3	4	5
(2)	我平时有通过各种途径来关注和了解中医食疗、中医养生知识。	1	2	3	4	5

续表

序号	测量题项	非常不同意	比较不同意	一般	比较同意	非常同意
(3)	我倾向于购买中医药元素的产品。	1	2	3	4	5
(4)	如果生病了，我会选择去看中医。	1	2	3	4	5
(5)	毕业后我会从事与中医药文化相关的工作。	1	2	3	4	5
(6)	如果有机会，我会学习一些中医推拿、针灸技术。	1	2	3	4	5

本次问卷到此结束，再次感谢您对本次调研的支持和合作！谢谢！

后　记

《留学生中医药文化认同研究——以中医药院校为例》是我主持的国家社会科学基金教育学一般课题“中医药院校留学生中医药文化认同及其教育引导研究（课题批准号 BLA170228）”的结项成果之一。

我们研究团队成员来自湖北中医药大学、南京中医药大学和湖北大学三所高校和湖北省高校人文社科重点研究基地“中医药发展研究中心”。近年来，我和团队成员高山、潘小毅、陈阳、苏敏艳、吴晶晶、陈丹、程潇、郑启玮、孙晶、郑慧凌、王紫红等在中医药文化认同领域分工合作、辛勤耕耘，围绕中医药文化认同开展了比较系统深入的学术研究和社会实践，取得了系列成果：

（1）厘清了中医药文化认同内涵并开发设计测量量表与调查问卷。我们系统地阐述了中医药文化认同的概念内涵与层次结构，开发了中医药文化认同量表，并在此基础上调整设计了面向中医药院校留学生和中国学生的中医药文化认同调查问卷。

（2）撰写了系列学术论文。在前期调研及系列论文的支撑下，我们在 SSCI、CSSCI、CSCD、北大中文核心等杂志上发表了系列期刊文章共计 11 篇，指导完成学士学位论文 1 篇、硕士学位论文 2 篇。

（3）参与了学术交流与竞赛活动。在学术会议、竞赛中，我们的研究成果 7 次获得荣誉，包括国家级奖项 2 项、省级奖项 3 项、校级奖项 2 项；团队成员 4 次受邀参加学术会议并进行现场汇报，向其他研究者分享我们的最新研究动态。

（4）开展了系列中医药文化主题活动。2020 年 12 月，我们与湖北中医药大学国际教育学院联合举办“杏林使者传国粹，文化认同促传播”

中医药手工体验活动，让留学生切身感受中医药魅力，激发留学生对中医药文化的认同感，鼓励留学生传播中医药声音、讲好中医药故事。同时，我们将此类活动模式推广到国内中小学生群体、大学生群体和教师群体，受到了相关媒体的关注并进一步报道，产生了积极的社会影响。

本书参考了上述部分成果，是集体智慧的结晶，课题团队成员对于成书做出了巨大贡献。具体分工如下：南京中医药大学高山、吴晶晶与苏敏艳完成本书的第三章第一节、第七章第二节和第八章第二节，并协助校对工作。湖北中医药大学官翠玲与陈阳完成本书其他章节的写作，并负责全书的校对与统稿工作。

本书能够比较顺利杀青，还得益于许多学者的积极支持。首先，要衷心感谢江西中医药大学的刘永忠、湖南中医药大学的周良荣和夏新斌、北京中医药大学的孙靖凯、耿冬梅和丁胜云、福建中医药大学的段金利、黑龙江中医药大学的关晓光和李昂、辽宁中医药大学的景浩和张雪、山东中医药大学的蒲晓芳、山西中医药大学的闫娟娟和李瑞风、云南中医药大学的孙艳玲、湖北中医药大学的朱玉龙等，他们协助发放、收集调查问卷。其次，要衷心感谢的是武汉大学的徐岚、湖北大学的明庆华、拉筹伯大学的刘朝杰、南京中医药大学的张宗明、华中师范大学的雷万鹏、湖北省教育科学规划领导小组办公室的赵友元和李友玉等，以及湖北中医药大学的沈绍武、舒劲松、洪亚群、陈珊和万可等，提出了许多宝贵的意见和建议。最后，要衷心感谢中国社会科学出版社的孔继萍老师，对于本书的修改、编辑、出版付出了辛勤的劳动。

需要说明的是，本书在撰写过程中参考和借鉴了国内外研究者的大量研究成果，除注明出处的部分外，限于研究体例未能一一说明，在此一并致以真诚的谢意。由于研究者水平有限，本研究若有不足之处，恳请有关专家学者及读者批评指正，以便修改提高。

官翠玲

2021. 12. 14 于黄家湖畔